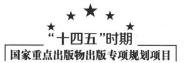

空间生命科学与技术丛书
名誉主编 赵玉芬 主编 邓玉林

航天医学大数据
Big Data in Aerospace Medicine

主　编　张永谦
副主编　刘　超　李诺敏　张若瑶

北京理工大学出版社
BEIJING INSTITUTE OF TECHNOLOGY PRESS

版权专有　侵权必究

图书在版编目（CIP）数据

航天医学大数据 / 张永谦主编. -- 北京：北京理工大学出版社, 2023.12
ISBN 978-7-5763-3321-3

Ⅰ. ①航… Ⅱ. ①张… Ⅲ. ①航空航天医学–数据处理–高等学校–教材 Ⅳ. ①R85

中国国家版本馆 CIP 数据核字（2024）第 019003 号

责任编辑：李颖颖　　　**文案编辑**：李颖颖
责任校对：周瑞红　　　**责任印制**：李志强

出版发行 / 北京理工大学出版社有限责任公司
社　　址 / 北京市丰台区四合庄路 6 号
邮　　编 / 100070
电　　话 / (010) 68944439（学术售后服务热线）
网　　址 / http://www.bitpress.com.cn
版 印 次 / 2023 年 12 月第 1 版第 1 次印刷
印　　刷 / 三河市华骏印务包装有限公司
开　　本 / 710 mm × 1000 mm　1/16
印　　张 / 19.5
彩　　插 / 3
字　　数 / 297 千字
定　　价 / 78.00 元

图书出现印装质量问题，请拨打售后服务热线，负责调换

《空间生命科学与技术丛书》
编写委员会

名誉主编：赵玉芬

主　　编：邓玉林

编　　委：(按姓氏笔画排序)

马　宏　　马红磊　　王　睿

吕雪飞　　刘炳坤　　李玉娟

李晓琼　　张　莹　　张永谦

周光明　　郭双生　　谭　信

戴荣继

《航天医学大数据》
编写委员会

主　编　张永谦
副主编　刘　超　李诺敏　张若瑶
成　员　邹　洋　王　旭　王　浩　刘可心
　　　　　蔡泽坤　刘　凤　刘可夫　高安琪
　　　　　崔佳慧　张慧燕　韦秋实　赖玉铭
　　　　　王佳祺　陈超毅　信树辰　黎　朝
　　　　　高亦飞

前　言

随着中国空间站工程和深空探测工程的不断发展，我国载人航天战略步伐从短期飞行迈入长期在轨驻留。航天医学旨在为航天员在太空环境中长期生活提供保障。其首要任务为研究空间环境对人体生理系统功能影响并进行有效医学防护，以最大限度降低空间环境对人体健康的影响。

人类多次航天飞行任务积累多组人类对空间环境的响应数据，挖掘这些特色数据之间的内在联系、揭秘人体系统动态变化规律是航天医学的重要研究内容。大数据技术在航天医学中应用的核心是建立系统生理表型与分子组学间的桥梁，聚焦环境因素影响下"时序－多维"生理信号的动态关联数据，探索通过理论建模描述各个层次间生物信息的定性及定量关系，发现生理表型的响应、适应调控规律和个体化的适应特征，进而揭示生命系统对特殊环境的响应适应本质规律，实现健康预警预测。

本书系统介绍了航天医学数据的类型与特点、航天医学数据的处理方法，还详细讨论了医学大数据分析技术与应用实例，对航天大数据面临的挑战也进行了论述。本书共分6章，分别以研究领域为主题进行论述。其主要读者对象为从事航空航天医学、空间生物学、生物医学工程、航天医学工程等领域的科学研究人员、技术人员、院校师生和科技管理人员。

目　　录

第1章　绪论　1
　1.1　航天医学概述　1
　1.2　失重效应　2
　1.3　辐射效应　14
　1.4　昼夜节律生物学效应　24
　1.5　狭小空间生物学效应　26
　1.6　噪声和振动生物学效应　29

第2章　航天医学大数据的类型与特点　33
　2.1　大数据的概念及发展现状　33
　　2.1.1　大数据的特点　34
　　2.1.2　医学大数据的应用　37
　2.2　电生理数据　38
　　2.2.1　心电数据　39
　　2.2.2　脑电数据　45
　　2.2.3　肌电数据　47
　2.3　组学数据　52
　　2.3.1　基因组学　52
　　2.3.2　转录组学　56
　　2.3.3　蛋白质组学　58

- 2.3.4 代谢组学 ... 69
- 2.3.5 表观组学 ... 71
- 2.3.6 原位组学 ... 85
- 2.3.7 单细胞组学 ... 90
- 2.4 影像学数据 ... 92
  - 2.4.1 核磁共振成像 ... 92
  - 2.4.2 计算机断层扫描 ... 95
  - 2.4.3 正电子发射断层扫描 ... 98
  - 2.4.4 荧光成像 ... 100
- 2.5 生物力学数据 ... 111

第3章 航天医学中的大数据分析技术 ... 115

- 3.1 大数据的关键技术 ... 115
  - 3.1.1 数据降维 ... 116
  - 3.1.2 样本平衡 ... 118
- 3.2 数据挖掘 ... 119
  - 3.2.1 问题定义 ... 120
  - 3.2.2 数据获取 ... 120
- 3.3 数据可视化及工具 ... 125
  - 3.3.1 分析数据 ... 126
  - 3.3.2 可视化设计 ... 127
  - 3.3.3 可视化实例 ... 128
  - 3.3.4 常用可视化工具库 ... 134
- 3.4 人工智能 ... 138
  - 3.4.1 机器学习 ... 139
  - 3.4.2 深度学习 ... 155
  - 3.4.3 小结 ... 165
- 3.5 医学大数据存储与管理 ... 166
  - 3.5.1 医学大数据的存储 ... 167

3.5.2　医学数据存储标准　　181
第4章　航天医学大数据分析实例　　187
4.1　电生理数据分析实例　　187
　　4.1.1　心电数据分析实例　　187
　　4.1.2　脑电数据分析实例　　189
　　4.1.3　肌电数据分析实例　　197
4.2　生命组学数据分析实例　　201
　　4.2.1　基因组学数据分析实例　　201
　　4.2.2　转录组学数据分析实例　　204
　　4.2.3　蛋白质组学数据分析实例　　207
　　4.2.4　代谢组学数据分析实例　　210
　　4.2.5　多组学联合分析实例　　212
4.3　智能医学影像分析　　215
　　4.3.1　核磁共振成像数据分析实例　　215
　　4.3.2　计算机断层扫描数据分析实例　　218
　　4.3.3　正电子发射断层扫描数据分析实例　　219
　　4.3.4　荧光成像数据分析实例　　220
4.4　生物力学数据分析实例　　225
4.5　智能医学决策　　228
　　4.5.1　航天医学　　230
　　4.5.2　具体应用　　232
第5章　医学大数据的难点与挑战　　238
5.1　数据复杂性　　240
　　5.1.1　数据集成　　241
　　5.1.2　数据发现　　242
　　5.1.3　数据挖掘　　243
5.2　计算复杂性　　245
　　5.2.1　计算资源　　245

5.2.2　再现性　246
5.3　系统复杂性　247
　　5.3.1　生理数据可测量性　248
　　5.3.2　生理数据稳定性　248
　　5.3.3　生理系统复杂作用机制　248
　　5.3.4　生理系统关联性认识缺乏　249
　　5.3.5　传感器测量缺陷　249
　　5.3.6　电生理参数伪迹　249
　　5.3.7　干扰信号的复杂性　250
　　5.3.8　测量过程安全性　250
5.4　航天医学大数据的整合分析　250
　　5.4.1　交互性　251
　　5.4.2　易操作性　254

第6章　展望　256

6.1　分子方面　256
6.2　生理生化　257
6.3　医学影像技术前景　258
6.4　大数据分析技术　259
6.5　基于多组学数据分析的飞行员选拔　264

参考文献　266
索　引　287

第 1 章 绪　论

1.1　航天医学概述

随着人类对太空探索的不断深入，如何保障航天员在空间特殊环境（如微重力、强辐射、密闭环境等）下的安全和健康，成为世界各国载人航天事业发展的重大挑战，航天医学作为一门新兴的交叉学科，受到了科学界和公众的广泛关注。航天医学主要研究航天员在航天飞行中因外界环境变化而发生的健康问题及其防护措施，涉及医学、生物学、生理学、心理学、工程学等多个学科领域，旨在确保航天员在太空中的健康、安全和高效工作。自 20 世纪 70 年代人类首次进入太空以来，航天医学经历了飞速发展，从早期解决航天员在微重力环境下的生理适应问题，到现阶段注重研究空间特殊环境对人体各系统的复杂影响及机制，其研究领域不断扩大，研究深度也不断增加。目前，航天医学的研究领域包括微重力对航天员健康的影响与防护技术研究、空间辐射对航天员健康的影响与防护技术研究、航天员行为与能力研究、航天员健康在轨监测与医学处置技术研究、传统医学航天应用技术研究等，通过不断发展先进的航天员健康维护技术，有利于降低空间特殊环境对人体的负面影响，为航天员长期在轨驻留和执行深空探测任务提供更加全面、可靠的健康保障。

1.2 失重效应

在人类的漫长历史中,地球上的生命体始终生活在大约 $1g$ 的重力环境下(地区纬度不同,重力有细微差异),这种无处不在的重力对我们的身体产生了深远而微妙的影响,但在很长一段历史时期内,这种影响并没有引发人类的深入思考。直到20世纪中叶,随着航空航天技术的进步和航天员首次进入太空,人类才真正开始体验到失重效应,并对它带来的生理变化有了初步的认识。

1. 失重效应下的重力学变化

重力作为物理学中导致物质运动的四大基本力之一,对于物质的运动和各种物理现象都起着关键作用,失重效应的本质就是失去了重力的影响,或达到了一种微重力环境。在地球上,我们习惯于 $1g$ 的重力环境,它影响了我们的思维认知、生理结构和日常行为;但当我们处于微重力环境时,重力带来的影响将会骤然消失,带来一系列前所未有的变化。

在微重力环境中,重力的消失会导致许多物理现象的显著变化,如沉降、对流和静水压力等。在微重力条件下,由于没有足够的加速力作用于固体、液体和气体,并根据它们的密度差将它们分开,沉降/分层和对流现象变得可以忽略不计。这意味着在微重力环境下,液体或气体中不会像在 $1g$ 环境下那样发生浮力驱动的对流,也就没有恒定的体积交换;而由于缺乏对流,代谢物在微重力条件下的运输主要依赖于扩散,其速率和范围都受到很大限制。除了对流和沉降的变化外,微重力环境还对静水压力产生了根本性的影响。在地球上,静水压力是由重力产生的加速力所致,它使水柱中的压力随着深度增加而增加;然而在微重力条件下,由于没有重力产生的加速力,水柱中不会形成静水压力,这种变化对于依赖静水压力来维持其结构和功能的生物体来说具有深远的影响。此外,剪切力的显著降低也是微重力环境的一个重要特征。剪切力通常是由运动或旋转的物体逆着重力加速度矢量而产生的。在微重力条件下,由于缺乏足够的重力加速度,剪切力大大减小。这种变化对于细胞和组织的功能以及生物体的整体生理状态都具有重要影响。

在细胞层面，微重力环境导致细胞膜的流动性增强。这种流动性的改变影响了膜蛋白的功能，如膜通道的电导性，进而影响了细胞的信号传导和物质转运等过程。同时，由于膜流动性的增强，药物的药代动力学（将两亲性药物掺入膜中）也会发生变化，这意味着在微重力环境下药物的疗效和副作用可能会与地球上不同。除此之外，空间微重力环境下的微生物表现出与地球上不同的生理和病理特征，如细菌的毒力、致病性以及对抗生素的耐药性都可能增强，这些变化可能是由于微重力环境对微生物的基因表达、代谢和细胞结构等方面产生了影响，这也表明空间独特的微重力环境为微生物学的研究提供了独特的机会和挑战。

总的来说，失重效应下的重力学变化对于我们理解生物体在太空中的生理和病理过程具有重要意义，地球上的生命体已经习惯了 $1g$ 的重力环境，而太空的微重力环境使我们可以观察和研究生命在没有重力影响下的表现，为我们提供了深入研究重力对生命过程影响的机会。这样的研究不仅有助于我们理解生命的本质，还可能为医学、生物学和其他领域带来新的启示和突破。

2. 失重效应对人体健康的影响

在太空飞行中，航天员最直接、最深刻的感受就是重力环境的改变。从 $1g$ 的地球重力到太空中的微重力，这种失重效应不仅让航天员体验到"飘浮"的奇妙感觉，更重要的是它对人体内部的各个系统都产生了重大的影响。已有大量的研究表明，太空微重力环境对人体多个系统具有显著且潜在有害的影响，如骨骼和肌肉流失、心脏功能的改变、神经系统变化等，图 1.1 展示了失重效应对人体各个系统的影响。

1) 生物体的重力感知

为了理解重力如何影响生物体，科学家们进行了大量的研究，尤其是在重力感知机制方面。重力感知不仅仅是单一细胞或组织的功能，而是涉及整个生物体的复杂过程，这意味着从最小的细胞到最大的器官，身体的每一个部分都以某种方式参与了对重力的感知和响应。

地球上的所有生物都有感觉和反应系统，它们对内部刺激和外部刺激做出反应。人类除了拥有五种主要感官（嗅觉、触觉、视觉、味觉和听觉）外，还有一种更强大的感觉，称为前庭感觉，它使我们的身体能够感知运动并用它来保持

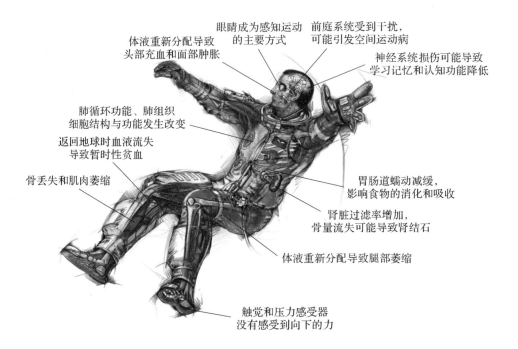

图 1.1 失重效应对人体各个系统的影响

平衡。内耳的前庭系统是负责人体自身平衡感和空间感的感觉系统，对于人的运动和平衡能力起关键性的作用。当人体处于微重力环境，缺乏重力的感知，前庭系统受到干扰，导致感觉信号冲突，这种冲突被认为是引发空间运动病的重要原因之一。空间运动病是一种在微重力环境下常见的神经感觉系统紊乱的临床表现，症状包括头痛、恶心、呕吐等，严重影响航天员的健康和任务执行。许多航天员在太空中都会经历空间运动病，但其发生机制仍不清楚，即使进行了全面的前庭测试，也难以预测哪些人会出现这种症状。目前，为了预防或控制空间运动病，已经采用了包括药物治疗（如东莨菪碱或异丙嗪）在内的多种方法，然而对于长期太空旅行和任务，仍需要更深入的研究和有效的解决方案来应对这一挑战。

2）失重效应对骨骼和肌肉的影响

骨骼和肌肉是受到失重效应影响最为明显的部位之一。在地球上，我们的骨骼和肌肉始终处于与重力对抗的状态，而在太空中，这种对抗消失，容易导致失重性骨丢失（尤其是承重骨，如股骨、脊椎骨等）和肌肉萎缩（尤其是抗重力肌肉，如比目鱼肌和内收肌）。

失重环境下，作用于人体下肢、骨盆、脊椎等承重骨的压力减小，同时肌肉运动减少，如同长期卧床的病人一样，骨骼的力学刺激减弱，使储存在骨骼中的钙脱离骨基质，导致了航天员骨质疏松，即失重性骨丢失。失重环境下骨骼缺乏力学刺激是失重性骨丢失的重要原因，在国际空间站工作的航天员，脊柱骨密度平均每月下降 0.9%，髋关节平均每月下降 1.4%~1.5%。在细胞层面，引起失重性骨丢失的原因包括细胞骨架排列紊乱、细胞增殖与分化失常、胞内信号传导异常及非编码 RNA 表达水平变化等。进入失重环境后，成骨细胞和破骨细胞的代谢平衡被打破，成骨细胞功能被抑制，而破骨细胞更加活跃，从而导致骨质疏松和机体钙代谢紊乱。此外，钙离子是航天飞行机体代谢中变化最大、最快的胞内信号传递分子，在骨重塑过程中发挥重要调控作用，当内质网钙通道 TMCO1 无法发挥功能时，也会致使骨形成能力下降，进而导致严重骨丢失的发生。

同时，空间环境中，微重力对航天员的骨骼肌具有显著影响，能够引起腿部和颈部肌肉纤维表型、基因、蛋白表达以及收缩特性的改变，造成失重性肌肉萎缩。长期的航天飞行或地面模拟模型都会导致显著的肌肉萎缩和无力，在一项 17 天的飞行任务中，下肢肌肉出现了快速萎缩并丧失功能，在另一项 45 天的飞行任务中，肌肉萎缩则更加明显，纤维萎缩达到 20%。营养欠佳是造成肌肉萎缩的另一个因素，与地面相比，航天飞行过程中人体肌纤维的蛋白质合成减少了 15%，纤维横截面积减少了 20%~50%，失重性肌肉萎缩更可能与肌纤维的尺寸缩小而不是数量减少相关。因此，为了对抗失重性骨丢失和肌肉萎缩，航天员需要一系列的健康维护和锻炼措施，包括科学合理的饮食、定期的身体检查和锻炼等。目前，国际空间站和中国空间站中的航天员也会采用太空自行车功量计、太空跑台、抗阻锻炼装置等进行运动锻炼，通过对肌肉施加足够的机械负荷能够有效缓解长期航天飞行中的肌肉萎缩，防止与空间相关的肌肉退化。图 1.2 展示了航天员蔡旭哲在空间站内使用太空自行车功量计进行运动锻炼。

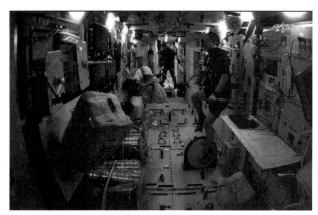

图 1.2　航天员蔡旭哲在空间站内使用太空自行车功量计进行运动锻炼

3）失重效应对心血管系统的影响

失重效应是载人航天飞行中影响人体心血管功能和健康的最重要因素，其中立位耐力不良、运动能力降低、心脏和血管结构及功能重塑是长期航天飞行导致心血管系统功能失调的重要表现。体液转移在航天飞行过程中是引发循环系统变化的关键因素，当人体进入微重力环境，重力和静水压的缺失会使动脉各部分的跨壁压分布以及局部血流量发生显著变化，从而引发体液的迅速转移和重新分布。这种微重力引发的体液转移主要通过两种方式表现：一是体液从下肢和腹部向身体的中央和头部区域转移，大约有 2 L 的体液会从下半身迁移至上半身；二是身体上半部分的静脉压和毛细血管流体静压会上升，使体液从毛细血管内部向外部移动。体液转移导致心脏和血管中的血液和体液量减少，并使航天员出现面部肿胀、鼻塞和头痛等不适症状。

对于心血管系统而言，在地球上重力有助于血液从下肢流回心脏，而在太空中，这种帮助消失，心脏需要更加努力地工作来维持血液循环。研究表明，人体进入微重力环境或模拟失重状态后的 24~48 小时内，血容量会减少 10%~20%，这种减少在 3~5 天内达到平衡。血容量减少的主要原因包括毛细血管前后阻力的变化、毛细血管对体液的通透性增加导致体液向血管外转移、心脏扩大和体液向上半身的重分布以及液体摄入量减少等。通过分析数次航天飞行前、中、后的超声心动图数据，发现在进入太空的初期，由于血液向中心转移，回心血量迅速增加，心脏体积增大。然而随着对失重环境的适应，心脏体积逐渐缩小，最终小于地面基础值。长期下来，这可能会导致心脏肌肉增厚、心脏功能下降等问题，并可能引发心律失常、血压升高和静脉血栓形成等心血管疾病。

针对血液系统而言，在短时间航天飞行期间，血浆体积和总血容量在前几个小时内会减小，并在整个飞行期间保持减小，这一过程被称为太空贫血，这种贫血状态可能是新释放的血细胞和铁代谢对微重力环境的正常生理适应反应。在长期航天飞行中，持续的微重力暴露可能会引发血红蛋白的降解，进而诱发溶血性贫血。有研究对14名在国际空间站执行6个月任务的航天员血液进行了分析，结果显示他们在着陆一年后溶血现象增加了54%。另一项研究则发现近半数（48%）执行长期任务的航天员在着陆后出现贫血，其血红蛋白水平与微重力暴露存在剂量反应关系。还有一项研究收集了航天员在长达6个月的轨道航天飞行期间及之后的全血样本，分析结果显示航天员返回地球后红细胞和血红蛋白水平显著升高。

随着人类探索太空的步伐不断加快，对于如何在微重力环境下保护心血管健康变得尤为重要，目前常用的干预措施包括：通过锻炼和药物来维持心血管功能，使用特殊的服装和设备来模拟重力作用，以及通过饮食和液体摄入量的调整来维持体液平衡。这些措施在一定程度上减小了微重力环境对心血管系统的负面影响，但仍需要进一步地研究和改进，通过结合先进的生物医学技术、工程模拟实验和空地结合研究，将为航天员提供更加全面和个性化的健康保障，同时为地球上的心血管疾病患者带来新的治疗希望。

4）失重效应对神经系统的影响

在微重力环境下，人体由重力引起的体液对流消失，液体仅由表面张力束缚，液体中各个组分的分离和浮沉现象消失，航天员的神经系统将会受到一定程度的影响。在航天飞行中，中枢神经系统的损伤将引起航天员学习记忆能力受损、认知功能降低以及抑郁情绪的产生，从而会直接影响航天员仪器操作等相关作业的能力。

在失重对人体行为影响的研究方面，研究人员通过人体60天头低位卧床实验发现，受试男性在卧床60天后反应时间显著延长，爱荷华赌博任务（Iowa Gambling Task，IGT）分数在卧床期间显著降低，表明在模拟失重环境下，人体认知功能显著下降。在另一项研究中以3周-6°头低位卧床实验者为研究对象，采用包含中立和冲突的Simon效应任务，评价了受试者卧床前后认知功能的变化，结果表明对照组受试者在卧床后完成中性任务时间及完成冲突任务的时间较卧床前有延长的趋势。此外，对照组受试者在卧床后其额叶、前扣带回激活区的范围和信号强度较卧床前显著减弱，丘脑激活消失，表明失重环境下人体认知功能受到显著影响。

神经可塑性是指由于环境条件改变导致大脑结构和功能发生相应改变的现象，这种能力是正常个体技能学习的关键基础，也是改变个体行为的关键因素。在利用核磁共振的方法研究真实航天飞行后的神经功能障碍过程中，研究人员发现航天员脑部右侧岛内和腹侧后扣带皮层减少了内在的连通性，同时伴随着左侧小脑与运动有关脑区的功能性连接的减少。这说明在航天环境下，航天员的相关能力受到影响，最初是由于中枢神经系统的相关功能受到影响，进而导致机体直接行使功能的器官组织受损。另一项研究评估了 27 名航天员的核磁共振扫描情况（航天飞机机组人员为 2~13 周，国际空间站工作人员为 6~14 个月），结果显示航天员出现了灰质体积的大量缩小，内侧初级体感和运动皮层内双侧焦点灰质增加，表明航天员的下肢能力受到一定影响。Liao 等研究了短期人体低位卧床情况下丘脑部分的功能连接性变化，结果显示卧床组左丘脑低频波动幅度减小，说明重力变化引起的体液再分配可能会破坏静息状态下左丘脑的功能，这可能导致微重力环境中航天员操作能力降低。该团队进一步研究了短期模拟微重力（SM）改变的区域同质性及其与心理转变中表现变化的关系。研究发现重力变化可能会破坏右下额叶回的功能，并使静止状态下的下壁小叶失效。研究中发现的双侧内侧额回的活性增强和右下额叶回的活性降低，可能反映了对抑制控制过程的互补作用。Liao 等的另外一项研究探讨了 7 天 -6° 头低位卧床对大脑活动的影响，发现卧床期间，受试者呈现后扣带皮质中较低的低频波动幅度值和前扣带皮质中较高的低频波动幅度值，可能与航天员在航天微重力情况下出现的自主神经系统缺乏认知灵活性和可变性相关。此外，他们还发现左小脑后小叶的功能活动增加，这可能体现小脑后小叶的补偿作用机制，用以克服副中小叶功能连通性的下降，这种补偿作用机制可能帮助航天员维持正常水平精细运动的控制。这些结果表明模拟失重使大脑的结构和功能发生一定程度的损伤，具体表现为各脑区的神经反射受到影响，功能连接性和活动性改变，脑组织密度、体积变化以及神经元形态功能改变。作为神经可塑性中的单体因素，神经细胞的功能紊乱、结构变化等都能导致神经可塑性的改变，进一步影响机体的功能。研究表明微重力环境能够导致神经细胞的染色质浓缩、核碎裂、细胞骨架紊乱等，进一步表现为神经细胞结构改变、功能紊乱，甚至出现细胞凋亡。这种变化可能影响神经可塑性，导致机体功能弱化。但目前为止，以上神经可塑性变化发生的具体的分子机制还不清楚，影响神经可塑性变化发生的内在因素，如脑脊液的稳态等，有待进一步研究。

除了对认知功能、神经可塑性、神经细胞结构和功能产生影响外，微重力环境也能导致神经系统中某些基因（控制炎症反应、代谢过程、细胞凋亡、转录调节等）的差异表达，可进一步使相关蛋白（参与细胞产能、信号传递、氧化应激稳态、骨架构建等）的表达失衡，导致神经系统中相关细胞通路的失调以及相关细胞结构的改变，影响细胞的生长发育、信号传递、氧化应激平衡等，使机体产生学习认知功能障碍等症状。但其中差异表达基因与蛋白之间的直接关联性有待进一步考证，因为在一些实验研究中并未发现差异表达基因的 mRNA 和蛋白呈现一致的差异性。总的来说，学习记忆能力受损、认知功能降低以及抑郁情绪的产生为微重力环境中主要的行为表现，而这种行为改变来自脑内神经可塑性的变化，具体表现为各脑区的神经反射受到影响，脑组织密度、体积变化以及神经元形态功能的改变。神经元作为构建神经系统的单体因素，其在微重力环境下所出现的染色质浓缩、核碎裂、细胞骨架紊乱等现象是导致神经可塑性变化的关键因素。在基因和蛋白层面上，失重/模拟失重环境可使细胞功能基因出现差异表达，进一步使相关的蛋白表达失衡，影响细胞的正常生理功能。

目前，在航天医学领域内的中枢神经系统研究已取得一定的成果，但如何联系研究中基因、蛋白、神经细胞功能结构、神经可塑性以及机体行为的变化，从而整合出更为系统的实验结果，以阐明航天环境下航天员行为变化的具体机制，将是该领域需要进一步突破的方向。

5）失重效应对免疫系统的影响

免疫系统功能下降或失控会引发一系列健康问题，包括反复感染、血液异常、皮肤症状、胃肠道症状，甚至自身免疫性疾病。太空飞行对人体造成了极大的挑战，并且会损害免疫系统，即使在恢复正常重力后，这些影响仍会持续存在。阿波罗号任务的机组人员中有一半在返回地球后出现了细菌或病毒感染，这进一步证实了太空环境对免疫系统的影响。

适应性免疫系统由 T 细胞和 B 细胞共同构成，具有广泛的反应能力，能够对抗病原体和自身的改变。但微重力环境对 T 细胞受体信号介导的 T 细胞增殖有直接抑制作用，并且直接影响免疫细胞的数量与功能（包括外周血粒细胞、核细胞、巨噬细胞等），造成人体免疫力下降。研究显示，在微重力环境下免疫细胞的信号通路、增殖分化以及细胞骨架排列都会发生变化，从而导致免疫失调。例如，当在微重力环境下使用抗分化簇 CD3/CD28 抗体来刺激体外培养的人淋巴 T 细胞时，活化的 T 细胞中的蛋白激酶 C（PKC）的活性会受到显著抑制。这种抑制导致 PKC 的迁移能力下降，进而影响通路下游蛋白分子的磷酸化水平，最终使活化信号通路的传递受到抑制。另外，太空飞行中的多种压力因素会增加身体细胞的突变率，但在微重力条件下，免疫系统中能够攻击和破坏体内突变细胞的淋巴细胞几乎无法被激活，从而增加了患癌症的风险。

太空中的免疫反应与地面上的免疫反应不同。例如在南极冬季探险期间，睡眠剥夺和隔离会导致促炎细胞因子水平升高；而在太空飞行后，T 淋巴细胞中的干扰素显著减少。这种免疫系统的改变可能会对航天员的健康和安全产生严重影响，增加他们对感染和疾病的易感性。除了微重力之外，免疫系统变化的原因还可能包括生理和心理压力、与其他调节系统的相互作用以及体液动力学的改变，糖皮质激素等物质也可能干扰免疫系统的正常功能。有研究发现在太空飞行后，航天员血液和尿液中的氢化可的松水平升高，这表明下丘脑-垂体-肾上腺轴可能受到应力的影响。此外，航天员的尿儿茶酚胺水平和血浆中 P 物质与其他神经肽水平也有所升高，这些物质都可能改变细胞免疫反应。

面对微重力给免疫系统带来的挑战，我们需要进一步研究不同压力因素对免疫系统的影响，并开发针对特定免疫细胞或通路的干预措施和治疗方法，以更好地保障航天员在太空中的健康和安全，并为未来长期太空探索任务做好准备。

6）失重效应对其他系统的影响

除了上述失重效应对人体多个系统的影响，失重效应同样对呼吸系统、消化系统、内分泌系统及泌尿系统等具有广泛的影响。在呼吸系统中，由于重力的缺失，人体肺部和胸膜受到的压力发生改变，呼吸系统随之发生适应性变化，有研究表明在微重力环境中肺循环功能、肺组织细胞结构与功能发生显著性改变。同时，微重力环境会导致肺功能下降，具体表现为肺活量减少、肺顺应性降低和气道阻力增大，这可能与微重力环境下肺部的气体交换和血流分布发生变化、使肺部的氧气供应和二氧化碳排放受到影响有关。

在消化系统中，微重力环境会对胃肠蠕动和消化液分泌产生影响。研究表明，微重力环境下胃肠道蠕动减缓，可能导致消化延迟和消化不良；微重力还可能影响消化液的分泌，从而影响食物的消化和吸收。另有研究发现，微重力能使致病性大肠杆菌耐热性肠毒素表达量升高，进而影响消化道的菌群结构，表明微重力也能对肠道菌群微生态产生影响。

在内分泌系统中，微重力环境会对激素分泌和调节产生影响，导致人体内分泌系统出现紊乱，并表现为激素失调、情绪波动和睡眠障碍等问题。研究发现，在微重力环境中，航天员的交感-肾上腺髓质内分泌系统会发生变化，血浆内的儿茶酚胺水平会逐渐升高。此外，下丘脑-垂体-肾上腺皮质轴和下丘脑-垂体-甲状腺轴也会发生反应，分别引起血浆皮质醇水平显著上升和甲状腺分泌细胞活性降低。长时间的微重力暴露还会使航天员的下丘脑-垂体-性腺轴发生调控反应，导致睾酮分泌减少并抑制性激素功能。微重力环境还会对泌尿系统中的肾脏结构和功能产生影响，并可能导致肾小管重吸收功能下降，进而影响水盐平衡和酸碱平衡。

总而言之，微重力环境下人体的生理变化是一个复杂且多维度的问题，需要进一步深入研究微重力对人体的影响机制，并发展相应的防护措施和应对策略，这包括改进空间站的设计和装置以提供更适宜的生活环境、开发新的药物或治疗方法以预防或缓解微重力引起的健康问题等。随着科学技术的不断进步和人类对太空探索的深入，我们相信将能够应对微重力给人体带来的挑战，保障航天员的健康和安全。

3. 失重效应下病原体的变化

在深入探索太空以及太空环境对生物体影响的过程中，失重效应下病原体的变化成为一个重要的研究领域。随着空间科学的进步，越来越多的证据表明微重力环境对病原体的生物学特性有显著影响。这种影响表现在病原体的毒力、致病性以及对抗生素的抗性等多个方面。然而，目前对于这些变化的具体机制仍知之甚少，这限制了人们对太空环境中病原体行为的理解和预测能力。

Wilson等研究发现，全局调节信号可能在控制病原体毒力、致病性和抗生素抗性的变化中发挥关键作用，这些信号能够响应环境条件的变化，进而调节病原体的基因表达模式。例如，转录调节因子Hfq是一种RNA结合蛋白，已被证实能在航天或航天模拟条件下参与病原菌（如铜绿假单胞菌、鼠伤寒沙门氏菌）毒力相关基因的诱导。为了进一步揭示微重力环境对病原体基因表达的影响，Wilson 等采用低剪切模拟微重力（LSMMG）环境进行实验，并观察到 163 个基因的差异表达，这些基因涉及多种功能，包括转录调节、毒力因子、脂多糖生物合成、铁利用以及功能未知的蛋白质等。值得注意的是，他们发现铁摄取调节因子（Fur）在微重力环境下对肠道沙门氏菌的毒力、抗逆性和蛋白质表达具有调节作用，这表明在微重力环境下，病原体的代谢和生理状态可能发生变化，从而影响其毒力和致病性。

除了基因表达的变化外，模拟微重力条件还会影响病原体的毒力和抵抗力。Nickerson 等发现，在模拟微重力条件下生长的鼠伤寒沙门氏菌具有更强的毒力，并且在感染小鼠的脾脏和肝脏中发现的数量更多。同时，与正常重力下生长的细胞相比，模拟微重力培养的沙门氏菌对酸应激和巨噬细胞杀伤具有更强的抵抗力，并且蛋白质合成表现出显著差异。除此之外，研究人员还发现在模拟微重力条件下白念珠菌中导致毒性的丝状形式增加等形态改变，这些变化可能与微生物在太空环境中的适应性和致病性有关。总之，他们的结果表明模拟微重力环境是改变病原体毒力的一种新型环境调控因子，同时也表明微重力环境可能通过改变病原体的生理状态来增强其毒力和抵抗力，从而对人类健康构成更大威胁。

综上所述，虽然关于微重力环境下病原体特性变化的具体机制仍存在一定的认知差距，但科学家们已经取得了一些重要进展，未来的研究需要重点关注微重力环境通过何种途径影响病原体的毒力、致病性和抗生素抗性，开发出有效的防护措施和治疗手段，以确保人类在太空探索中的安全和健康。

4. 地面模拟失重效应

在探索太空的过程中，微重力环境对生物体的影响一直是科学家们关注的焦点，但是在地球上完全消除重力来进行实验是不可能的，开发能够模拟微重力条件的装置和方法成为科学家们研究失重效应的重要途径之一。

目前已经开发出的多种模拟微重力条件的装置如 2D 或 3D 回转器、随机定位机器、旋转壁容器、旋转壁生物反应器和旋转细胞培养系统等在成本、易获得性和再现性方面具有优势，使科学家们能够在实验室环境中研究失重效应。然而这些方法都存在一个类似的问题，就是它们无法提供类似于空间环境的真实微重力条件,因为重力是一种自然现象,在地球上不能通过这些装置把重力屏蔽或降低,真正的微重力只能在自由落体条件下实现,如通过落塔、探空火箭、飞行抛物线机动的飞机、航天器(研究卫星)和空间站等平台进行微重力研究。而在这些用于模拟微重力条件的各种平台之间,样品制备、暴露和回收的持续时间有很大不同,自动化程度也会有所不同,这意味着地面模拟装置虽然可以模拟某些方面的失重效应,但它们并不能完全复制太空中的复杂环境。太空飞行期间,测试样品会遇到由加速度、微重力、振动、辐射和电磁以及其他环境应力组成的复杂环境,这些环境应力对生物体的影响是相互关联的,不可能在地面上完全模拟。因此,虽然地面模拟装置为我们提供了宝贵的研究工具,但我们仍然需要依赖太空实验来获得更全面、更真实的数据。图1.3展示了在真实和模拟微重力条件下进行实验的平台图像。

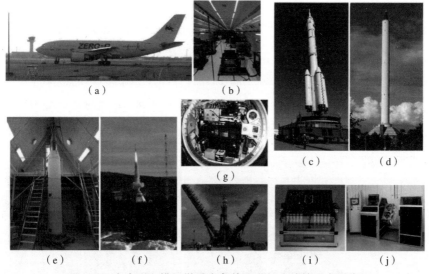

图 1.3　在真实和模拟微重力条件下进行实验的平台图像

(a) 由法国波尔多 Novespace 公司运营的抛物线飞机(空客 A310 ZERO G),在抛物线飞行过程中,可以实现约 22 s 的微重力;(b) ZERO G 飞机内部实验区域,配有不同的实验架;(c) 搭载"神舟八号"的中国的长征 2F 运载火箭,2011 年 11 月 1 日从酒泉卫星发射中心发射;(d) 位于德国不来梅市的 ZARM 落塔,可以实现约 4.5 s 的微重力;(e) 瑞典基律纳的 MAXUS 探空火箭,能够实现长达 14 分钟的微重力;(f) 瑞典基律纳的 TEXUS 探空火箭,能够实现 5~7 分钟的微重力;(g) 执行 Foton - M No.2 任务航天器的实验舱;(h) 俄罗斯 Soyuz - U 火箭,2005 年执行 Foton - M No.2 任务;(i) 由德国宇航中心研发的二维回转器,回转器中的样品以一定的速度旋转,以补偿其内物体的沉降;(j) 带有显微镜的二维回转器,能够实现明场和荧光显微镜观察地面模拟失重效应的研究对于理解生物体在太空中的行为和需求具有重要意义，虽然现有的模拟装置和方法无法完全复制太空中的微重力环境，但它们仍然为我们提供了有价值的研究工具。通过不断改进和创新，有望通过地面实验与太空实验相结合，更加深入地揭示失重效应对生物体的影响，为人类的太空探索事业做出更大的贡献。

1.3 辐射效应

航天员在太空飞行和太空作业过程中面临着极其严峻的特殊环境，特别是空间辐射会对人体造成极大的伤害。在太空中，存在来自不同源头的放射线，一部分来自太阳，被称为太阳风；另一部分来自宇宙深处，被称为宇宙线。我们的地球拥有强大的磁场和足够厚的大气层，能够有效地屏蔽这些放射线，为地球上的生命提供了安全的环境。但当航天员处于太空环境时，他们将离开天然屏障的保护，直接暴露于宇宙射线的辐射下。图1.4显示出预估的航天员每年因宇宙射线吸收的辐射剂量，图中雷姆（rem）是辐射暴露的常用单位，目前已被国际单位希沃特（Sv）所取代，其换算公式为 1 rem = 0.01 Sv。航天员在太空中一年所吸收的辐射量，就可能比地球表面辐射工作者一生的还要多，这也使航天员更可能出现癌症或其他疾病。

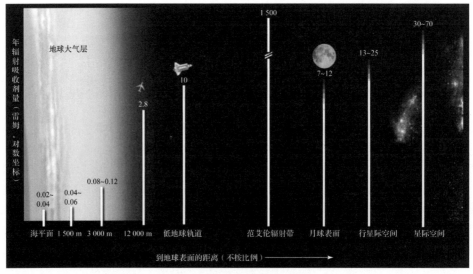

图1.4 太空中的辐射威胁

1. 太空中的辐射环境

太空中的辐射环境是一个复杂的系统，一般分为电磁辐射和电离辐射两大类。第一类为电磁辐射，如无线电波、微波、红外、可见光以及紫外线等，由于其穿透物体的能力相对较弱，与物质的相互作用也较为有限，因此对生物体的伤害相对较小。相对而言，第二类电离辐射的危害性更大，这类辐射包括带电粒子、中子、γ射线以及X射线等，它们具有强大的穿透能力，可以直接或间接地使物质电离或激发。当电离辐射穿过飞船时，它还可能与飞船的结构材料发生相互作用并产生次级粒子，电离辐射和由其产生的次级粒子都可能会对生物体造成损伤。此外，在低于500 km的低地球轨道（LEO）上，电离辐射与地球大气层的相互作用还会导致反照中子和质子的产生，这些粒子同样可能对航天员和航天器造成威胁。

1) 银河宇宙射线

银河宇宙射线（GCRs）主要由来自太阳系外的带电粒子、γ射线和X射线组成，其能量范围非常宽，为 $10^3 \sim 10^{20}$ eV，呈现为连续能谱。其分布大致均匀，峰值大约位于1 GeV。在这些粒子中，质子占比最高，达到83%，氦离子（α粒子）占13%，电子和介子占3%，而重离子（涵盖从锂到铀的各种重离子）占1%。

当银河宇宙射线粒子进入太阳系后，它们与太阳粒子发生相互作用，导致部分粒子的强度减弱。同时，太阳活动的强弱直接影响银河宇宙射线粒子的强度：在太阳活动最强烈时，太阳粒子达到峰值，而银河宇宙射线粒子则相对较弱；相反，在太阳活动最弱时，由于行星际磁场对低能粒子的屏蔽作用减弱，银河宇宙射线粒子的通量密度达到最强。当银河宇宙射线接近地球时，由于其带电性质，它们不可避免地受到地球磁场的影响。因此，在低地球轨道上，银河宇宙射线的强度随纬度的增加而增强，赤道附近最弱，两极地区最强。银河宇宙射线中的低能粒子无法穿透飞船的结构材料，但高能部分（特别是重粒子）具有高线性能量传递和强穿透性，能对生物体造成严重损伤。有国外航天员报告称，在闭上眼睛时能感受到辐射粒子穿过大脑和眼睛时产生的短暂闪光。

银河宇宙射线是来自银河系的高能粒子，能量很高，但通量较低，这些射线在一般情况下不会造成显著的短期效应。银河宇宙线对航天员的影响是产生累积的辐射剂量，虽然不会产生急性的致命危害，却会引起航天员器官癌变的风险增加。根据 NASA（美国国家航空航天局）研究结果，在典型铝材料屏蔽下 500 天的火星探测飞行中，仅银河宇宙线对航天员造血器官产生的剂量当量就达到 47 mSv，接近美国辐射防护委员会（NCRP）规定的剂量限制 50 mSv。因此，对于航天员来说，在太空中暴露于这些射线面临的风险相对较高，除了在航天器内部设置防护屏障和穿着特殊防护服外，降低宇宙射线对人体健康的影响是在长时间太空飞行中保障航天员安全的重要研究领域。

2）太阳粒子事件

空间辐射的另一个主要来源是太阳粒子，特别是在太阳耀斑和日冕大喷发期间，太阳会释放出高能粒子，其能量范围从 10^3 eV 到 10^8 eV。这些太阳粒子事件（SPEs）的主要成分包括质子、电子以及直至铁元素的重离子，并且其成分、能量、质量以及发生频率都处于不断变化的状态。

太阳耀斑和日冕大喷发能够产生强烈的辐射，这种辐射不仅波及地球，而且影响太阳系的其他部分。这种强烈的辐射会对地面通信造成干扰，可能导致通信中断，同时也会影响卫星的正常运行。此外，这种辐射对载人航天活动也会产生极大的影响。例如，在 1972 年 8 月的一次日冕大喷发中，观测到的辐射在 0.5 g/cm² 的屏蔽下产生了 1 Sv 的皮肤吸收剂量，而在无屏蔽的情况下，皮肤吸收剂量高达 26 Sv。因此，在进行载人航天活动时，一般都会避开太阳活动剧烈的时期，以确保航天员的安全。2020 年 7 月，我国首个用于研究行星际和近火星空间辐射环境的火星能量粒子分析仪搭载在天问一号火星探测器上发射升空，正式开启探测任务。2020 年 11 月 29 日，火星能量粒子分析仪在地火转移轨道距太阳 1.39 个天文单位（AU）处，观测到第 25 个太阳活动周期的首个大范围太阳高能粒子事件。事件发生时，天问一号与地球几乎处于同一磁力线上，这使得天问一号和地球附近航天器能够在相隔数千万千米的地方观测到来自相同源区的太阳高能粒子，为研究太阳高能粒子沿磁力线在行星际空间的传播提供了一个宝贵机会。图 1.5 展示了中国天问一号任务观测到的太阳高能粒子事件。

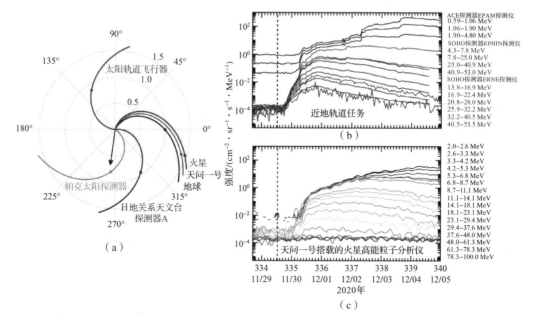

图 1.5　中国天问一号任务观测到的太阳高能粒子事件（书后附彩插）

（a）2020 年 11 月 29 日 12 时，天问一号、火星、地球、日地关系天文台探测器 A、帕克太阳探测器、太阳轨道飞行器的位置，黑色箭头指示与该事件相关的活动区域；（b）近地轨道任务测得的每小时平均质子强度曲线；（c）天问一号搭载的火星高能粒子分析仪测得的每小时平均质子强度曲线

3）捕获辐射

带电粒子被地球磁场捕获形成地球辐射带（ERBs），由于磁力线在地球两极附近汇聚，不同电性的带电粒子会分别漂移，从而形成两个辐射带。在这些辐射带中，捕获的电子的最高能量可以达到 7 MeV，而质子的最高能量则可以达到 600 MeV。地球辐射带的强度随地球纬度的增高而增强，赤道附近最弱，两极地区最强。此外，随着飞行高度的增加，地球辐射带的强度会逐渐减弱。对于在低地球轨道上运行的航天器来说，其受到的辐射剂量主要由质子造成，而对于进行星际飞行的航天器，地球辐射带的影响可以忽略不计。

2. 空间辐射对机体的影响

空间辐射生物学效应是指空间辐射作用于生物体所引起的各种生物学变化。平均而言，人们每年会受到约 3.5 mSv 的辐射，其中大约一半来自 X 射线、CT 等人工源，另一半来自天然源，并有约 10% 来自宇宙辐射。但在太空飞行和作业过程中，航天员暴露于极端特殊环境中，空间辐射对人体构成重大威胁。以月球为例，其表面每年受到的宇宙辐射为 0.3 Sv，太阳风辐射为 0.4~0.5 Sv，而太阳粒子事件的平均辐射剂量更是高达 1 Sv。这种辐射对生物体的影响可分为短期和长期两类，短期影响通常在暴露于辐射后的几天内显现，而长期影响则可能在数月或数年后逐渐显现，表现为增加患癌症和遗传疾病的风险。

在尝试进行地球磁层之外的长期人类太空探索任务之前，我们必须全面评估空间辐射对生物体的影响，尤其是对视网膜和中枢神经系统细胞的影响。电离辐射对细胞的撞击机制有直接和间接两种，直接机制是指粒子直接撞击重要的化合物分子并转移其能量，而间接机制则是粒子撞击其他分子（如水分子），产生更持久且高度活跃的自由电子。相比之下，质子的生物学效应相对较为清楚。当质子轰击宇宙飞船的材料时，会产生中子，这些中子在与氢核碰撞时会释放出能量。由于生物体内含有大量富含氢的化合物，如蛋白质、脂肪和水（占体重的70%），因此它们最有可能受到这种影响。但中子的半衰期仅为 11 分钟，之后它们会自然衰变成质子和电子。早期在 Skylab 和俄罗斯空间站进行的剂量测量表明，中子通量可能并不显著，因此主要的空间辐射危险源来自高带电的高能粒子。

根据地面放射治疗或核爆炸的经验，辐射的早期急性效应包括皮肤烧伤、眼晶状体变性（导致白内障）、头发变灰、免疫系统抑制（增加感染风险）以及非分裂细胞的丧失。而晚期效应则包括造血器官（如骨髓、甲状腺、肺、胃、结肠和膀胱）中的癌症以及由细胞转化（如染色体畸变和易位）引起的遗传效应。DNA 分子是电离辐射作用的主要生物靶标，DNA 损伤及其修复也是导致后期辐射效应的初始事件。在细胞水平上，当 DNA 链断裂时，如果断裂没有得到正确的重组修复，会导致细胞死亡，而错误的修复则会导致突变。辐射能量的时空特性决定了对细胞损伤的数量和程度，通常情况下单股 DNA 断裂可以被修复，但双股 DNA 断裂以及由密集单一打击或高能量打击造成的损伤则难以修复。另外，有丝分裂中的细胞特别脆弱，而高能粒子由于具有很高的能量传递能力，能产生大量的双链 DNA 断裂，从而触发多种细胞凋亡路径。在这种环境下，即便航天员穿戴了防护设备，也很难完全抵御这些高能粒子的伤害。有多项研究试图确定最具破坏性的辐射方式，并探究损害是否完全由辐射造成。有研究发现，标准辐射防护化学物质（如半胱氨酸、氨基乙基硫脲和 5 - 甲氧基色胺）并不能有效阻止辐射损伤，表明低能量的间接辐射并非主要原因。也有研究发现，间接辐射确实能对机体造成损伤，尤其是当暴露于持续时间较短、剂量较低的银河系宇宙辐射时。另外，利用原生动物和细菌进行的实验表明，小剂量的辐射实际上是存在辐射效应的，因为小剂量的辐射会引起应激反应，并且已被证明能增强 DNA 修复能力。

中枢神经系统作为人类活动最重要的系统之一，它接受全身各处的传入信息，然后经过它整合加工后成为协调的运动性传出，或者储存在中枢神经系统内成为学习、记忆的神经基础。传统的放射生物学观点曾认为神经系统是辐射不敏感的组织器官，然而越来越多的研究表明，即使是低剂量的重离子辐射，也会对神经组织造成不可逆的损伤。空间辐射所引起的神经损伤可分为两类，分别是急性神经损伤和慢性神经损伤。在急性照射初期，人们可能出现惊恐、焦虑、烦躁不安、头痛和失眠等症状，并且当受到超致死剂量照射时，会出现运动失调、定向障碍、痉挛和意识丧失等严重症状。在大剂量照射初期，视上核、旁室核和下丘脑其他神经元的分泌活动显著增强，由下丘脑向垂体分泌和输送的神经类物质增多，如促肾上腺皮质激素释放激素和促甲状腺激素释放激素。同时，当大脑受到一定剂量的辐射后，皮层下和脑干中枢也会发生明显的形态学变化。Dutta 等分析了雄性 Wistar 大鼠在 15 cGy 的 1 GeV/n ^{56}Fe 粒子辐射照射后海马蛋白质组，并鉴定了和差异表达的蛋白质。最终结果鉴定到了 30 种被归类为"银河宇宙射线暴露标记（GEM）"的蛋白质（在受辐射的大鼠中单独或更高水平表达，但与空间记忆能力无关），如 CD98、Cadps 和 GMFB 等。同时鉴定表达与受损或功能性空间记忆相关的蛋白质，结果表明受辐射的大鼠海马蛋白质组有多种改变，在这些大鼠中检测到 203 个蛋白质，但似乎空间记忆障碍也可能是由于这些大鼠不能表达"良好的空间记忆（GSM）"蛋白质引起的，其中许多蛋白质在神经元的稳态和功能、轴突发生、突触前膜组织和 G 蛋白偶联受体（GCPR）信号转导中发挥重要作用。Britten 等分析了大鼠暴露于低剂量（约 20 cGy）的高能带电粒子（1 GeV/n ^{56}Fe）3 个月后，会导致其海马区依赖性学习和记忆功能（如新物体识别和空间记忆）受损。除此之外，在受辐射的大鼠中，共有 107 个蛋白质表达上调，其中这些蛋白质涉及的通路包括参与氧化损伤反应、钙转运和信号转导。这些辐射相关的生物标志物中有 30% 形成了蛋白酶体和 COP9 信号体的功能互动体，这也表明无论空间记忆能力如何，辐射照射后的海马中存在持续的氧化应激、持续的自噬和突触可塑性改变，并且最终的表型可能取决于海马神经元对正在进行的氧化应激及其相关副作用的补偿程度。另外，结果表明有 67 个蛋白的表达与空间记忆能力受损有关。一部分辐射受损的生物标志物被认为与空间记忆能力差、神经退行性变、神经元丢失或神经元对凋亡的敏感性、神经元突触或结构可塑性有关。这项大规模的蛋白质组分析提供了关于辐射暴露后生物过程发展的见解，综合结果表明受辐射的海马区神经元和星形胶质细胞的功能存在多个问题，并且在空间记忆能力受损的大鼠中可能进一步加剧。总之，放射性神经系统损伤主要是与辐射所诱导的神经发生抑制、神经元功能异常、神经炎症、脑血管和胶质细胞的损伤息息相关。

在空间辐射与 DNA 甲基化的研究中，Kennedy 等评估了两个高传能线密度辐射离子 ^{56}Fe 和 ^{28}Si，以及低传能线密度辐射 X 射线对人支气管上皮细胞中全基因组甲基化模式的影响。该研究结果表明不同的辐射通过涉及不同染色质区域的不同机制诱导 DNA 甲基化。^{56}Fe 离子影响开放染色质区域富集的启动子和调控基因；^{28}Si 离子辐射暴露下会诱导高甲基化和低甲基化，并影响更多受抑制的异染色质环境中的位点，而 X 射线主要诱导低甲基化，主要是在基因体和基因间区域的位点。通过与基因组图谱项目收集的结果进行比较，发现 ^{56}Fe 离子诱导的 CpG 位点的甲基化与在原发性肺癌中进行启动子高甲基化的基因显著重叠。由此也证实 DNA 甲基化模式可被视为暴露于高能离子辐射的一种具有持久性的生物标志物，具有长期的潜在健康影响，并影响与癌症相关部位。高传能线密度辐射暴露下引起的这些甲基化标记在未来也可能被用作监测太空中航天员受到的累积生物影响和相关的癌症风险。

也有研究对地面和航天辐射研究相关的多个 GeneLab Omics 数据集进行了 Meta 分析。研究包括体内和体外的转录组学（transcriptomics）数据，辐射类型包含使用质子、Fe 粒子等一系列离子，辐射剂量范围为 0.1～1.0 Gy 的地面研究以及辐射剂量范围为 1.0～30 mGy 的近地轨道飞行研究中的样品，将空间辐射暴露导致的特定离子与特定生物反应联系起来，最终确定了线粒体功能，核糖体组装和免疫途径随着辐射剂量的变化而变化。

3. 空间辐射对微生物的影响

空间电离辐射对微生物的影响远不如微重力对其影响研究的广泛，然而，从空间探索的生命支持系统以及为农业和生物技术应用创造新的微生物菌株的角度来看，深入了解空间电离辐射对不同微生物的影响至关重要。研究表明，电离辐射对微生物产生的负面或正面影响主要取决于辐射（类型、质量、剂量和持续时间）和微生物本身（物种、形状、结构、生长阶段、代谢和基因组）。在暴露于电离辐射时，已经在微生物中观察到遗传学、代谢物表达、生理学和表型的改变。对两次送往国际空间站的 α-变形菌红色红螺旋菌 S1H 的全基因组寡核苷酸微阵列分析和高通量蛋白质组学显示，低剂量（2 mGy）模拟空间站电离辐射（低线性能量传输 γ 射线和高中线性能量传输中子射线的单束组合）在微生物的转录水平上引起显著变化，但在蛋白质表达上只有少量显著变化，并且其生存能力没有改变。

耐辐射奇球菌（Deinococcus radiodurans，DR）是一种具有极高耐辐射能力的微生物，对于空间辐射具有较强的抵抗力，是迄今为止人类发现的对辐射抗性最强的生物之一。1956 年，美国科学家 Anderson 等从被高剂量的电离辐射灭菌后的肉罐头中首次发现耐辐射奇球菌，这种细菌物种不仅对 γ 射线具有极强的耐受性，而且对其他 DNA 损伤和氧化应激产生的条件如紫外线和干燥也非常耐受。由于其具有超强的电离辐射抗性、紫外抗性、化学诱变剂抗性及干燥抗性，耐辐射奇球菌被作为模式生物用于抗性机制研究，相应的研究结果也被逐渐用于辐射环境污染修复、农业和辐射防护等相关领域。耐辐射奇球菌的基因组总大小为 3.28 Mb，结构独特，由两个环形染色体（分别命名为 Ⅰ 号染色体和 Ⅱ 号染色体）以及大小不等的两个质粒组成。耐辐射奇球菌的基因组包含多种关键组分，这些组分在应对饥饿、氧化压力以及大量 DNA 损伤等极端条件时发挥着至关重要的作用，从而使其能够在极端逆境中生存下来。由于其集 DNA 修复、DNA 损伤输出、干旱和饥饿恢复以及遗传信息冗余于一身的独特性，耐辐射奇球菌已成为研究耐辐射微生物及其 DNA 修复分子机制的模式菌株。整个基因组包含约 3 198 个开放阅读框，平均大小为 90 bp，这些阅读框覆盖了基因组的 90% 以上。其中，2 185 个阅读框与已知数据库中的序列相匹配，其中 1 674 个的生物学功能可以被推测，而 511 个则编码功能未知的蛋白质。另有约 1 000 个阅读框在数据库中未找到匹配序列，暗示着这些可能是耐辐射奇球菌特有的基因。这些特有基因可能来源于真核细胞的水平基因转移，它们编码与 DNA 修复、同源重组和胁迫响应等相关的蛋白质，为耐辐射奇球菌提供了强大的生存工具。此外，耐辐射奇球菌的基因组富含重复序列，如插入序列转座子和小的基因间重复序列，这些在损伤 DNA 的降解过程中发挥着重要作用。与其他生物体相比，耐辐射奇球菌在涉及 DNA 修复或活性氧（ROS）清除的基因中展现出显著的冗余。例如，它拥有 23 个属于 Nudix 家族的基因、2 个不同的 8-氧代鸟嘌呤糖基化酶、3 个过氧化氢酶和 4 个超氧化物歧化酶。这种基因的冗余性似乎为其抗辐射性提供了坚实的基础。

有研究表明在 5 kGy 的电离辐射下，对数生长期的耐辐射球菌细胞不受任何影响，并且在 8 kGy 的电离辐射下仍保持 10% 的存活率。相比之下，大肠杆菌在仅仅 150 Gy 的剂量下就只能保持 10% 的存活率，这也凸显出耐辐射球菌惊人的抗辐射能力。而在稳定生长期，耐辐射球菌更是可以耐受高达 15 kGy 的辐射剂量，这是大肠杆菌的 100 多倍。除了对电离辐射的强大抵抗力外，耐辐射奇球菌还对紫外线有着非凡的抗性。它能在高达 1 000 J/m^2 的紫外线处理后存活下来，而在 500 J/m^2 的剂量下，其生存能力丝毫不受影响。相比之下，大肠杆菌在此剂量下的存活率急剧下降，对数生长期的耐辐射球菌的紫外线抗性大约是大肠杆菌 33 倍。此外，耐辐射奇球菌还能抵抗丝裂霉素、亚硝酸、过氧化氢等强氧化剂和其他化学试剂，即使在致死剂量下，这些试剂也不会导致其突变增加。有研究也发现耐辐射奇球菌展现出卓越的抗干燥能力，即使在干燥器内存放长达 6 年，仍能保持 10% 的存活率。Battista 和 Mattimore 的研究揭示了耐辐射球菌的辐射抗性与干燥抗性之间的紧密联系，他们比较了野生型和 41 株对辐射敏感的耐辐射球菌在干燥器内的存活率，6 周后发现对辐射敏感的菌株同样对干燥敏感，从而表明耐辐射球菌的抗干燥机制与其抗辐射机制密切相关。

耐辐射奇球菌之所以能够耐受电离辐射、紫外线、干燥以及多种 DNA 损伤试剂，主要归因于其独特的菌体结构、强大的 DNA 修复能力以及高效的抗氧化防御体系。其细胞壁结构特殊，具有外膜和一层由六角形排列的蛋白亚单位组成的 S 层（也称为 HPI 层）。S 层紧密地结合在外膜上，能够为菌体提供支持和保护，菌体的最外层还有一层由碳水化合物组成的膜，其基部固定于外膜，形成厚且密集的构造。这种多层细胞壁结构对电离射线和紫外线具有一定的阻挡效果，可以减缓菌体遭受辐射所引起的损伤。在稳定生长阶段，耐辐射奇球菌的拟核呈现紧密的环状结构。扫描电镜观察发现，70%以上的指数生长期和所有稳定期的细胞都被互相垂直的膜状结构分成4个隔室，膜状结构中存在通道，染色质在每个隔室内形成独特的环形结构，这在其他细菌中极为罕见。有研究者认为，这种致密的环状结构能够阻止双链断裂后形成的碎片在修复过程中弥散，从而促进DNA损伤修复的进行，对辐射具有被动防御的功能。

随着研究的深入，研究者们逐渐意识到，电离辐射不仅直接损伤DNA和蛋白质，还会导致细胞内大量产生具有高度细胞毒性的活性氧自由基（ROS）。ROS能够抑制细胞内蛋白质的活性，引发DNA链断裂，并损伤富含不饱和脂肪酸的细胞膜，进而引发各种代谢缺陷、老化、变异甚至细胞死亡。研究显示，电离辐射对DNA的直接损伤仅占20%，而剩余的80%则是由辐射产生的ROS间接引起的。这些ROS主要包括羟基自由基（·OH）、超氧阴离子自由基（·O^{2-}）和过氧化氢（H_2O_2），它们对细胞内的蛋白质、脂类、核酸和糖类等生物大分子构成强烈的氧化损伤。因此，除了高效的DNA损伤修复系统外，耐辐射奇球菌体内的抗氧化防御体系对ROS的清除能力和极端抗性也是其极端辐射抗性的关键因素。这一抗氧化保护系统主要由高活性的抗氧化酶、高浓度锰铁比以及类胡萝卜素组成。

抗氧化酶类物质在清除生物体内活性氧自由基物质方面表现出高效性。耐辐射奇球菌编码有4种超氧化物歧化酶（SOD）、3种过氧化氢酶（CAT）和2种过氧物酶（POD）。在正常条件下，耐辐射奇球菌细胞中的超氧化物歧化酶活性比E. coli高6倍，而过氧化氢酶的活性更是高出E. coli 30多倍。在指数期和稳定期时，过氧化氢酶的活性分别是E. coli体内的127倍和32倍。与E. coli经辐照后抗氧化酶活性下降相反，辐照会使耐辐射奇球菌的超氧化物歧化酶和过氧化氢酶活性显著升高。此外，耐辐射奇球菌还编码一些其他抗氧化酶类，包括谷氧还蛋白、硫氧还蛋白还原酶、烷基氢过氧化物还原酶等，这些酶类可以保护细胞免受氧化作用造成的损伤。

耐辐射奇球菌体内含有大量的Mn^{2+}（0.2~4.0 mmol/L），且Mn/Fe比值达到0.24。这种高Mn/Fe比值与辐射抗性、抗干旱以及低水平蛋白氧化损伤密切相关。Daly 等发现耐辐射奇球菌细胞内聚集的高浓度锰离子能够提高细菌的辐射抗性，此外二价锰离子能够保护蛋白质免受损伤，确保修复蛋白的活性完好，从而高效、快速地修复 DNA 损伤位点。更进一步的研究发现，二价锰离子可以与超氧阴离子自由基发生化学反应，并且锰铁离子比与辐射抗性存在线性相关。除此之外，耐辐射奇球菌体内可以大量合成类胡萝卜素，这是一种有效的活性氧自由基抑制剂，能够保护 DNA、蛋白质和膜蛋白脂类免受氧化损伤。耐辐射奇球菌含有 13 个参与类胡萝卜素合成的基因，其中八氢番茄红素脱氢酶基因（crtI）是类胡萝卜素合成过程中最重要的上游基因，负责将无色的八氢番茄红素（Phytoene）转化为红色的番茄红素（Lycopene）。基因突变和 HPLC 分析表明，crtI 基因的完全缺失会抑制番茄红素和其他红色类胡萝卜素的合成，并导致对高浓度 H_2O_2 的异常敏感性增加。当人为破坏类胡萝卜素的合成系统后，耐辐射奇球菌在 50 mM H_2O_2 压力下的存活率下降了约 99%，这一发现凸显了类胡萝卜素在耐辐射奇球菌抗性机制中的重要作用。

耐辐射奇球菌作为抗性机制研究的模式生物，独特的细胞结构和代谢的适应性、高效的 DNA 损伤修复系统和强大的抗氧化防御体系等因素共同造就了其在空间辐射研究中的突出价值，为辐射防护和辐射治疗提供了重要的参考与启示，也为人们认识极端环境的生物提供了新的思路。

1.4 昼夜节律生物学效应

复杂的空间环境可以导致航天员的节律紊乱及睡眠障碍，进而影响健康与工效。在空间站中，多种自然因素和社会因素都会影响航天员的节律。例如，航天器舱内的光照条件与地面存在显著差异，舱外 90 分钟周期的日出日落及舱内照明强度的不足都可能会干扰航天员的节律。在执行空间任务时，作息制度不固定且突发任务多，可能会导致生物钟与睡眠 - 觉醒周期不同步，出现睡眠障碍或工效降低。对人类昼夜节律数据的收集通常会受到空间任务、睡眠 - 觉醒规律以及空间环境条件的限制，因此直到 1967 年的双子座航天任务，才首次对航天员的生物节律进行研究，随后，在更多的在轨飞行中对模式生物或航天员多种生理、行为水平的节律进行了数据采集及分析。大量研究表明，空间复合环境会导致航天员的节律紊乱与睡眠障碍，进而影响人骨骼系统、神经系统、心血管系统和内分泌等系统的正常功能，降低人的警觉度、认知和作业能力。

地球以 24 小时为周期自转，引发了昼夜交替现象，从而形成了地面光照、温度等环境因素的 24 小时周期性变化。为了适应这种周期性环境变动，地球上的生物逐渐进化出了昼夜节律。然而，缺乏昼夜节律线索，包括光照周期的变化甚至光线的减弱，都可能干扰人类的生物节律。值得注意的是，内源性生物节律最早出现在约 25 亿年前的蓝细菌中，并作为一种相对稳定的生命活动调节机制，广泛存在于各种生物体内。通常情况下，与外部环境相协调的生物节律有助于生物更好地适应环境，从而获得进化上的优势。然而，一些研究表明，与地面环境相比，太空中的航天员在昼夜节律相关的生理参数，如体温和皮质醇等方面，出现了相位下降或滞后的现象。例如，在 1983 年苏联的宇宙号生物卫星（COSMOS 1514）任务中，对两只雌性恒河猴的生物节律进行了监测，结果发现恒河猴的代谢产热节律的振幅减弱，平均心率节律的振幅有所降低。此外，恒河猴的活动节律周期也发生了改变，偏离了 24 小时。Fujita 等发现，空间环境影响小鼠不同组织器官中基因的表达水平，同时还会导致生物钟基因的表达与外周组织的不同步。也有研究发现通过组合微重力和节律紊乱可以导致欧非肋突螈补体激活通路中 C3 蛋白水平的降低。中国"神舟九号"飞船的搭载实验揭示，虽然没有检测到果蝇活动与生物钟基因表达有明显变化，但是生物钟调控基因的表达谱却发生了明显的改变。2015 年，Flynn-Evans 等利用数学模型对国际空间站上 21 名航天员的昼夜节律进行了估算，这些航天员平均每人研究 155 天，总计达到 3 248 天。据报告，在太空飞行期间，计算出的昼夜节律时间有 19% 与实际睡眠时间不符，这表明昼夜节律紊乱可能是航天员轨道睡眠障碍的重要原因之一。因此，研究太空中的生物节律对于提高航天员睡眠质量、维持健康状态具有重要意义。早期的空间实验室研究就已表明，飞行中会出现快速眼动睡眠增强的现象。而在轨道上，外部环境（如光照、温度）对生物钟的影响减弱，可能导致昼夜节律相位延迟，甚至可能过渡到仅由内源性生物钟控制的自由运行节律。这种变化与太空任务的特定压力源相结合，可能导致睡眠调节的改变，进而影响睡眠时长和质量。在执行任务期间，航天员的睡眠和体温被记录，并通过情绪问卷评估白天的警觉性。与太空任务前的数据相比，航天员在太空中的体温和警觉性昼夜节律出现延迟,睡眠时间更短且更易受干扰,睡眠结构也发生明显变化。

此外,2012年的一项研究将生物钟研究的常用模式生物脉胞菌带入太空。尽管部分菌株的昼夜节律与地球保持一致,但许多样本出现了节律减弱甚至丧失的情况。除了光照因素,太空中的微重力环境也可能对昼夜节律产生影响。例如,在飞行任务和地面模拟微重力环境中,恒河猴和大鼠的体温及活动节律均随重力变化而发生变化。处于模拟失重环境中的小鼠和细胞的节律基因Bmal1的表达也出现了相位和振幅的改变。

1.5 狭小空间生物学效应

人类的心理和生理状态会因为密闭环境和社会隔离而发生显著变化。受限于空间研究的复杂性,地球空间模拟环境提供了一个理想的受控环境,使我们能够在没有空间站复杂环境的干扰下,专门研究密闭环境任务中的压力因素。在这些模拟的空间环境中,参与者可能会体验到一系列典型症状,包括神经认知变化、疲劳、昼夜节律紊乱、睡眠障碍、应激激素水平波动以及免疫调节改变等。深入研究密闭环境对人体健康的影响,对载人航天飞行和深空探索具有重要意义。

1956年,在国际地球物理年的背景下,美国阿蒙森-斯科特南极站首次执行冬季任务时遭遇严峻挑战。南极极端和孤立的环境条件,加之与陌生人群的长期相处,对队员的心理构成了极大的压力。此种情况下,一名队员罹患了严重的偏执型精神分裂症,这不仅威胁到团队的安全,还对整个任务的进展造成了重大阻碍。在没有其他选择的情况下,医疗团队被迫对他使用镇静剂,并在后续的任务期间对他进行隔离。根据斯图斯特在《大胆的努力》一书中的描述,患者被安置在一个铺满床垫的特殊房间内,来减轻精神错乱发出的声音,这也表明当时患者的病情相当严重,长期使用镇静剂成为唯一可行的应对策略。1962年,Nardini等在报告中指出,这次事件促使在后续的南极任务招募程序中加入了常规的精神检查,但关于这名患者究竟是因为任务之前就存在精神健康问题,还是由于密闭环境引发了精神问题,目前仍不清楚。有记录显示这名患者在精神问题发作前的相当长一段时间内，就已经出现了一系列异常行为，如迷失方向和破坏性行为等。据此也可以推测这名患者可能因为无法融入团队，并饱受密闭环境和孤独感的困扰，最终诱发了他潜在的精神疾病。值得注意的是，这一事件揭示了在南极洲可能长达 12 个月的长期驻留中，会增加任务队员急性精神病发作的风险，并凸显了在任务招募程序中加入精神检查的必要性和重要性。而对于太空飞行中航天员所面临的复杂环境而言，这种飞行前的精神健康筛查更加重要。在太空中，人体会不可避免地同时面临多种生理压力和心理压力，太空飞行任务的团队成员之间，以及与地面任务控制人员之间，都极易出现群体性的紧张氛围和负面情绪。而随着航天员在轨停留时间的不断延长，这种压力和紧张状态有可能会进一步加剧，相较于南极洲而言，空间站或航天飞船中更加苛刻的隔离和密闭环境对航天员的精神健康提出了更加严峻的挑战。

为了研究密闭环境对人体健康的影响，俄罗斯航天局、欧洲航天局及中国国家航天局等联合组织了一项名为"火星-500"的国际大型模拟太空实验项目，在位于莫斯科俄罗斯科学院生物医学问题研究所的地面模拟实验设施内，从 2007 年到 2011 年先后开展了为期 15 天、105 天和 520 天的模拟载人航天飞行试验。但是与实际的火星任务相比，地面模拟实验缺少了失重和辐照的影响，因此这项研究也为研究人员提供了一个独特的研究视角，能够在排除其他环境因素的干扰下，更准确地评估密闭环境对人体健康的影响。图 1.6 展示了"火星-500"的地面密闭试验舱结构示意图和参与火星-500 试验的唯一一名中国志愿者王跃。整个试验设施由 4 个相互连接的模块构成，使用 4 个人工光源进行照明，总占地 550 m^3。作为一次开创性的试验研究，火星-105 实验于 2009 年 3 月 31 日启动，并一直持续到 7 月 14 日。火星-500 则是一次密闭时间更长的实验，从 2010 年 6 月 3 日开始一直持续到 2011 年 11 月 4 日，整整 520 天。

在火星-105 的研究期间，研究人员并未观察到主观心理应激水平、下丘脑-垂体-肾上腺轴活动或睡眠模式出现显著变化。但志愿者的心率变异性（HRV）分析显示在所有频率下振幅振荡均有所增加，白天平均心率降低、夜间平均心率升高，表明在清醒时副交感神经活动增强。对免疫系统而言，尽管没有在志愿者体内检测到急性炎症或血浆细胞因子水平的升高，但确实发现了先天免疫系统中不同效应物之间存在一定程度的不协调，粒细胞介导的过氧化氢产生和

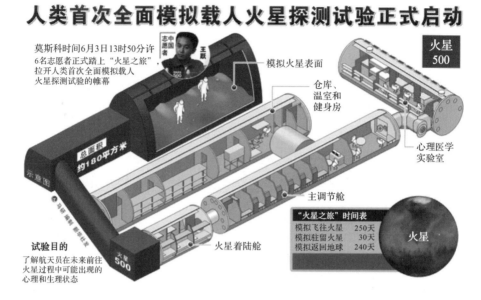

图 1.6 火星-500：人类首次模拟火星载人航天飞行试验

细胞黏附分子 CD62L 的脱落均表现出增加的趋势。综合多项研究结果，研究人员认为火星-105 并没有对志愿者造成强烈的压力刺激，观察到的生理变化和心理变化相对有限。但当志愿者在密闭环境中所处的时长达到 520 天时，情况发生了显著变化：神经内分泌应激反应出现了明显的改变，内源性大麻素系统的反应也受到了部分影响，同时，作为下丘脑-垂体-肾上腺轴活动标志物的唾液皮质醇和儿茶酚胺水平在隔离期间升高，大脑皮质 α 波和 β 波的活动减少，这些变化则可能与单调的密闭环境和由此导致的感官剥夺有关。除此之外，在长时间的隔离期间，由于体力活动的减少，下肢的神经肌肉功能也出现损伤。而由于缺乏自然日光的照射，志愿者的昼夜心率和心率变异性受到显著干扰，并出现了昼夜节律失调的现象。尽管在此环境下志愿者的睡眠和休息时间占比增加，但睡眠质量的下降和睡眠-觉醒周期的紊乱直接导致了志愿者的表现下降，并且这种表现下降与正性情绪评分的降低呈现出正比关系。在对免疫系统的评估中，志愿者的淋巴细胞百分比增加了约 50%，$CD3^+$ T 细胞数量也有所增加，而 $CD4^+$ 辅助 T 细胞与 $CD8^+$ 细胞毒性 T 细胞以及 $CD19^+$ B 细胞的比例则保持稳定。在 EB 病毒抗原的刺激下，志愿者的 IFN-γ 和 TNF-α 的分泌发生了改变，这是针对病毒抗原的适应性免疫反应的重要指标，这些结果也表明长时间的密闭环境会对人体免疫系统造成显著影响。

除了这些生理变化之外，密闭环境甚至极端环境对人体的心理也会造成更大的压力。在太空飞行中，由于环境的单调性和压力感的增加，认知功能下降是长期太空飞行面临的关键问题之一，并有可能因此导致灾难性的后果。已知的认知障碍症状多种多样，其中包括记忆力衰退、注意力难以集中、反应时间增长以及警觉性降低等，南极越冬期间出现的神游症状也是典型的认知障碍症状之一。综上所述，密闭环境和隔离会对人体施加巨大的心理压力并影响神经内分泌，进而引发一系列可观测到的病理生理症状。航天员的心理健康是长期在轨和深空探测活动中不可或缺的研究问题，俄罗斯航天局和美国航天局通过对在轨飞行航天员的数据分析研究表明，心理问题是长期载人飞行中关系到任务成功与否的一个关键因素。目前有越来越多关于长期飞行或类似空间飞行的地球模拟试验研究（如极地越冬、沙漠生存、洞穴试验等），为研究人员提供了一个极佳的研究场所，使人类能够深入探究密闭环境对人体生理及心理健康的影响，并为载人航天工程发展和航天员选拔、培训提供重要的借鉴意义。

1.6 噪声和振动生物学效应

在载人航天任务中，航天员面临着多种挑战，其中航天环境中的噪声和振动也是不可忽视的因素。这些噪声和振动不仅来源于火箭发射和返回过程中的动力系统和气动力，还可能来源于轨道飞行阶段生命保障系统和姿态控制等设备的运行。虽然航天器的设计和个人防护装具等措施在一定程度上减小了这些影响，但长期暴露于这样的环境中仍可能对航天员的健康产生不利影响。

中国国家航天局发布的"影响航天员健康的环境和心理因素"中提道，载人航天中，振动伴随着航天的整个过程。在航天器的上升阶段，振动主要是由于火箭推进系统和气动力产生的，振动的强度很大；轨道飞行阶段，振动是来自环境控制与生命保障装置的动力系统，由于航天员这时处于微重力的"悬浮"状态，直接接触到振动的机会大大减少，所以振动对航天员的影响很小；在航天器的返回阶段，除了受到返回过程中的气动与气动力产生的振动外，当飞船溅落到水面，航天员也会受到水中振动的影响，此阶段的振动强度也很大。失重飞行期间的振动对航天员没有什么影响，在上升段和返回段，振动作用时间相对较短，在航天器的设计中采用了减振设计，控制了振源和振动的传播途径，同时配备了个人防护装具和采用了其他防护措施，所以这两个阶段的振动对航天员的健康和工作也不构成很大的危害。航天噪声的产生与航天振动的产生相似，也分为三个阶段。上升段的噪声是由火箭发动机所产生的喷气噪声及通过大气层附面湍流所造成的空气动力噪声，"阿波罗"飞船在发射后 60 s 时噪声最大，舱外噪声约为 162 分贝，舱内座椅处为 125 分贝。轨道段的噪声主要来源于生命保障系统的设备、电子设备及姿态控制推力设备，轨道段的噪声小，持续时间长，在地面容许水平内。返回段的噪声是由于附面层的湍流产生的动力噪声，其声压级与发射段最大动力区噪声相当，只是高强度噪声保持较长一段时间。

在不加干预的情况下，航天环境中的噪声和振动对人体健康的影响是一个复杂且严重的问题。这些因素不仅干扰休息和睡眠，影响工作效率，还可能对人体多个系统造成损害，包括听觉、视觉、神经系统以及心血管系统等。人体对振动的反应类似于一个弹性系统，并且相对敏感，这在一定程度上是由于我们的身体结构本身具有共振特性。例如，在全身垂直振动的情况下，特定的振动频率会与人体的某些部分产生共振，如胸部和腹部，这些共振会放大振动的影响，对内脏器官产生显著的压力。头部和面部的共振频率则可能对大脑与五官产生不良影响，而手部的共振则可能影响到手部功能和舒适度。而振动对人体的影响取决于多个因素，包括振动的强度、频率以及暴露时间等。在较低的振动强度下，大多数人只会感到轻微的不适，这种不适通常是可以容忍的。然而，随着振动强度的增加，人们可能会感到更加明显的不舒适，这不仅是心理上的反应，还可能与生理反应相关联，如注意力分散和工作效率下降；当振动强度进一步增加时，可能会达到一个"疲劳阈值"，在这个阈值以上，振动可能使感受器官和神经系统产生永久性病变，即使振动停止后，这些影响也可能无法完全恢复。而对于振动频率而言，低频（30 Hz 以下）振动可能会引起眩晕和关节问题，中频（30 ~ 100 Hz）振动可能引起骨关节变化和血管痉挛等振动病症状，高频（100 Hz 以上）振动也可能造成血管痉挛等振动病症状。长时间暴露于振动环境中，会显著加剧这些影响，并增加振动相关疾病的风险和严重程度。

与振动相似，噪声对人体健康也存在多方面的影响。首先，噪声对听觉系统的影响是最为直接和显著的。噪声的强度、频率和作用时间是影响听觉系统损伤程度的主要因素，长期接触强噪声会导致耳鸣、听阈移位、高频听力丧失，甚至出现不可逆的听力损伤和耳聋。其次，对于神经系统而言，持续性的噪声刺激可引起大脑皮层功能紊乱，导致抑制和兴奋平衡失调，出现头痛、失眠、健忘等神经衰弱症状。噪声还会影响人的情绪状态，使人容易出现紧张、焦虑、抑郁等负性情绪，这些影响不仅会降低工作效率和生活质量，还可能引发更严重的心理健康问题。噪声对人体心血管系统的影响也不容忽视，长期接触噪声可能引起血压升高、血脂异常和心电图改变，这些变化可能与噪声刺激引起的肾上腺素能活性增加、血管紧张素Ⅱ含量升高以及内脏神经调节功能变化等因素有关。研究表明，当人和动物长期暴露于噪声环境中，其正常的生理功能会受到显著性的影响。例如，当人耳长期受到噪声的刺激影响后会发生听觉的病变，严重情况下也会造成暂时性或永久性的听觉损伤，甚至会造成噪声性的耳聋。此外，噪声环境还可导致失眠、烦躁或者沮丧等心理方面的问题。目前国内外研究人员主要采用白噪声即所有频率具有相同能量密度的随机作为实验源。Acevedo 等发现暴露在 95 分贝白噪声 1 个小时后，大鼠的运动行为增强。Yoon 等发现长时间暴露在 85 分贝白噪声下，大鼠的社会活动行为明显减少，粪便量增加。长时间暴露在 95 分贝的白噪声下，大鼠进食量和探索行为显著性减少，探索时间、修饰时间显著性延长，粪便量也显著性增多。若大鼠长时间暴露在间歇性噪声下，活跃性会显著性降低；若大鼠长时间暴露在连续噪声下，活跃性则显著性增加。吴迎春课题组等发现小鼠每天暴露在 120 分贝的超声波清洗空化噪声环境下 8 个小时，连续进行 20 天噪声暴露后，小鼠在旷场行为中的跨格数显著性减少。结果表明：小鼠暴露在超声波清洗空化噪声下，其探索性和运动性显著性减弱，并且对小鼠的认知能力及情绪方面会产生负面的影响。也有文献报道若将大鼠长期暴露在噪声 80 分贝下（机场噪声），在旷场实验中与对照组相比较，噪声组大鼠在中央停留的时间明显延长，并且跨格次数显著性减少；在高架十字迷宫实验中，与对照组相比较，噪声组大鼠进入开放臂次数所占总入臂次数的百分比以及在开放臂停留的时间显著性减少。大量研究都表明长期暴露于噪声环境中（大于 30 天）会使大鼠产生抑郁样行为或者焦虑综合征症状。而在许多工业环境中都存在噪声污染，并且持续时间较长，低频率噪声导致暂时性听力损失，中等强度的噪声则干扰睡眠，甚至会引起烦躁情绪产生和工作效率下降。虽然目前关于噪声与心血管疾病的研究仍处于探索阶段，但越来越多的证据表明，噪声对心血管系统的影响具有潜在的危害性。因此，在载人航天任务中，由于噪声对航天员的身体和情绪影响重大，航天器或空间站制定了严格的噪声控制指标，并对航天员采取了良好的个人防护措施，最大限度地把噪声控制在了最小的指标范围之内。

面对太空飞行给人体带来的多重挑战，多国科学家正采取一系列措施来保护航天员的健康，包括改善航天器的环境控制系统、提供心理支持和咨询服务，以及研发新的药物和治疗方法来对抗航天飞行对人体的不良影响等。而随着生命科学研究的不断深入和科学技术的持续进步，势必为未来的太空探索提供更加全面、细致的安全与健康保障。

第 2 章
航天医学大数据的类型与特点

2.1 大数据的概念及发展现状

大数据的定义方式并不统一,其概念的形成,有三个标志性的事件,包括:2008 年 9 月,美国《自然》(*nature*)杂志专刊——*The next Google*,第一次正式地提出了"大数据"的概念;2011 年 2 月 1 日,《科学》(*Science*)杂志专刊——*Dealing with data*,第一次全面地分析大数据对人们生活造成的影响,详细地描述了人类面临的"数据困境";2011 年 5 月,麦肯锡研究院发布的报告 *Big data*:*The next frontier for innovation*,*competition*,*and productivity* 中第一次对大数据做出了相对清晰严谨的定义。麦肯锡全球研究院(Mckinsey Global Institute):大数据是指大小超过经典数据库系统收集、存储、管理和分析能力的数据集。这一定义是站在经典数据库的处理能力的基础上看待大数据的。美国国家标准技术研究院(NIST):大数据具有规模巨大(volume)、种类繁多(variety)、增长速度快(velocity)和变化频繁(variability)的特征,且需要一个可扩展体系结构来有效存储、处理和分析的广泛的数据集。IBM 给出了一个"4V 特性"的定义:强调了大数据的数量(volume)、多样性(variety)、速度(velocity)和真实性(veracity)等方面,后来也将数据价值(value)吸收进来,成为大数据的"5V 特性"。

大数据的特征可以概括为 4V,即体量大(volume)、速度快(velocity)、种类多(variety)、价值高(value)。

全国数据资源调查工作组发布的《全国数据资源调查报告（2023年）》显示，2023年，全国数据生产总量达到32.85泽字节（ZB），这相当于1 000多万个中国国家图书馆的数字资源总量。和2022年相比，我国数据年产量增长22.44%，其中，和智能网联汽车相关的出行数据，同比增幅达到49%；和工业机器人等智能生产设备相关的制造数据，同比增幅为20%；预计2024年，我国数据生产量增长将超过25%。

随着现代感测、互联网、计算机技术的发展，数据生成、储存、分析、处理的速度远远超出人们的想象力，这是大数据区别于传统数据或小数据的显著特征。

大数据与传统数据相比，数据来源广、维度多、类型杂，各种机器仪表在自动产生数据的同时，人自身的生活行为也在不断创造数据，不仅有企业组织内部的业务数据，还有海量相关的外部数据。大数据有巨大的潜在价值，但同其呈几何指数爆发式增长相比，某一对象或模块数据的价值密度较低，这无疑给我们开发海量数据增加了难度和成本。

大数据的发展主要分为三个阶段，第一阶段：萌芽期，时间为20世纪90年代至21世纪初，发展初期的标志主要有，数据挖掘理论和数据库技术的逐步成熟，一批商业的智能工具和知识管理技术被应用，例如，数据仓库，专家系统，知识管理系统等。第二阶段：成熟期，时间为2000—2010年，Web 2.0应用迅速发展，非结构化的数据大量地产生，传统的数据分析方法难以处理应对，这样的困境，驱使数据科学家快速地突破，大数据解决方案逐渐地走向成熟，并形成了并行计算与分布式系统两大核心技术，其中谷歌的GFS和MapReduce等大数据技术受到广泛应用，Hadoop平台逐渐受到重视。第三阶段是大规模的应用阶段，时间为2010年以后，基于大数据的应用渗透到各行各业。数据驱动决策，信息社会智能化等新概念开始走向实际。

2.1.1 大数据的特点

航天医学数据具有以下特点：①样本量少，每次飞行任务多为2~3人，即使地面试验，每组也只有8人。60多年的载人飞行历史，也只有1 000余人次经历过太空飞行。②影响事件多，为多背景影响下的不可重复事件。③高复杂性与多维度，涉及个体生理状态，发生时长时序，存在时空条件；但也有连续追踪时间长，获取信息维度高（行为、心理、生理、生化），满足多组学分析的血液、尿液、唾液样本，实验边界（环境条件和衣食住行）可控的优势，是现代组学研究的理想模型。"组学"数据已成为产生科学假说的基础与源泉；从人类进化的长周期和航天任务的短视角来看，航天环境富含多种人体"扰动"因素，探索生命系统在特定条件和不同时间尺度上动力学特征，不但具有极大的知识增长潜力，而且孕育着涉及生命科学基础理论的创新机遇，将孵化出一系列基于系统生物学的新发现。

信号通常是指带着一定信息的时间序列。生物医学信号属于强噪声背景下的低频微弱信号，它是由复杂的生命体发生的不稳定的自然信号，从信号本身特征、检测方式到处理技术，都不同于一般的信号。

从宏观上看，生物医学信号大致有两类：①由生理过程自发产生的主动信号，如心电、脑电、肌电、胃电等电生理信号和体温、血压、脉搏、呼吸等非电生信号，它们是对人体进行诊断、监护和治疗的重要依据；②外界施加于人体、把人体作为通道、用以进行探查的被动信号，如超声波、同位素、X 射线等。关于生理、病理状况的信息将通过被动信号的某些参数来携带。从微观的角度看，生物医学信号可以分成电信号、非电信号和生化信号，如心电、肌电、脑电等属于电信号，其他如体温、血压、呼吸、血流量、脉搏、心音等属于非电信号。非电信号又可分为：①机械量如振动（心音、脉搏、心冲击、柯氏音等）、压力（血压、气血和消化道内压等）、电力（心肌张力等）；②热学量如体温；③光学量如光透射性（光电脉波、血氧饱和度等）；④化学量如血液的 pH 值、血气、呼吸气体等。如从处理的维数来看，可以分成一维信号和二维信号，如体温、血压、呼吸、血流量、脉搏、心音等属于一维信号，而脑电图、心电图、肌电图、X 光片、超声图片、CT 图片、核磁共振（MRI）图像等则属于二维信号。

1990 年启动的人类基因组计划于 2003 年完成了人类全基因组的测序，获得人染色体 2.5 万个基因共计 30 亿个碱基对组成的核苷酸序列信息，绘制了人类基因组图谱。2015 年，奥巴马批准了精准医学计划，简单来说，精准医学是组学数据和医学的融合，即把遗传研究中获得的数据应用到医学中，尤其是临床医学中。精准医学之所以受到科学界和政府的重视，是因为它带来了海量的信息，包括基因组、转录组、蛋白组、代谢组、表观遗传组。遗传密码一经破解，业界马上就提出了"转化医学"这一概念。转化医学的提出是希望将遗传密码中包含的信息转化到医学中，从而可以针对不同的个体、不同遗传密码展开不同的诊断与治疗，实现个性化医疗。在转化医学的基础上进一步发展了精准医学这一概念。又被称为大众健康。精准医学是一种基于个体基因、环境及生活习惯差异，通过基因测序、蛋白质组学及生物信息与大数据科学等交叉技术，实现疾病预防、诊断及治疗的个性化新型医学模式。它通过分析患者的基因组信息和临床数据，制订个性化的治疗方案，已在癌症治疗、遗传病风险评估、个性化治疗及健康预防等领域展现出广泛应用前景，并随着技术不断成熟和大数据技术的发展，为患者提供更加精准、个性化的医疗服务。精准医学的出现使得医学理念发生了本质变化，即由现阶段诊断治疗为主发展到精准医学的健康保障为主。精准医学通常涉及应用基因组学分析和系统生物学来在分子水平上分析单个患者的疾病原因，然后利用针对性治疗（可能结合使用）来解决该单个患者的疾病过程。然后，通常使用替代指标（例如肿瘤负荷）和治疗方法进行微调，以尽可能密切地跟踪患者的反应。精准医学分支中涉及癌症的领域被称为"精准肿瘤学"。与精神疾病和精神健康有关的精准医学领域被称为"精准精神病学"。人与人之间的分子病理学差异是多种多样的，如组织微环境中的相互作用影响疾病过程在人与人之间有所不同。作为精准医学的理论基础，"独特疾病原理"应运而生，它涵盖了普遍的疾病病理学和发病机理异质性现象。独特疾病原理首先在肿瘤疾病中被描述为独特肿瘤原理。由于暴露是流行病学的通用概念，因此有人将精准医学与分子病理流行病学进行融合。利用分子病理流行病学技术使得精准医学能够识别潜在生物标志物。

在常规临床环境中，向患者提供精准医学的能力取决于分子谱分析测试的可用性，如个体种系 DNA 测序。尽管目前精准医学主要根据基因组测试来进行个性化治疗，但目前仍在开发几种有前途的技术模式，结合谱学和计算机技术实现体内药物作用时的实时成像。精准医学的不同组学方面信息都处于研究挖掘阶段（如蛋白质组、微生物组）。但在临床实践中，并未用到所有可用的组学信息。精确医学的进步离不开医学数据库数据的积累和数据挖掘。在精准医学发展早期，将组学数据应用诊断癌症患者，诊断率约为 35%，其中 1/5 的新确诊患者接受了有关治疗的建议。

2.1.2 医学大数据的应用

在医学领域,大数据的应用正逐步改变着传统的医疗模式,为医疗决策、疾病诊断、治疗和预防提供了全新的视角和手段。医学大数据不仅包含了丰富的临床信息,还涵盖了患者的基因组数据、生活习惯、环境因素等多维度信息,为精准医疗和个性化治疗提供了有力支持。

在疾病诊断中,医学大数据通过对患者的临床记录、医学影像等数据进行深入分析,可以辅助医生进行疾病诊断,发现疾病的早期迹象和特征,提高诊断的准确性和效率。例如,利用深度学习算法对医学影像进行自动识别和分类,可以帮助医生快速准确地判断肿瘤、病变等异常情况。结合患者的基因组信息和临床数据,通过对患者的基因进行测序和分析,可以揭示疾病的遗传基础和发病机制,为医生提供更为准确和个性化的诊断依据,有助于医生制订更为有效的治疗方案,提升治疗效果和患者的生活质量。

在疾病治疗中,医学大数据为个性化治疗方案的制订提供了有力支持。通过对患者的基因组信息、生活习惯、疾病史等数据进行综合分析,可以制订符合患者个体差异的治疗方案。这有助于提升治疗效果,减少不必要的药物使用和副作用,降低医疗成本。

在药物研发上,通过对大量患者的临床数据和药物反应进行分析,可以发现药物的有效性和安全性特征,为药物研发提供科学依据。同时,还可以利用大数据技术对药物进行筛选和优化,提升药物的疗效和安全性。

在疾病预防中,通过对患者的基因组信息、生活习惯、环境因素等数据进行综合分析,预测其患某种疾病的风险。这有助于医生及时采取措施进行干预,降低疾病的发生率。还能通过对大量患者的临床数据和流行病学数据进行实时监测和分析,发现疾病的流行趋势和异常变化,及时发出预警信号,为政府和社会各界提供决策支持。

在健康管理中,通过可穿戴设备、移动健康应用等工具收集患者的生理参数和健康数据,进行实时监测和分析,可以发现健康问题的早期迹象,及时采取措施进行干预。结合患者的基因组信息、生活习惯等数据,医学大数据还可以进行健康风险评估和干预。通过对患者的健康数据进行深入分析,可以发现潜在的健康风险，为患者提供个性化的健康管理建议。这有助于患者改善生活方式，提高健康水平。

通过深入挖掘和分析医学大数据，可以发现新的医学知识和规律，推动医学科学的进步和发展。此外，医学大数据还可以为医疗行业的数字化转型和智能化升级提供有力支持，提高医疗服务的效率和质量。未来，随着技术的不断进步和应用场景的不断拓展，医学大数据的应用将呈现出更加广阔的发展前景。

2.2 电生理数据

电生理检测是一种常用的医学检查方法，通常定义为使用一系列技术手段来测量、记录和分析生物组织内部或表面的电生理事件，尤其是那些涉及神经系统和心脏肌肉细胞兴奋性与传导性的电生理过程，可以帮助医生诊断和治疗各种心脏疾病、神经障碍和肌肉功能等问题。电生理检测的范围相当广泛，包含多种不同的检测方法，如在心脏电生理学方面，通过心电图（ECG）记录心脏电活动，用于检测心律不齐、心肌缺血和心脏病等。在神经电生理学方面，通过脑电图（EEG）记录大脑电活动，用于诊断癫痫和其他脑部疾病；通过肌电图（EMG）评估肌肉和控制肌肉的神经的电活动，用于诊断神经肌肉疾病。

这些检测方法的共同点在于它们都利用生物电现象，即细胞和组织在功能活动时产生的电信号。通过这些电信号的分析，可以获得有关组织健康状态和功能的宝贵信息。电生理检测通常是非侵入性或微侵入性的，且能够提供实时数据，因此是临床诊断和研究中不可或缺的工具。电生理检测和相应的数据分析在医学大数据领域扮演着无可替代的角色。电生理数据作为医学大数据的重要组成部分，为理解和处理复杂的医疗问题提供了深刻的洞见。通过聚合和分析庞量的电生理数据，医学专家能够识别疾病模式、预测疾病进程，以及发展个性化治疗方案，大幅提升了病患的治疗效果及管理效率。

在航天医学这一特殊领域，电生理数据的意义和价值更是十分重要。航天员在太空面临着独特的环境压力，如微重力和高层次辐射等，这些压力可能对心脏和神经系统产生显著影响，电生理检测由于其无创便捷的特点，成为关键的监测工具。通过精确记录航天员的电生理数据，医疗团队不仅可以远程实时监控其生理状态，确保其执行任务时的最佳身体状况，还可以长期追踪航天员健康，评估太空环境对于人体可能造成的长期影响。这些数据对于设计预防性医疗措施、优化太空任务计划，以及确保航天员长期福祉至关重要，它们在保障个体健康、推动临床研究及航天医学发展中，具有极其宝贵的意义。随着技术的持续进步，这些数据的收集和分析将变得更加高效与深入，从而为临床医学和航天医学探索的未来带来更加广阔的前景。

2.2.1 心电数据

1. 心电信号

心电图诞生于1872年，100多年的发展过程中，按采集方式经历了弦线式单导联、双极肢导联、Wilson十二导联和标准十二导联等阶段，目前临床上的标准十二导联心电图已经能够反映出上百种的心律异常。与心电彩超和核磁方法相比，心电检测具有无创、成本低、实时性等显著的优点。经验丰富的心脏内科专家可以由短时心电图诊断出心肌缺血、心律失常、心脏结构性变化等疾病，还可以得知先天性心脏病、心肌梗死等高危疾病的早期病变特征。

心脏的主要功能是泵血以维持人体的血液循环，心肌细胞的除极和复极的电生理过程是心脏运动的基础。心电信号是由心肌细胞活动引起的动作电位，是心肌细胞内电离子定向流动产生的生物电的总和，通常由心电图机、动态心电采集终端记录，由模拟信号转换为数字信号。心电信号强度的变化与心肌细胞的除极和复极相关。心电图记录了心肌细胞除极和复极过程中的电位变化，可以从中反映出心脏各部位的生理情况。

在起始阶段，心肌细胞处于静息状态，细胞膜内带有负电荷，当心肌细胞受到来自窦房结的电流刺激，膜内外电位差异产生变化，膜外的正离子流入细胞内，负离子流出，流动的正负离子形成除极电偶产生大幅度电位变化，波形表现为急速上升状态。除极完毕后，膜内外电离子转为外负内正，细胞膜的电离子流向改变，促使大量的钾离子、钙离子等正电荷外流，与细胞膜外侧的氯离子形成复极电偶，使膜内外电位差异变小，波形表现为急剧下降并逐渐恢复为静息状态。心脏众多心肌细胞的电活动使心房和心室实现收缩与舒张，实现心脏内部的血液流动，促进正常的血液循环。所有心肌细胞的电位变化共同决定了整个心脏的电位差异性的变化,不同位置获得的心电波形会呈现不同的变化,反映心脏不同位置的生理状态,这一过程有利于心律异常的诊断。

心脏起搏细胞产生兴奋电位后,由心脏内的传导系统将电信号传递至各个部位。通常来说,心脏的电位活动起始于窦房结的激动,然后经过左心房、右心房和房室结顺序传递到达希氏束,在希氏束处分为两股,分别传导至左束支和右束支。左束支的电信号经过前束和后束传导至浦肯野纤维,右束支则直接传导至浦肯野纤维。最后电信号经过浦肯野纤维传导至心室壁的心肌细胞,使得心室壁的心肌细胞产生搏动。图 2.1 为心电传导体系过程。

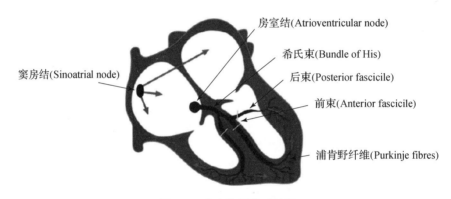

图 2.1　心电传导体系过程

经过上述过程产生节律性的脉冲信号经由心脏传播对人体其他部位产生影响,通过在人体表皮放置电极进行测量。上述部位的电位按先后顺序共同构成心脏的电位变化。图 2.2 为标准心电周期内各个波形的形成过程。心跳单个周期的心脏电活动在导联中主要反映为三种起伏变化,分别是 P 波、QRS 波群、T 波。其中 P 波是心房的除极过程,是左右心房的搏动电位反应,但是由于传导的先后顺序,刺激传导至左心房较晚,所以临床上 P 波方向为正的上升段表示为右心房的电位变化,下降段表示为左心房的电位变化。QRS 波群从前到后由 Q 波、R 波、S 波组成,由房室结发出激动,先后通过希氏束、束支、浦肯野纤维进入心室肌,从而引起心室的收缩,因此心电图中的 QRS 波表示心室受到电刺激开始收缩。心室在收缩完毕后,需要恢复至静息状态,为下一次的心室激动做准备,在心电图上的表现为 T 波。

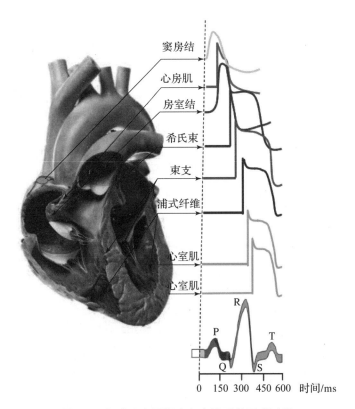

图 2.2 标准心电周期内各个波形的形成过程

2. 心电信号的采集

心电图主要是由探测电极从体表采集得到。一般将电极所在的位置与心电图机之间的连线称为导联。W. Einthoven 于 1942 年将 ECG 导联标准化，并以此获得了诺贝尔奖。W. Einthoven 将人体理想化为密度均匀的球体，心脏处于中心位置。他将三条引线分别置于人体的右臂、左腿和左臂，当双手向两边伸展开来时构成一个等边三角形。这样的导联方式称为标准导联。

$$\text{Lead I} = V_{LA} - V_{RA}$$
$$\text{Lead II} = V_{LL} - V_{RA}$$
$$\text{Lead III} = V_{LL} - V_{LA}$$

V_{RA}、V_{LA}、V_{LL} 分别代表右臂、左臂和左腿处的电位。标准导联的连接方式如图 2.3 所示。

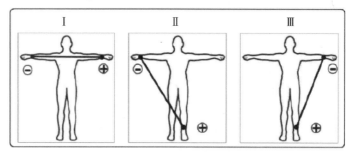

图 2.3　标准导联的连接方式

标准的十二导联包括 6 个胸导、3 个加压肢导和 3 个双极肢导。将导联置于不同的位置，可检测不同角度的心电活动，采集的不同角度心电波形经过整理过后，组合出一张可以反映心电多方位电位向量变化图。如图 2.4 所示，6 个胸导（V1、V2、V3、V4、V5、V6）中，V1 和 V2 在电极位置上分别位于胸骨左右两侧，反映的是间隔信息。V3～V6 分别分布在第四根肋骨到左腋之间，反映的是心脏前壁和侧壁方向的心电向量。双极肢导（Ⅰ、Ⅱ、Ⅲ）各自是左臂和右臂、左腿和右臂以及左腿与左臂之间的电压反应。而加压肢导（aVF、aVR、aVL）与双极肢导类似，记录的是对应电极的电压。

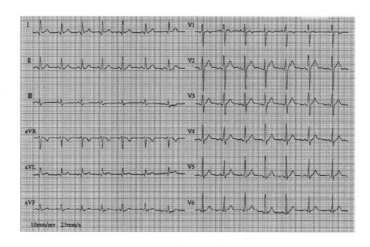

图 2.4　标准十二导联心电图

3. 心电信号的特点

心电信号是一种具有周期性的生物电信号，其具有强随机性、非平稳性和非线性。时域上为一个心跳周期内包含 P、Q、R、S、T、U 这 6 种波形。心电信号的特征波形的改变主要是由于噪声干扰以及病人自身心脏病变导致。常见的特征波形改变有 QRS 波群宽大畸变、T 波消失等。另外由于心电信号是放置于人体皮肤表层的电极检测心脏电生理活动，由于其自身的微弱性和信号源的不可接触性，实际收集的电信号十分微弱。幅值为 10 uV~4 mV，且大部分集中于 1 mV。以下为具体的心电波形特征。

P 波：产生于心房除极过程，在心电图上表现为长度和电压的变化。呈现椭圆形，一般为单向峰，持续时间 < 0.11 s。当呈现双峰时，峰间距 < 0.04 s。正常幅值电压范围为 0.22~0.25 mV。

P-R 间期：心房和心室之间电位传导耗费的总时间。一般来说，健康的成年人间期持续的时间为 0.12~0.20 s。老人持续时间有所增加，而儿童持续时间则有所缩短。

QRS 波群：顾名思义由 Q 波、R 波、S 波构成。在心电图的所有波形中，QRS 波群是电压幅值最高，也是诊断过程使用最多的波形，其反映了心室的去极过程。健康的成年人 QRS 波持续时间 0.06~0.10 s。相较而言，未成年人的 QRS 波持续时间稍短于成年人。标准心电图多个位置采集产生的多导联会使 QRS 的开始时间和幅值有一些差异，且峰值和方向会由于电极位置不同而不一致。

S-T 段：从 QRS 波结束的位置到 T 波起始位置的距离。在这一阶段，心肌细胞正在缓慢地复极。心脏各部分之间的电压幅值接近于 0。心电图上可以看见波形与基线平齐。当 S-T 段电压低于或高于正常幅值时，通常可以反映出心肌异常。常见的疾病包括心包炎、心肌缺血、心肌梗死等。

T 波：反映了心室复极化的过程。此波段前半段上升缓慢，后半段下降迅速，所以常常呈现不对称的外形。R 波与 T 波可以用于判断一些心脏疾病。例如：当 R 波峰显著，而 T 波与平坦、反向且呈现双峰时，这样的波形通常见于低血钾疾病过程。当 T 波峰值尤其高时，通常发生于高血钾，心肌梗死的过程中。

Q-T 间期：QRS 波起始到 T 波截止处的耗费时间。反映了心室收缩和舒张使用的时间。健康成年人该间期通常为 0.32~0.44 s，且随着心跳的缓慢与急促呈现规律性的延长和缩短。该间期能够直接地反映心肌缺血、高血钾、心肌损伤等疾病，合理地解读 Q-T 间期数据有利于上述疾病的早期防控。

U 波：体现心肌激动的激后电位。通常来说，U 波与 T 波形状一致，但是

U 波幅值和跨度更小，出现在 T 波截止点后的 0.02~0.04 s，幅值小于 T 波的一半。可以利用 U 波来诊断的疾病如下：低血钾、心肌损伤、颅内病变等。

心电信号转换到频域后，其主要的分布区间为 0.1~100 Hz。其能量主要集中在 0.5~45 Hz 频段，如图 2.5 所示。其中，P 波的频率位于 0.67~5 Hz 之间；QRS 波群的频谱带宽覆盖范围最广，但主要能量集中在 10~20 Hz 之间；T 波则处于 1~7 Hz 的频带中。工频噪声的频率在 50 Hz 或 60 Hz 及其倍频左右；基线漂移集中在 0.1 Hz 附近，通常不高于 1 Hz；肌电干扰分布于 5~2 000 Hz 区间，覆盖的频段极广；瞬时运动伪影在 5~7 Hz 之间。通过以上描述以及图示，可以得出以下两点信息：第一是 QRS 波群占据着最大的能量区间，拥有大量生理状况信息；第二是心电信号与噪声干扰的频谱带宽有着非常大的重合度，这也给心电信号的降噪工作带来了极大的挑战。

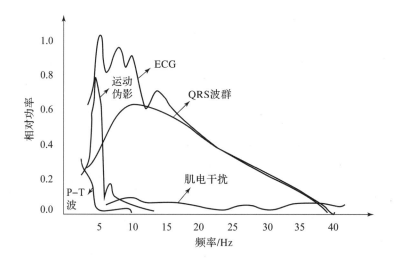

图 2.5　心电信号的频谱特征

4. 心电信号的应用

心电信号的应用领域十分广泛，从临床诊断到运动监测，再到个人健康管理，其应用的深度和广度都在不断扩展。

在临床诊断领域，心电信号是识别各种心律失常，如心房颤动、室性期前收缩等的标准工具，它们有助于医生快速做出诊断并制订治疗计划。此外，心电信号还能揭示潜在的心脏病，如冠状动脉疾病和心肌梗死，其特征性改变在心电图上清晰可见，这对于紧急医疗干预和挽救生命至关重要。对于心脏疾病的患者，长期的心电监测可以帮助医生评估治疗效果和病情进展，以及必要时调整治疗方案。

心电信号在运动科学领域也极为重要。它们被用来监控运动员的心脏健康，确保训练和比赛时不超出其心脏安全负荷。此外，心电信号可以帮助运动员优化训练计划，通过分析心率恢复时间和心率变异等参数，教练和运动生理学家可以评估运动员的体能状况与训练适应性，调整训练强度，以防过度训练并提高表现。

在个人健康管理方面，心电信号的应用同样在扩张。随着可穿戴技术的发展，消费者现在可以使用各种设备，如智能手表和健身追踪器，来监控自己的心电信号。这种自我监测的方法可以帮助个人更好地了解自己的心脏健康状况，做出更健康的生活方式选择，并在出现异常时及时寻求医疗咨询。此外，这些数据还可以被用来定制个性化的健身计划，以适应个人的具体健康需求。

2.2.2 脑电数据

1. 大脑器官

大脑是人体最为复杂和主要的器官，位于神经系统的最高级部位，负责人体高级的神经活动。大脑包括左、右两个半球，横向的神经纤维联系两个半球从而实现信息的交互。大脑表面具有许多不同的沟和裂，沟和裂之间隆起的部位称为脑回。由沟和裂能够将大脑半球分为额叶、颞叶、顶叶、枕叶以及岛叶。5 个脑区分管人体不同高级功能。

（1）额叶：大脑发育中最为高级的部位。其主要负责控制人的情绪，计划和个性，具有分辨是非和抽象思维能力。

（2）顶叶：主要负责人体的痛觉、触觉、温度感受、压力感受等的信息接收。顶叶对应的顶骨与枕骨连接处还能控制人体的语言理解和说话能力。

（3）枕叶：人体的视觉中枢。当此部位脑区发生病变，不仅会对视觉造成影响，还会出现记忆缺陷、运动障碍等症状。

（4）颞叶：掌控视觉、听觉、语言等信号输入的处理工作。

（5）岛叶：处于大脑皮层深处外侧沟，目前对岛叶功能的相关研究并不明确。有学者报道岛叶与记忆、内脏感觉存在关联。也有研究者发现岛叶的活动与情绪、语言、痛觉调节、成瘾等功能相关。

2. 脑电信号

1924年，德国学者Hans Berger首次发现了大脑内自发的电位活动，并于1929年首次在大脑皮质中检测到这种电位活动，命名为脑电波（Fectroencephalogram，EEG）。大脑是一系列神经元细胞组成的高级有机结构。神经元与神经元之间的连接部位称为突触。在光学显微镜下，神经元突触末梢会有多条分支，而分支的末端呈现球状结构，称为突触小体。突触是由突触前膜、突触间隙和突触后膜组成的。突触的功能主要是利用神经递质传递神经冲动（电位活动）。当上游神经元的突触前膜释放的神经递质经过突触间隙与突触后膜上的受体结合后，会刺激下游神经元后膜上产生动作电位，并沿着神经元细胞的轴突传递到下一个突触前膜，循环往复使高级部位的大脑能够控制肢体动作、言语等能力。单个神经元产生的动作电位往往十分微弱，但是大脑活动时，有大量的神经元细胞在进行动作电位的传递，其动作电位的总和能够在大脑皮层表面产生节律性的电位活动。

脑电信号按采集方式的不同分为侵入式和非侵入式。目前主流的方法采用的是非侵入式。此方式具有诸多的优点，如不对受试人员造成机体损伤、采集成本低且操作简单、对受试人员的心理影响相对很小等。非侵入式采集是在受试人员的头皮上按照电极导联标准放置电极获得脑电信号。脑电采集设备大同小异，主要包含信号采集部件和计算机系统两大部件。信号采集部件包含信号采集、信号放大、滤波、模数转换等功能元件，其具有独立信道，使得各信道在信号采集过程中不产生相互干扰，一定程度上能够减少脑电信号中的信号干扰。计算机系统包含显示器、信号分析、信号同步、信号输入与信号输出等部件。

3. 脑电信号的特点

1）节律性

脑电信号是利用放置的电极记录神经元细胞自发、节律性的电位活动。脑电信号的节律性体现在其波段的频率。一个完整的脑电波段按照频率可以分为δ波、θ波、α波、β波、γ波。下面逐一介绍各个波段的特点。δ波：频带为0.5~3 Hz的慢波，振幅在20~200 μV，具有较高的振幅。δ波在儿童或者成年人安静、昏睡、疲劳状态下很容易观察到。θ波：频带为 4～8 Hz，中低幅度的慢波，幅值在 100～150 μV。θ波一般出现在与手部功能无关的脑区。在人体由放松状态转向睡眠状态时能够被检测到。α波：频带为 9～13 Hz，低幅同步波幅值为 20～100 μV，常出现在后脑部位。当安静、清醒、放松和闭目休息状态下容易被检测到。β波：频带为 14～30 Hz，为高频、低幅不同步的快波，幅值为 5～30 μV，在大脑两侧对称分布，尤其在前额波形明显。当人深度思考、专注、焦虑、激动和紧张时容易检测到。γ波：频带大于 30 Hz，为高幅度快波且幅值小于 2 μV，常出现在学习、短时记忆和感觉认知等精神活动强烈的状态中。

2) 低信噪比

脑电信号通常在人体的头皮上放置电极进行采集。这种非侵入式的采集方式不可避免地使得采集的信号幅值较低，一般来说在 50 μV，最大值也不超过 100 μV，另外在采集的过程中还会混入许多干扰信号。常见的干扰有眼电、心电、肌电和外界环境等。

3) 非平稳随机性

由于采集的脑电信号受到诸多的干扰，脑电信号高度混合。就目前而言，脑电信号的产生还没有一个清晰、明确的机制和作用模式。总的来说，脑电信号本质上是一种非平稳和随机性的电生理信号。

4) 非线性

大脑是处于一个动态变化的平衡过程，属于非线性动力系统。脑电信号的产生受到机体细胞组织自我调节过程的深度影响，在这个角度上可以说脑电信号相对于时间而言不是线性变化，具有十分典型的非线性。一些常规的信号分析处理方法本质还是线性的分析手段。将线性方法用于分析非线性脑电信号不可避免地会造成原始信息的丢失。

2.2.3 肌电数据

1. 肌电信号

肌电信号的研究和应用已有较长的历史，早在 19 世纪，科学家们就已经开始对肌肉的电活动感兴趣。1887 年，法国生理学家迪什纳通过临床研究、实验和观察，提出了肌电图技术的早期概念。随后，科学技术的进步使得肌电信号记录变得更加精细和准确。直到20世纪30年代，肌电图作为一种医学诊断工具被引入，它可以帮助医生诊断肌肉和神经疾病。

肌电信号，即肌电图（EMG）信号，源于肌肉细胞活动时产生的电生理现象。这些信号是肌肉收缩和放松过程中的生物电活动的外在表征，是神经系统命令肌肉的电信号传导的直接结果。当神经冲动传达到肌肉时，它触发了肌肉纤维内部的化学变化，进而产生了电流，这些微小的电流形成了我们所说的肌电信号。肌电信号的产生原理基于神经肌肉接头处的电化学活动，当大脑发出让肌肉动作的命令时，这一命令以电信号的形式沿着神经传导，最终到达肌肉。神经末梢释放化学递质，这些化学递质跨越突触间隙，与肌肉细胞上的接收器结合，导致肌肉细胞内部离子通道的变化。离子的流动改变了细胞膜的电位，产生了一个动作电位。这个过程在数以百万计的肌纤维中同时进行，产生的电信号共同汇集成为可测量的肌电信号。

肌肉的运动由意识控制，当大脑发出兴奋并向下传导时，中枢神经系统中的运动神经元的细胞体和树突在突触的刺激下产生动作电位，并沿着神经元的轴突传导到末端的神经和肌肉之间的连接点。当运动神经接触肌肉时，其轴突分支到许多肌肉纤维，并且每个分支终止于肌纤维以形成称为运动终板的突触。传递到轴突末端的动作电位导致神经和肌肉的连接处释放化学物质乙酰胆碱，而乙酰胆碱会改变运动终板的离子渗透性以产生终板电位。该终板电位进而导致肌肉细胞膜达到去极化电位，从而产生肌肉纤维的动作电位，该动作电位沿着肌肉纤维传播到两侧，导致肌肉纤维发生一系列变化，从而产生收缩的肌纤维，大量的肌纤维收缩进而产生肌肉力量。

可以看出，电信号的传播（肌肉纤维的动作电位）引起肌肉收缩，而传播的电信号在人体的软组织中引起电流场，并且在检测电极之间存在电位差，即肌电信号。简而言之，肌电信号是伴随肌肉的收缩动作而产生的生物电信号，肌电图是一种以电信号形式分析患者肌肉活动的方法（图2.6）。

2. 肌电信号的采集

肌电信号有两种类型，包括肌内肌电信号和表面肌电信号。肌内肌电使用插入目标肌肉组织的针电极，而表面肌电则使用附着在皮肤上的表面电极，由肌肉活动激活来产生相关的电信号。

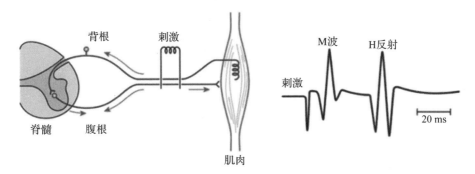

图 2.6　肌电信号的传导与波形示意

如图 2.7 所示，肌内肌电的获取方法是在人体肌肉中插入一个小电极，并直接检测受激肌肉纤维附近的电势信息，收集到的信号称为插入或肌内肌电图。由于接触面积小，针状电极可以检测到少量的肌纤维电活动，因此信号具有空间分辨率高、信噪比高的优点。但是将针电极插入人体后，会损伤皮肤、肌肉和脂肪组织，给被检者带来不适，因此不适合长时间重复测量。由于测量有害，电极放置需要医生或护士进行操作，对专业要求很高，所以不适合在运动员训练、大众健身等日常情景中推广应用。

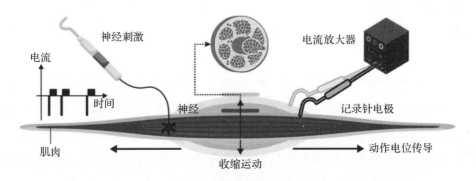

图 2.7　肌电信号的传导与记录

表面肌电的获取方法是将电极放置在皮肤表面上，以在肌肉收缩期间收集检测位置处的电位之和，并且所收集的信号通常称为表面肌电图（sEMG）（图 2.8）。与插入式 EMG 信号相比，利用表面电极获得 EMG 信号具有无创、无痛、采集简单、自由、可多通道同步采集等诸多优点，因此在许多基于该技术的研究中得到了广泛应用。然而由于接触检测面积大，表面电极的使用导致更多的运动单元动作电位（MUAP）叠加，因此检测到的信号空间分辨率较低，很难从中区分单个 MUAP。同时，皮肤表面有许多外部干扰噪声源，这也将导致信噪比低。

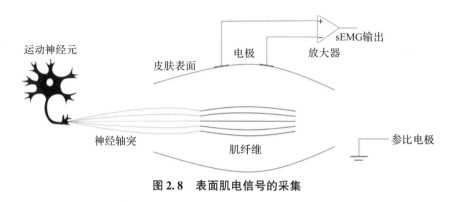

图 2.8　表面肌电信号的采集

3. 肌电信号特点

肌电信号是一种非平稳的微电信号，是一维时间动作电位的序列，一般比肢体运动超前 30～150 ms 产生，可以进行运动提前判断。另外，肌电信号是一种交流电信号，其幅值一般和肌肉运动力度成正比。肌肉电信号本身是微弱的电信号，再加上皮肤和组织对肌电图的衰减作用，因此记录在皮肤表面的表面肌电信号比用针电极记录的要弱许多，通常需要借助电流放大器和高灵敏的仪器设备。sEMG 的幅度范围通常在 0～6 mV，方差范围在 0～1.5 mV。信号的有用频率在 0～500 Hz 范围内，主要能量集中在 20～150 Hz。仪器的灵敏度越高，则对干扰越敏感。同时，由于 EMG 信号的频率范围包括 50 Hz 频带，因此 50 Hz 的工频干扰是常见的。

sEMG 信号不记录单个肌肉纤维运动单元的电位变化，而是记录整个肌肉甚至整个肌肉群在运动过程中所有运动单元的潜在电位活动。需要强调的是，肌肉运动是神经肌肉系统协调的结果，因此它必然会受到体内和体外主观与客观因素的影响。例如，遗传因素（决定肌肉的生理结构）、生理变化和外部刺激（决定肌肉的状态）将影响 EMG 信号。此外，由于表面电极的作用区域很大，并且在测量中必须通过皮肤进行耦合，因此信号测量更容易受到各种因素的影响，如电极的位置，以及电极的温度和湿度环境等。由于这些因素的影响通常是随机的，所以表面肌电信号也是随机的。不仅在不同的个体之间，而且在不同状态的同一个体之间也存在显著差异。即使处于"相同状态"的同一个人的相同测量指标，也可能不同。

传统的表面电极存在的问题较多，具有更好空间划分率的高密度表面肌电阵列的应用越来越广泛。高密度电极阵列由许多具有相对较小的皮肤电极接触表面（直径最大 2 mm）的触点组成，这些接触表面以相对较小的间隔（最大 5 mm）以阵列形式排列。与常规电极相比，阵列肌电电极不仅可以获得肌肉活动的时域信息，而且可以获得肌电信号的空间信息，且阵列中接触面积较小的单面电极具有较高的选择性，降低了表面肌电图中单元动作电位波形的重叠，并提高了定量分析信号的准确性。

4. 肌电信号的应用

肌肉激活区域的定位和肌肉力量的估计是生物力学研究中的重要方向。人体肌肉活动和力量的测量对临床医学、康复训练、运动训练具有重要意义。表面肌电图（sEMG）是骨骼肌在神经系统控制下的活动所产生的电生理信号，与肌肉活动密切相关，可以间接反映肌肉的激活状态，由于具有无创、安全、方便收集的特点，被广泛应用于临床监测和科学研究。

肌电图技术的进步还促进了神经肌肉疾病治疗方法的发展。例如，在肌肉重建手术和神经疾病如肌萎缩侧索硬化症（ALS）的研究中，肌电信号提供了宝贵的信息。此外，它在生物反馈治疗中也发挥着重要作用，帮助患者通过控制肌电信号来改善肌肉控制。

随着电子技术和计算技术的发展，肌电图设备经历了从模拟到数字的转变，肌电信号的采集、分析和解释也变得更加精确。如今，已经有了便携式的肌电图设备，可以在日常生活中监测肌电活动，这在康复医学和运动科学中尤其重要。肌电信号不仅被用于诊断和评估肌肉功能，还广泛应用于运动分析、人机交互，以及作为控制信号在可穿戴设备和假肢领域中的应用。在航天医学应用中，肌电信号可以用来监测航天员的肌肉状态功能以及疲劳状况，对于航天员长期在轨飞行状态下的肌肉状态功能评估具有重要意义。

从早期的基础研究到现代的临床应用和技术创新，肌电信号的研究不断拓宽我们对人体运动和神经肌肉系统的理解，并且在现代医学和工程领域中发挥着越发重要的作用。随着技术的发展，我们对这些信号的理解和应用将更加深入，肌电图技术也将继续对人类健康和福祉产生深远影响。

2.3 组学数据

许多实验工具和方法已经被开发出来用于研究空间诱发的生理变化。近年来，基因组学和蛋白质组学方法受到了广泛的关注。理解基因和蛋白质表达可能有助于揭示微重力引起的生理问题，并找到有效对策以解决太空飞行所引发的变化。当前的蛋白质组学工具可以进行大规模、高通量的分析以检测、识别和研究蛋白质组学。蛋白质分离和标记技术的进步已经改善了对较低丰度的蛋白质的鉴定。此外，随着技术的进步和定量方法的迅速发展，蛋白质组学已经成为与其他方法（如转录组学和代谢组学）互补的技术。蛋白质组学对航天飞行的影响主要限于各种模型，如培养的细胞、植物、微生物等，只有很少的研究关注人类生物样品（血液、尿液、头发、唾液和肌肉活检材料）的分子组成的变化。由于飞行器尺寸、仪器重量，以及微重力下的流体处理特性和功率限制的原因，目前的组学技术或方法都无法在航天飞行中应用，仅在航天器上运送、收集和储存生物样本所需的供应品并将其返回地面是非常昂贵的。考虑到上述限制，样本通常在特定时间点收集：飞行前、着陆后（第1天）以及飞行后的第7天和第14天。本节介绍了多种组学方法，总结了组学在研究航天因素对机体影响方面的应用，包括实际的太空飞行任务和地面模型实验。

2.3.1 基因组学

基因组学（Genomics）是一门研究生物体基因组的科学，它涉及基因或DNA的测序、组装、分析和解释等方面。基因组指的是一个生物体中所有遗传信息的总和，这些遗传信息主要储存在DNA中。因此，基因组学主要是对DNA进行深入研究，以了解生物体的遗传构成、基因功能、基因表达调控等。基因组学的研究范围非常广泛，包括但不限于基因组测序、基因组组装、基因功能注释、基因表达调控、比较基因组学、基因组进化等多个方面。

基因组测序是指对生物体的DNA进行测序，获得其完整的基因组序列信息。随后，基因组组装将这些序列信息进行拼接和组装，形成完整的基因组序列；基因功能注释则是通过对基因组序列的分析，预测和解释基因的功能。基因组的发展对于生物医学研究具有重要意义。首先，通过基因组学的研究，我们可以更深入地了解生物体的遗传构成和基因功能，从而为疾病的研究和治疗提供新的思路与方法。其次，基因组学的研究也有助于推动个性化医疗的发展，通过对个体的基因组进行测序和分析，可以为个体提供更加精准的医疗服务和治疗方案。

基因组学研究方法包括在 DNA 水平进行的 GWAS、DNA 甲基化分析等与基因表达图谱、基因芯片等高通量技术，以及实时荧光 PCR 等定量分析技术。其中，"基因芯片"又称 DNA 微阵列技术，可以对不同组织来源、不同细胞类型、不同生理状态的基因进行检测，获得基因表达的功能谱。与传统的检测手段相比，基因组学方法的优势在于高通量，这有助于发现更多基因的变化以及关联。其中，测序是最基本、最核心的技术之一，可以用来确定 DNA 序列、RNA 序列和蛋白质序列。比较基因组学可以用来比较不同物种之间的基因组结构和演化关系，转录组学可以用来研究基因表达的调控机制，蛋白质组学可以用来研究蛋白质的结构和功能，代谢组学可以用来研究代谢通路和代谢产物的变化。

测序策略包括全基因组散弹法（whole genome shot-gun）和克隆重叠群法（clone by clone）。测序技术则包括第一代测序技术、第二代测序技术和第三代测序技术。其中，第二代测序技术是目前应用最广泛的技术，具有高通量、低成本等优点，为基因组学研究提供了强有力的支持。

1. 第一代测序技术

第一代基因测序技术，也称为 Sanger 测序法，是由 Frederick Sanger 于 1975 年提出，并于 1977 年完成了第一个完整的生物体基因组序列。这种测序方法基于 DNA 的双脱氧链终止原理。

在 Sanger 测序法中，将四种不同的双脱氧核苷酸（ddATP、ddCTP、ddGTP 和 ddTTP）分别带到四个独立的 DNA 合成反应体系中。由于双脱氧核苷酸的 3′ 位置脱氧，它们不能形成磷酸二酯键，因此在 DNA 合成过程中起到链终止的作用。当 DNA 聚合酶合成互补链时，每添加一种 dNTP，就会释放出不同的荧光。通过凝胶电泳分离和放射自显影，可以根据电泳带的位置确定待测分子的 DNA 序列。在每个反应体系中，ddNTP 相对于 dNTP 是很少的，因此只有部分新链在不同的位置特异性终止，最终得到一系列长度不一的序列。第一代基因测序方法具有测序读长可达 1 000 bp、准确性高达 99.999% 的优点，但缺点是测序成本高、通量低，这限制了其在大规模测序项目中的应用。

第一代基因测序方法奠定了基因组学研究的基础，为后续的测序技术发展提供了重要的参考。

2. 第二代测序技术

第二代测序技术，也称为下一代测序技术（Next-Generation Sequencing, NGS），相较于第一代测序技术，具有更高的通量、更低的成本和更短的测序时间。这使得第二代测序技术在基因组学研究中得到了广泛应用。

第二代测序技术的核心思想是边合成边测序（Sequencing by Synthesis），即通过捕捉新合成的末端的标记来确定 DNA 的序列。在测序过程中，首先需要将样品中的 DNA 打断成较小的片段，并将这些片段连接到测序芯片上。然后，利用带荧光基团的特殊脱氧核糖核苷酸，通过可逆性终止的 SBS（边合成边测序）技术对待测的模板 DNA 进行测序。测序得到的碱基序列会经过质量控制，去除低质量的碱基，并与参考基因组进行比对，找出序列中的差异和变异位点。现有的第二代测序技术平台主要包括 Roche/454 FLX、Illumina/Solexa Genome Analyzer 和 Applied Biosystems SOLID system 等。其中，Illumina 公司的测序仪采用边合成边测序的方法，基于专有的可逆终止化学反应原理。而 Life Tech 测序仪则基于半导体测序原理，利用小孔进行测序反应，并通过检测 pH 变化来确定碱基信息。

第二代测序技术的应用范围非常广泛，包括人类基因组重测序、疾病基因组研究、转录组研究、表观基因组研究、微生物基因组研究等。此外，第二代测序技术还在农业、生态学等领域得到了应用，如育种、品种鉴定、生态系统微生物多样性研究等。

第二代测序技术以其高通量、低成本和快速的特点，推动了基因组学研究的发展，为生物医学研究提供了强有力的支持。随着技术的不断发展和创新，第二代测序技术将在未来发挥更加重要的作用。

3. 第三代测序技术

第三代测序技术，也称为单分子测序技术（Single Molecule Sequencing），是基因组学研究领域中的最新一代测序技术。与前两代测序技术相比，第三代测序技术具有超长读长、无须模板扩增、运行时间较短、直接检测表观修饰位点以及较高的随机测序错误率等特点。

第三代测序技术的核心思想是直接对单个 DNA 分子进行测序，无须进行 PCR 扩增。这样的方法避免了 PCR 扩增可能引入的错误和偏差，从而提高了测序的准确性和可靠性。此外，第三代测序技术还具有超长读长的特点，可以一次性读取数千个甚至数万个碱基序列，极大地提高了测序的效率和准确性。目前，比较有代表性的第三代测序平台公司包括 Pacific Biosciences（PacBio）公司的单分子实时测序技术、Oxford Nanopore 公司的单分子纳米孔测序技术以及 Helicos 公司的真正单分子测序技术 tSMSTM。PacBio 的 SMRT 测序技术依托于零模波导孔技术（Zero-Mode Waveguides，ZMWs）和磷酸化的核苷酸，具备超高的读长和准确性，适用于小型基因组从头测序和组装等领域。而 Oxford Nanopore 的纳米孔测序技术则利用电信号检测 DNA 分子通过纳米孔时的变化，从而实现对 DNA 序列的测定。这种技术具有便携式和实时测序的优点，适用于野外和临床等场景。

第三代测序技术为基因组学研究带来了革命性的变革。随着技术的不断发展和完善，其将在未来发挥更加重要的作用，为生物医学研究提供更多的突破和发现。

在过去的 50 年中，分子遗传学取得了惊人的进步，而在 1970 年，当时的美国国家医学研究院（NAM）的医学研究所（IOM）成立时，很难想象向基因组医学的过渡。"基因组学"一词尚未创造出来，作为现代生物技术基础的工具和技术尚处于起步阶段，甚至对几个核苷酸进行测序的方法也几乎不可行。随着生物学研究的迅速发展，波耶和科恩的重组方法，桑格（Sanger）的 DNA 测序工作以及穆利斯（Mullis）引入的聚合酶链反应（PCR）技术迅速地融合了与 DNA 有关的发现。然而即使在这种背景下，对人类基因组进行测序的"大科学"尝试似乎也是激进的。1987 年，《纽约时报》杂志将人类基因组计划定性为"历史上规模最大，成本最高，最具启发性的生物医学研究项目"。2001 年 2 月 12 日，英、美、法、日、德、中等国科学家和美国塞莱拉公司联合公布人类基因组图谱及初步分析结果，这是原子弹、阿波罗登月之后人类在 20 世纪最伟大的科学成就。人类基因组图谱初步分析得到 39 000 多个基因，定位了 26 000 多个功能基因，其中42%的基因功能尚不清楚，这些功能对研究疾病和药物筛选都具有重要意义。在该项目于1990年启动到2003年完成之间的十几年中，基因组技术取得了巨大进步。DNA测序通量从每天1 000个碱基对增加到每秒超过1 000个碱基对，这为低成本测序技术打开了方便之门，使基因组学的进步纳入常规医疗服务。

适应空间环境有时会给国际空间站（ISS）的航天员返回地球后带来生理问题。因此，开发航天员医疗技术很重要。Masahiro Terada研究团队采集了航天员飞行前、飞行期间和飞行后的毛囊样本，通过微阵列和实时定量PCR分析了基因表达的变化，发现基因表达的变化程度因人而异。在某些航天员中，与头发生长相关的基因（例如FGF18、ANGPTL7和COMP）在飞行过程中被上调，这表明太空飞行会抑制毛囊中的细胞增殖。美国国家航空航天局的双胞胎研究首次对在国际空间站上执行将近一年（340天）任务的航天员展开多组学研究，并与他的同卵双胞胎进行了比较。在航天飞行之前、之中和之后的19个时间点收集了300多个样本，并且生成了多种形式的人类和微生物生物学数据，包括分离的粪便、唾液、皮肤、尿液、血浆、外周血单核细胞（PBMC）和免疫细胞。该研究进行了多方面的基因组学研究，包括：短读和长读全基因组测序（WGS），全基因组亚硫酸氢盐测序（WGBS），鸟枪法基因组测序，16SrRNA测序。多个证据表明，基因组持续不稳定和重排，可能表明长期航天对分子或健康有长期不利影响。在飞行过程中的染色体易位和倒置频率增加，并且在飞行后仍保持增加。鉴于基因组学便捷、高通量的特点，可以预见基因组学的检测将更广泛地应用于太空飞行的研究。

2.3.2 转录组学

转录组学是研究细胞中基因转录情况及转录调控规律的学科，旨在全面理解RNA水平上的基因表达情况。转录组学是从RNA水平研究基因表达的情况。转录组即一个活细胞所能转录出来的所有RNA的总和，是研究细胞表型和功能的一个重要手段。基因的转录过程是基因表达的关键环节，是DNA转录为RNA的过程，也是将遗传信息转化为可观察表型的过程。与基因组不同的是，转录组的定义中包含了时间和空间的限定。同一细胞在不同的生长时期及生长环境下，其基因表达情况是不完全相同的。通常，同一种组织表达几乎相同的一套基因以区别于其他组织，如脑组织或心肌组织等分别只表达全部基因中不同的 30% 而显示出组织的特异性。

转录组学的研究方法主要包括以下几种。

（1）RNA 测序技术（RNA – Seq）：利用高通量测序技术对 mRNA、miRNA 以及其他 non – coding RNA 进行测序分析，是当前转录组研究的主要方法之一。RNA – Seq 技术能够提供较为全面的转录组学图谱，并且有助于发现新的基因。

（2）基因芯片技术（Microarray）：这是一种基于杂交的技术，只适用于检测已知序列，但无法捕获新的 mRNA，因此存在遗漏重要表达信息的风险。

（3）序列比对法：通过同源序列比对已知的基因序列来鉴定特定物种的基因表达情况，从而找到其在基因组中被表达的部分。

（4）差异表达分析：利用反转录 PCR（RT – PCR）、定量 PCR（qPCR）、DNA 平板等技术来比较两个样本组之间某一特定基因的表达差异，也可以是全基因组范围 RNA 表达水平之间的差异。

（5）定量比对组学（RNA – Seq）：通过多种技术（测序、反转录、分析、计算），在特定样品中分析和定量整体基因组级别的表达水平。

（6）DNA 甲基化组学（MeDIP – Seq）：利用体外修饰（5 – Methyl – Cytosine）标记的 DNA 片段对物种的原位甲基化进行检测，该技术可用来解析基因组上的甲基化结构以及其对基因表达和功能的影响。

（7）ChIP – Seq 技术：利用常用的介导 DNA 修饰的蛋白质的修饰鉴定出具有特定修饰功能的基因片段，主要用于分析转录调节因子蛋白质与细胞调节功能关系。

（8）miRNA 测序技术：利用多种技术，包括在线高通量测序、实验室直接测序、反转录定量报告、PCR 半定量等，来定量检测各种微小 RNA 的表达特征，其中最常用的是 miRNA 测序，用于分析 miRNA 的功能以及其调节作用。

这些技术各有优缺点，需要根据具体的研究目标和样本类型来选择合适的方法。

NASA 的双胞胎研究应用了 poly（A），Ribo – seq 测序，结果表明在长达一年的任务的后半段会引起大量的转录变化。一部分基因在返回地球后的 6 个月内未恢复到飞行前水平（跨不同细胞类型的 811 个基因），包括与免疫功能和 DNA 修复相关的基因，这些长期改变的候选基因可能是由于长期太空飞行所致。

2.3.3 蛋白质组学

蛋白质组学（Proteomics）是以蛋白质组为研究对象，研究细胞、组织或生物体蛋白质组成及其变化规律的科学。该概念最早由 Marc Wilkins 于 1994 年提出。

蛋白质组学大数据分析需要结合计算建模方法才能将其应用到生物医学研究中。将下一代测序（NGS）基因组数据与蛋白质组学数据相结合有助于更全面地表征复杂疾病。蛋白质组学技术的应用促进了对蛋白质组学整体的研究和检查，从而为细胞生物学家揭示了亚细胞分布、翻译后改变和许多蛋白质的连续表达谱。蛋白质异构体丰度和周转率是其他的蛋白质依赖参数，可以通过蛋白质组学进行详细阐述和密切监测。蛋白质的合成、丰度、折叠、功能、翻译后修饰、蛋白质-蛋白质相互作用、蛋白质-DNA 相互作用、降解率和定位等是随细胞微环境和外源因素而变化的动态特性。上述研究有助于对缺乏表征的蛋白质进行注释，是蛋白质组学的重要组成部分。

蛋白质组学研究依赖多种技术，包括凝胶电泳、液相色谱、免疫分析、质谱、蛋白质芯片、蛋白质相互作用分析、蛋白质结构分析等，涵盖了蛋白质的分离、纯化、鉴定、定量以及功能分析等多个方面，可以帮助科学家深入了解蛋白质的多样性、功能和调控机制。

1. 凝胶电泳

凝胶电泳是一种基于蛋白质的物理特性（如分子量、电荷等）进行分离的技术。凝胶电泳在蛋白质组学中扮演着关键的角色，尤其是在蛋白质的分离和鉴定方面。在蛋白质组学中，凝胶电泳常用于将复杂的蛋白质混合物分离成单个的蛋白质条带，以便后续的分析和鉴定。例如，二维凝胶电泳（2DE）结合了蛋白质的等电点（IEF）和分子量（SDS-PAGE）进行分离，能够提供高分辨率的蛋白质图谱。

作为蛋白质组学的基本技术之一，凝胶电泳为蛋白质组学研究提供了重要的支持。通过凝胶电泳分离得到的蛋白质可以用于后续的定量分析、相互作用研究、结构分析等多个方面。此外，凝胶电泳还可以与其他技术相结合，如免疫印迹、荧光标记等，以提供更丰富的蛋白质信息。

2. 液相色谱

液相色谱利用化合物在固定相和流动相之间的分配平衡原理，根据蛋白质的分子量、亲疏水性、离子交换等特性，将复杂的蛋白质混合物分离成单一的蛋白质组分。这对于后续的蛋白质鉴定、定量和功能分析至关重要。

此外，液相色谱常与质谱技术联用（LC-MS），通过将分离得到的蛋白质组分引入质谱仪进行分析，获取蛋白质的分子量、氨基酸序列和翻译后修饰等信息，从而实现蛋白质的精确鉴定。液相色谱还可用于蛋白质的定量分析。通过比较不同样品中蛋白质的峰面积或峰高，可以实现对蛋白质的相对或绝对定量。这对于研究蛋白质的表达水平、调控机制和相互作用等方面具有重要意义。液相色谱还可以用于研究蛋白质之间的相互作用。例如，通过亲和色谱技术，可以分离和纯化与特定蛋白质相互作用的配体或复合物，从而揭示蛋白质之间的相互作用关系。随着技术的发展，液相色谱已经实现了高通量、自动化的样品处理和分离，这使在大规模蛋白质组学研究中能够同时处理多个样品，提高了研究效率和准确性。总的来说，液相色谱在蛋白质组学中发挥着至关重要的作用，为蛋白质的分离、纯化、鉴定和定量提供了强大的技术支持。

3. 质谱

质谱（MS）技术在蛋白质组学研究中扮演着关键角色，特别是在蛋白质鉴定和表征方面。在质谱技术中，有两种主要的策略用于蛋白质组学分析：自上而下（Top-down）和自下而上（Bottom-up）。

自上而下的策略是直接对完整的蛋白质进行分析。在这种方法中，整个蛋白质被引入质谱仪，并在质谱仪内部被解离为较小的片段。这意味着分析是从完整的蛋白质分子开始的。Top-down 策略可以直接分析蛋白质的一级结构、翻译后修饰（PTMs）以及蛋白质异构体。它的优点是能够更准确地描述蛋白质的组成和结构，因为它保留了原始蛋白质分子的信息。然而，这种方法的局限性在于它通常需要较高的质谱分辨率和灵敏度，以及对样品处理的严格要求。

自下而上策略首先使用特定的酶（通常是胰蛋白酶）对蛋白质进行消化，产生肽段。这些肽段随后被分离并引入质谱仪进行分析。这意味着分析是从蛋白质的片段开始的。Bottom-up 策略在较低的质谱分辨率和灵敏度条件下可以实现较高的蛋白质鉴定率和覆盖率。然而,由于它丢失了蛋白质原始结构的信息,因此在分析翻译后修饰和蛋白质异构体方面的能力较弱。

这两种策略各有优缺点,研究者需要根据实际需求和目标选择合适的策略。Top-down 策略更适用于分析具有特定翻译后修饰或异构体的蛋白质,而 Bottom-up 策略则更适用于高通量的蛋白质鉴定和定量分析。

质谱技术在蛋白质组学中的应用主要包括以下几个方面。

(1) 蛋白质鉴定:质谱技术可以用于测定蛋白质的分子量、氨基酸序列和翻译后修饰,从而实现对蛋白质的精确鉴定。这通常通过与数据库中的已知蛋白质序列进行比对来实现。

(2) 蛋白质定量:质谱技术也可以用于蛋白质的定量分析。通过比较不同样品中蛋白质的质谱信号强度,可以实现对蛋白质的相对或绝对定量。

(3) 翻译后修饰分析:质谱技术对于研究蛋白质的翻译后修饰(如磷酸化、糖基化、泛素化等)非常有用。这些修饰对于蛋白质的功能和调控机制具有重要意义。

(4) 蛋白质相互作用分析:质谱技术还可以用于研究蛋白质之间的相互作用。例如,通过亲和纯化结合质谱分析,可以鉴定与特定蛋白质相互作用的其他蛋白质或分子。

蛋白质质谱数据解析是一个复杂的过程,它涉及将质谱仪采集的原始数据经过预处理、质谱峰识别与提取、肽段序列比对与蛋白质鉴定、蛋白质定量与修饰分析等多个步骤,最终获得关于样品中蛋白质的种类、数量、结构和修饰状态等全面信息的过程。通过专业的数据分析软件和生物信息学工具,研究人员可以对这些信息进行深入挖掘和分析,为后续的生物学研究和应用提供有力支持。如蛋白质质谱数据综合型数据分析软件有 Proteome Discoverer、MaxQuant、PEAKS Studio 等,定性分析常用软件有 Mascot、Phenyx、pFind 等,定量分析软件有 Skyline、PEAKS Studio、pQuant 等,数据质控软件有 QuaMeter、iMonDB、MSRefine 等,针对翻译后修饰和相互作用的数据解析软件有 pGlycoQuant、SpotLink、AixUaa 等。这些软件提供了丰富的数据处理和分析功能,可以满足不同类型的蛋白质组学数据分析需求。

总之,蛋白质组学和质谱技术的结合为蛋白质研究提供了强大的工具和方法。它们不仅可以帮助我们更深入地了解蛋白质的结构和功能,还可以揭示蛋白质在生命活动中的重要作用和调控机制。

4. 免疫分析

免疫分析是基于抗原与抗体特异性结合的原理来检测蛋白质的技术。通过利用特定的抗体,可以精确地识别和测量样本中的目标蛋白质。这种结合通常被称为"免疫蛋白质组学",它利用免疫学的原理和方法来研究蛋白质组,从而更深入地理解蛋白质的功能、相互作用及其在生命过程中的作用。

免疫分析在蛋白质组学中的应用主要包括以下几个方面。

(1) 蛋白质鉴定和筛选:免疫分析可用于鉴定和筛选蛋白质组中的特定蛋白质。例如,在疫苗研发中,可以利用免疫分析来筛选具有免疫原性的蛋白质,从而确定潜在的疫苗候选物。

(2) 蛋白质定量:通过免疫分析,可以定量测量样本中蛋白质的浓度。这对于了解蛋白质在不同条件下的表达水平、蛋白质之间的相互作用以及蛋白质的功能研究都非常重要。

(3) 蛋白质相互作用研究:免疫分析还可用于研究蛋白质之间的相互作用。例如,通过免疫共沉淀(Co-IP)技术,可以鉴定与特定蛋白质相互作用的其他蛋白质,从而揭示蛋白质在细胞内的复杂网络。

(4) 疾病标志物发现:免疫分析在疾病标志物的发现中也具有重要作用。通过检测患者样本中特定蛋白质的表达水平或修饰状态,可以为疾病的诊断、预后和治疗提供有价值的信息。

总之,蛋白质组学与免疫分析的结合为生物医学研究提供了独特而强大的工具。这种结合不仅有助于更深入地理解蛋白质的功能和相互作用,还有助于发现新的疾病标志物和治疗靶点。随着技术的不断发展和创新,免疫蛋白质组学将在未来的生物医学研究中发挥更加重要的作用。

5. 蛋白质芯片

蛋白质芯片,又称蛋白质微阵列,是一种高通量、微型化且自动化的技术,能够同时分析大量的蛋白质,研究它们的相互作用和功能。蛋白质组学与蛋白质芯片技术的结合为生物医学研究带来了革命性的变革。

在蛋白质组学研究中，蛋白质芯片的应用主要体现在以下几个方面。

（1）蛋白质表达谱分析：蛋白质芯片可用于大规模、高通量的蛋白表达谱分析。通过将大量的蛋白质固定在芯片上，并与标记的样本进行杂交，可以同时检测多个蛋白质的表达水平，从而全面了解蛋白质在不同条件下的表达情况。

（2）蛋白质相互作用研究：蛋白质芯片技术可用于研究蛋白质之间的相互作用。通过在芯片上固定一种蛋白质，然后加入另一种蛋白质样本，可以观察它们之间的结合情况，从而揭示蛋白质在细胞内的相互作用网络。

（3）疾病标志物的发现：蛋白质芯片在疾病标志物的发现中也具有重要的应用。通过比较正常样本和疾病样本在蛋白质芯片上的反应模式，可以筛选出与疾病相关的蛋白质标志物，为疾病的早期诊断和预后评估提供有力支持。

（4）药物研发与评估：蛋白质芯片技术可用于药物研发与评估。通过在芯片上固定与药物作用相关的蛋白质，可以高通量地筛选和评估药物与蛋白质的相互作用，从而加速药物的研发进程。

蛋白质组学与蛋白质芯片技术的结合为生物医学研究提供了强大的工具。蛋白质芯片技术的高通量、微型化和自动化特点使得在大规模、多种类的蛋白质分析中具有独特的优势。随着技术的不断发展和完善，蛋白质芯片在蛋白质组学中的应用前景将更加广阔。

6. 蛋白质相互作用分析

在蛋白质组学中，蛋白质相互作用分析是一项核心任务，它主要关注蛋白质之间如何相互作用以执行细胞功能。这种分析不仅有助于我们理解单个蛋白质的功能，还能揭示蛋白质如何协同工作以完成复杂的生物过程。

蛋白质相互作用分析主要涉及以下几个方面。

（1）蛋白质复合物的鉴定：蛋白质很少单独工作，它们通常会形成复合物来执行特定的功能。通过相互作用分析，可以鉴定这些复合物，并了解它们是如何组成的。

（2）蛋白质互作网络的构建：通过分析不同蛋白质之间的相互作用，可以构建一个复杂的互作网络。这个网络可以揭示蛋白质如何相互连接，以及它们在细胞中的位置和功能。

（3）功能研究：了解蛋白质之间的相互作用可以帮助我们理解它们在细胞

中的功能。例如，某些蛋白质可能作为信号转导途径中的关键节点，而其他蛋白质则可能参与物质代谢或基因表达调控等过程。

（4）疾病机制的研究：许多疾病的发生和发展都与蛋白质相互作用的失调有关。通过相互作用分析，可以揭示这些失调的分子机制，为疾病的治疗提供新的思路。

在技术上，蛋白质相互作用分析主要依赖于高通量的实验方法，蛋白质相互作用分析的技术主要包括以下几种。

（1）酵母双杂交技术：这是一种在分子生物学中广泛使用的技术，用于研究蛋白质之间的相互作用。它基于真核生物转录调控过程中的蛋白质–蛋白质相互作用，通过构建融合基因并使其在酵母中表达，从而筛选出相互作用的蛋白质。

（2）免疫共沉淀：这是一种利用抗原抗体之间的特异性结合来检测蛋白质相互作用的经典方法。当细胞在非变性条件下被裂解时，许多蛋白质–蛋白质间的相互作用被保留下来。通过用特异性抗体免疫沉淀目标蛋白，与其相互作用的蛋白质也可以被沉淀下来，进一步通过 Western blot 等方法进行检测。

（3）Pull–down 技术：这种技术利用固相化的、已标记的饵蛋白或标签蛋白（如生物素、PolyHis 或 GST 等），从细胞裂解液中钓出与之相互作用的蛋白质。Pull–down 技术可以用于验证已知的蛋白质相互作用，也可以用于发现新的相互作用蛋白。

（4）双分子荧光互补技术：这种技术基于荧光蛋白多肽链在某些不保守的氨基酸处切开，形成不发荧光的 N– 和 C– 末端两个多肽片段。当这两个片段分别与两个相互作用的蛋白质融合时，如果蛋白质之间发生相互作用，那么这两个荧光片段就会相互靠近并重新形成有荧光的完整蛋白，从而通过荧光信号检测蛋白质相互作用。

这些方法在研究蛋白质相互作用方面发挥着关键作用，为我们深入理解生物系统的功能和调控机制提供了重要手段。

7. 蛋白质结构分析

蛋白质结构分析是蛋白质组学研究中的一个关键领域，它涉及对蛋白质的三维结构、折叠模式以及与其他分子的相互作用的详细研究。了解蛋白质的结构对于理解其功能、揭示其在生物过程中的作用机制以及开发新的药物和治疗策略至关重要。

蛋白质结构分析方法主要包括以下几种。

（1）X射线晶体学：这是一种经典的方法，通过培养蛋白质晶体并使用X射线衍射技术来解析其三维结构。这种方法对于解析小分子蛋白质的结构非常有效，但对于大分子或膜蛋白等则较为困难。

（2）核磁共振（NMR）：NMR技术可以在溶液状态下研究蛋白质的结构，特别适用于分析大分子和动态结构。通过测量蛋白质中原子核的磁矩，可以推断出蛋白质的空间结构和动力学特性。

（3）电子显微镜（EM）：对于难以结晶或无法在溶液中稳定存在的蛋白质，电子显微镜技术提供了一种替代方法。通过高分辨率的电子显微镜图像，可以重建蛋白质的三维结构。

（4）计算模拟：随着计算机技术的发展，计算模拟在蛋白质结构分析中也发挥着越来越重要的作用。通过模拟蛋白质在不同条件下的行为，可以预测其结构和功能，并为实验验证提供指导。

在蛋白质组学中，蛋白质结构分析通常与蛋白质相互作用分析、蛋白质修饰鉴定等其他研究手段相结合，以全面了解蛋白质的功能和特性。同时，结构蛋白质组学的发展也为疾病诊断和治疗提供了新的思路与方法。例如，通过解析疾病相关蛋白质的结构，可以揭示疾病的发病机制，为药物设计和治疗策略提供重要依据。随着技术的不断进步和创新，我们有望更深入地了解蛋白质的结构和功能，为生物医学研究带来更多的突破和发现。

随着人类基因组计划帷幕的落下，后基因组时代正式登上历史舞台。基因组研究的策略虽然能从基因转录的水平，即mRNA水平来说明一种蛋白质表达所启动的基因状况，从而在程度上反映蛋白质水平。但事实上，一种基因并不仅仅对应于一种蛋白质，可能对应于几个甚至几十个不同的蛋白质。后者在不同的时间、空间，经过特定的剪切、加工、修饰、折叠、转运、定位等，才能成为一个有正常功能的蛋白质，因此蛋白质组学的研究是必要的。目前质谱技术因其快速、准确、灵敏的优点而成为蛋白质组的主要分析技术。质谱技术的原理是样品分子离子化后，根据不同离子质荷比（m/z）的差异来确定分子量。随着质谱技术的发展，各种串联质谱（MS/MS）的开发使质谱技术在一定程度上直接进行蛋白质特定肽段和肽序列标签的分析。质谱和高效液相色谱、毛细管电泳等技术的连接，使质谱技术日臻完善。常见的研究模式有三种：第一种是检测蛋白质组理化参数的"完全蛋白质组学"；第二种主要研究蛋白质间相互作用；第三种是差异蛋白质组学，通过比较分析不同状态下蛋白质表达图谱，实现对体系内代谢调控的动态监测，从而更易于揭示机体对内外界环境变化产生反应的本质规律。

蛋白质代谢的变化是空间飞行对人体的影响之一，人体无法将某些蛋白质的生产维持在必要的水平上。这个问题可能会因低热量饮食和改变饮食习惯而在很大程度上进一步恶化。激素状态的变化、肌肉和骨骼质量的损失导致了健康问题并延长恢复期。由于在航天器上进行分子研究不可避免的技术困难，我们对这些问题发病机制的了解还很有限。因此，机体的整体参数多用于研究蛋白质代谢对航天条件的适应性。在实际航天任务过程中对乘员进行蛋白质组学研究，其中质谱法是主要方法。在2009年之前，只进行了针对性的检测（主要是单个蛋白质的免疫酶学检测），研究的蛋白质数量因此受到限制，而非靶向分析则是针对样品的总蛋白库，使其有可能识别新的早期标志物。

目前，蛋白质组学已经被广泛用于研究航天环境对机体的影响。Michael J. Pecaut 等对进行了13天太空飞行的小鼠进行了蛋白质组学分析。着陆后3～5小时内，收集大脑组织以使用定量蛋白质组学分析评估蛋白质表达谱。结果表明，太空飞行后有26种蛋白质在灰质和白质中发生了显著改变。尽管白质和灰质在单个蛋白质方面没有重叠，但在功能、突触可塑性、囊泡活性、蛋白质/细胞器运输和新陈代谢方面却有重叠。暴露于太空环境会引起与神经元结构和代谢功能有关的蛋白质表达发生重大变化。这可能会对大脑的结构和功能完整性产生重大影响，从而可能影响太空任务的结果。

在载人航天飞行任务的头几天，航天员体内蛋白质的含量增加，到第8天时，蛋白质的含量会大幅下降，并持续维持在低于飞行前的水平。Grigorie 等证明，在整个飞行过程中，胰岛素的分泌量都会升高，并持续7天之久。着陆后，除了蛋白质的合成速度外，蛋白质的组成在航天飞行中也会发生变化。特别是血浆蛋白（白蛋白和球蛋白）在太空飞行中增加，并在登陆后一个月内恢复到正常水平。血液蛋白组分的比例取决于航天飞行时间。例如：在为期2天的短期飞行中，观察到 γ 球蛋白和 β-2 糖蛋白的减少，而在 16 天和 18 天的飞行中，球蛋白和白蛋白的相对含量增加。长达 49 天的飞行后观察到的补体成分（C3c 和 C4）和免疫球蛋白 G、A 和 M 增加。与短期飞行相比，长期飞行后血液中的蛋白质成分需要更长时间恢复。俄罗斯的机载实验项目 Proteome 利用非靶向蛋白质组方法分析血液蛋白，观察到在登陆后的第 1 天，分解系统的功能发生了显著变化（如纤维蛋白原、补体成分 C3、高分子量激酶原、α-胰蛋白酶抑制剂和群青素），这是由于在强烈的重新适应过程中，血液中的蛋白质分解有限。与这些发现一致，Stein 等观察到在飞行后的最初几天对纤维蛋白原、脑血栓素、巯基红蛋白和补体成分 C3 合成的抑制作用。长期飞行不仅会大幅改变血液中蛋白质部分的组成，也包括重要氨基酸的含量。如赖氨酸、亮氨酸、异亮氨酸、苯丙氨酸、苏氨酸和缬氨酸。俄罗斯实验项目 Proteome-M 中，航天员在进行了 169~199 天的太空飞行后，在舱内接受了检查。肾脏组的蛋白质有较大的变化，包括 Na/K-ATP 酶的 γ 亚基、B-defensin 1（BD01）、二肽基肽酶 4 等。（DPP4）、麦芽糖酶-葡聚糖酶（MGA）、黏蛋白和骨架蛋白样蛋白（MUCDL）、中性内肽酶（NEP）和血管细胞黏附分子 1（VCAM1）。三种肾脏蛋白，包括阿法明（AFAM）、氨基肽酶（AMPE）和水汽蛋白 2（AQP2）被确定为高度敏感的空间飞行标志物，因为它们不存在于航天员在飞行前和同时进行的地面试验的样品中，并可在飞行后检测。AQP2 是一种存在于肾脏集合小管的上皮细胞中的顶端膜蛋白。当细胞内再循环功能紊乱或肾脏对水的重吸收增加时，该蛋白表达水平下降。

在长期的空间飞行中，适应极端环境的机制是一个极其重要的课题。呼出的呼吸凝结物（EBC）是一种可以收集的非侵入性生物液体。EBC 中可识别许多不同类别的化合物（如 H_2O_2、前列腺素、白三烯、异丙醇、细胞因子等），其中一些是某些人类疾病的既定标志物。在呼吸系统疾病如肺炎、慢性阻塞性肺疾病和肺癌，以及患者和健康的非吸烟者之间观察到 EBC 蛋白质组的差异。因此，EBC 检测适用于监测人体呼吸系统。空间站机组成员在（飞行前训练）之前、着陆时以及之后（飞行期间和飞行后 7 天）对 EBC 的蛋白质组成进行了检测。国际空间站上的长期轨道飞行任务表明，在长期飞行任务和着陆时采集的 EBC 样本中出现了 44 种蛋白质，而在飞行前的样本中则不存在。对 EBC 组成变化的动态观察显示，着陆时呼出的蛋白质数量急剧增加，到落地后第 7 天，在 9 名船员的 EBC 样本中发现了早期肺癌的几种蛋白标志物 POTEE、Cep290 和 TBC1D1，而这些标志物在飞行前的样品和对照组中不存在。在着陆半年后，这些癌症标志物又被清除。这些结果表明了由于航天因素可能引发癌症，而人体有可能恢复正常功能，防止细胞恶性转化。

2020 年 11 月，美国国家航空航天局的 Beheshti 在 *Cell* 期刊发表论文，采用转录组、蛋白质组、代谢组、表观遗传组等多组学分析手段，系统分析了 4 个人源细胞模型、11 个小鼠组织、2 个人源组织、2 个小鼠品系，还包括从 2006 年到 2017 年太空任务收集的航天员血液和尿液（含 NASA "双胞胎实验"研究的样本）。该研究从分子水平揭示了太空飞行对机体生理功能的影响，并提出可能的分子机制。通过对多组学数据集的整体通路分析，发现线粒体过程以及先天免疫、慢性炎症、细胞周期、昼夜节律和嗅觉功能相关通路得到显著富集。通过富集分析发现，这些富集通路主要与线粒体 ATP 合成、线粒体电子运输、氧化磷酸化和氢离子跨膜运输有关。在小鼠模型中，也观察到线粒体发生功能障碍，是长期太空飞行的重要结果之一，可能通过线粒体途径改变能量代谢，扰动线粒体基因表达，并激活应激反应。更重要的是，在 NASA "双胞胎实验"研究的尿液和血液代谢整合数据中也发现了线粒体功能改变与 DNA 损伤的证据，证明线粒体应激是太空飞行造成的一种常见表型和关键生物学效应。这一概念可以指导锻炼、营养和药物干预措施，保障航天员的健康。例如，在药物干预方面，辅酶 Q10（Coenzyme Q10，CoQ10）存在于线粒体中，是一种脂溶性抗氧化剂，可以通过清除自由基保护细胞免受氧化损伤，辅酶 Q10 已经作为药物在国际空间站上开展测试对抗视网膜病变。总之，该研究通过多组学的手段系统阐明了线粒体应激是机体响应太空飞行的中心枢纽，并提出了针对线粒体功能障碍进行药物治疗的思路。

长时间处于微重力条件下的航天员可能会经历一系列生物学变化，包括心血管功能的紊乱。Feger 等假设微重力下心脏功能的生理扰动可能是心肌细胞的细胞环境中分子和细胞器动力学变化的结果，并采用基于质谱的方法，比较了暴露于模拟微重力或正常重力下的大鼠新生心肌中 848 种和 196 种蛋白质的相对丰度和周转率。这些数据的基因功能富集分析表明，线粒体、核糖体和内质网的蛋白质含量和功能在微重力下受到差异调节。实验证实，在微重力条件下，蛋白质合成减少，而细胞凋亡、细胞活力和蛋白质降解程度则受到较小影响。这些数据表明在微重力下，心肌细胞试图以蛋白质合成为代价来维持线粒体稳态。对这种压力的整体反应可能最终导致心肌萎缩。

在微重力环境下，大脑经历了显著的流体移位，这是许多航天员观察到的物理行为变化的主要原因。因此，大脑可能会在零重力条件下经历蛋白质水平的重大变化，以应对这种压力。对蛋白质中这些全局变化的分析可能解释为更好地理解零重力条件下大脑的功能。为此，Sarkar 等在模拟微重力环境中对小鼠海马进行了为期 7 天的蛋白质筛选，并观察到与对照组相比主要蛋白质发生了一些变化。研究结果表明，在模拟微重力作用下，小鼠海马中的蛋白质出现了大量的损失。这些变化主要发生在结构蛋白如微管蛋白中，并伴随着一些参与代谢的蛋白质的流失。这项研究初步揭示了微重力环境下海马中蛋白质的变化，随后，采用相同的差异蛋白质组学方法对下丘脑蛋白进行了分析，结果发现在模拟微重力 7 天时，氧化应激和脂质过氧化升高，同时抗氧化酶超氧化物歧化酶 SOD 上调。Wang 等通过 iTRAQ 蛋白质组学和代谢组学分析，研究了尾部悬吊（30°）大鼠在 28 天内对海马依赖性学习和记忆能力的影响及其潜在机制。他们发现，海马中共有 4 774 种蛋白质被定量。在这些鉴定出的蛋白质中，有 147 种蛋白质在尾部悬吊组和对照组之间差异表达。观察到与代谢型谷氨酸受体Ⅲ通路和离子型谷氨酸受体通路有关的谷氨酸受体 1（GluR1）和谷氨酸受体 4（GluR4）的表达显著增加。此外，海马中谷氨酸（Glu）的浓度也升高，而 5 - 羟色胺（5 - HT）、多巴胺（DA）、γ - 氨基酸丁酸（GABA）和肾上腺素（E）的浓度降低。这些发现证实了模拟微重力环境暴露 28 天可能导致空间学习和记忆能力下降，机制可能与谷氨酸兴奋性毒性和特定神经递质的失衡有关。

综上所述，对航天员在飞行前后的蛋白质组学研究清楚地表明，人类生物样品（血液、尿液、头发、唾液和肌肉活检材料）中的蛋白质含量发生了变化。这些蛋白质组的变化与模型实验的结果以及长途飞行中航天员发生的生理变化有关。在短期（长达 7 天）和长期（超过 6 个月）内可以观察到特定蛋白质的重新适应。这些蛋白质可能成为新的治疗剂的潜在靶标，可用来中和航天中的有害因子的作用。

2.3.4 代谢组学

代谢组学是对生物体内所有代谢物进行定量分析，以寻找代谢物与生理病理变化之间的关联。它涉及测量小分子化合物（包括内源性和外源性分子），这些化合物是生物系统化学反应的产物和底物。代谢组学实验直接反映了代谢网络的活性，从而提供了关于该系统基本生物状态的重要信息。因此，代谢组学不是由任何特定的经验来定义的，而是反映了对代谢的全面研究。它可能涉及非靶向的筛选，即对成千上万的未知特征进行剖析。成千上万的未知特征被分析出来，并对不同条件下或不同人群中的差异（半定量）进行测量。这样的筛查可能有助于识别新的代谢物，它可能存在于遗传条件中，或者是一种新的参与代谢的途径。然而，半靶向的代谢组学实验往往更有用，因为它涉及大量分子的检测，虽然这些分子可能并不清楚地被识别和定量。这个过程使我们能够从数百个不同的生化实验中获得数据，以描述一个网络通路的特性。这些实验被认为是半靶向的，因为代谢物的列表是确定的，但并不清楚每种代谢物的确切身份。适用于代谢组学研究的样本类型没有限制，但是，感兴趣的样品类型和代谢物决定了合适的样品制备流程。此外，数据的解释也因生物系统的不同而有明显的差异。例如，为了比较健康和疾病状态或研究药物作用，测量代谢物在血液中的水平可能是合理的方法，因为血清代谢组反映饮食、环境和整个身体对疾病或药物的反应的净效应。在样品制备过程中，一般的原则是尽可能地保留生物系统的原始状态，即尽量减少酶活性和化学反应的数量。萃取是从原始生物基质（如细胞、血清、组织）中分离净化代谢物的过程。对于小分子代谢物，蛋白质沉淀或液-液萃取是最常用的方法。极性有机溶剂如甲醇、乙腈或异丙醇，用于提取大部分多酚类代谢物，而相对的非极性溶剂如正己烷、氯仿或甲基叔丁基醚，或极性和非极性溶剂，用于提取脂类。偶尔在提取溶剂中加入酸，以保持某些物质的稳定性，如酰基辅酶A（CoA）化合物。然而，尽管酸性溶剂可能会稳定某些代谢物，但也可能导致其他类型代谢物的降解，因此可能降低整体实验的敏感性。

代谢组实验通常涉及大量信息，可能从数百个单独的生物化学分析中获得。在这种情况下，已有的生物学知识通常有助于解释代谢组实验的结果。在这个框架下，我们可以简单地利用数据来提出与生物相关的问题，并做出结论。这类问题可以是：在这种情况下，能量状态是否发生变化？在这种情况下，能量状态是否改变？在这种情况下，能量状态会发生变化吗？基于这些问题，通过高度编辑的方式对代谢组数据进行深入分析就可以获得相对应的生物机制结论，而不是追求使用不同的检测方法来验证这些假设。然而，从传统的角度来看，人类是不可能处理大量的数据的。进一步分析需要计算工具。特征提取软件通常包括额外的数据分析功能，如主要成分分析和层次聚类，以及大量的统计测试和数据可视化图，以确定变化最大的特征。

代谢异质性是理解代谢组学的另一个关键问题。代谢组学正在逐步向单细胞水平发展。这一前沿领域的特别振奋之处在于对单细胞进行分析，以获取在大量研究中提出的信息。各种方法已经被开发并成功应用于植物、神经元、酵母、细菌和动物细胞。单个细胞可以通过微流控设备用针头分离出来，然后进行代谢物提取并通过高分辨质谱（HRMS）或串联质谱（MS/MS）进行分析。也可以直接与完整的细胞或组织样品进行相互作用，利用阴离子源产生的离子，然后通过质谱进行分析。这些技术原则上可以实现亚微米级的空间分辨率，从而使代谢组学能够对细胞器进行成像和分析。

代谢组学方法用于研究在极端条件下（包括航天飞行）的机体功能变化。2009 年，日本航空航天局（JAXA）启动了一项前瞻性临床研究，以评估航天飞行对基因表达和矿物质代谢的影响。由于毛囊包含最快速增殖的细胞群之一，对环境条件，以及身体的身体状况和代谢变化（包括暴露于毒性污染）的变化做出快速而敏感的反应。头发的矿物质成分用于检查营养状况和环境影响，诊断各种疾病并进行法医调查。因此，选择头发样品作为易于无创收集和运输的样品是合适的。在为期 6 个月的任务中，从 10 名国际空间站机组人员那里多次收集了头发样本。对大鼠进行的实验表明，为期 14 天的微重力模拟（后肢悬吊）改变了 26 种矿物质的毛发含量。在航天飞行期间，FGF18、ANGPTL7 和 COMP 上调及其着陆后下调。有理由认为航天飞行中毛囊细胞的增殖受到抑制。这种分子遗传学方法旨在设计新的方法来评估轨道站上机组人员的状态。

Feng 等使用代谢组学方法评估了皂苷对模拟微重力后肢卸载大鼠的记忆增强作用，研究发现，模拟微重力 7 天导致了 7 种神经递质水平失衡，而皂苷有效地恢复了大多数神经递质，特别是谷氨酸和乙酰胆碱的水平。另外，Xu 等研究了微重力诱导的抑郁症大鼠模型尿液样品的代谢谱,他们发现在色氨酸、精氨酸、脯氨酸和苯丙氨酸代谢以及能量代谢方面存在一系列内源代谢物的差异。

2.3.5 表观组学

表观组学是一门在基因组和转录组水平研究表观遗传的学科,主要关注基因表达的化学修饰和调控机制,这些机制不改变 DNA 序列本身,但能够影响基因的表达水平和模式。在中心法则中,细胞内的 DNA 被转录为 RNA,RNA 被翻译为蛋白质,蛋白质执行细胞过程和功能。但在实际过程中,细胞对不同刺激的响应并不相同,同一个体内拥有相同 DNA 的细胞可以表现出多种不同的功能和表型,基因序列完全相同的双胞胎也会表现出部分性状不同。为此,1942 年,康拉德·哈尔·沃丁顿最早提出了"表观遗传学"这一概念,用于定义基因型未发生改变而表型改变的现象。

1. 表观遗传学的基本概念

表观遗传学研究的是在"非 DNA 序列变化"情况下,相关性状的遗传信息如何通过某些机制或途径保存并传递给子代,它主要探讨在基因的核苷酸序列不发生改变的情况下,基因表达的可遗传变化。表观遗传修饰作用于细胞内的 DNA 及其包装蛋白、组蛋白,用来调节基因组功能,表现为 DNA 甲基化和组蛋白的翻译后修饰,这些分子标志既影响了染色体的结构、完整性和组装,同时也影响了 DNA 与调控元件的接近程度,以及染色质与功能型核复合物的相互作用能力。虽然一个多细胞个体只有一个基因组,但它具备多种表观基因组,体现为生命的不同时期、健康或受损状态下的细胞类型及其属性的多样性。在生物个体中,DNA 序列之间的关系和后天状态的动态变化都会对细胞或个体产生影响,这可以看作是表观遗传修饰在模式系统和模式生物研究中的重要功能。

表观遗传现象涵盖了多种机制与途径,诸如 DNA 甲基化、染色质重塑、组蛋白修饰以及非编码 RNA 等复杂过程。相较于经典遗传学专注于基因序列如何影响生物学功能,表观遗传学则更侧重于探索这些"表观遗传现象"如何建立和维持其稳定的机制。在研究内容上,表观遗传学主要分为两大领域:一类为聚焦于基因选择性转录表达的调控机制,涉及 DNA 甲基化的精密调控、基因印记的传承与变化、组蛋白共价修饰的多样性以及染色质重塑的动态过程;另一类则着眼于基因转录后的调控层面,包括基因组中非编码 RNA 的多样功能、微小 RNA 的调控网络、反义 RNA 的作用机制、内含子的生物学意义以及核糖开关的调控作用等。深入探究特定基因表达程序以及细胞表型背后的调控网络和表观遗传机制有助于我们更全面地理解生命的奥秘,更将对人类健康产生深远而广泛的影响。

1) DNA 甲基化

尽管生物体中几乎所有细胞都包含相同的遗传信息,但并非所有基因都由所有细胞类型同时表达,表观遗传机制则介导了多细胞生物中各种细胞和组织中多样化的基因表达谱。DNA 甲基化是主要的表观遗传机制,它是指 DNA 被甲基(CH_3)修饰从而影响基因功能或者表达。最常见的甲基化是胞嘧啶产生 5 - 甲基胞嘧啶(5 - mC),DNA 甲基化修饰路径如图 2.9 所示。

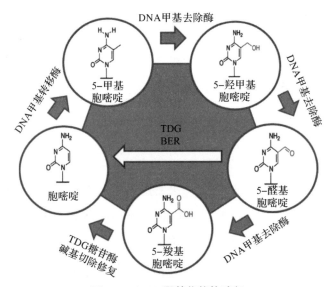

图 2.9　DNA 甲基化修饰路径

DNA 甲基化频繁地发生在重复序列中,有助于抑制基因表达和"转座子"的流动性。这种修饰过程中的一个显著特点是 5 - 甲基胞嘧啶可以自发脱氨基转化为胸苷,导致 CpG 位点(除 CpG 岛外)在基因组中逐渐变得稀少,从而具有增加永久性基因突变频率的潜力。已知 DNA 甲基化通过至少三个独立的 DNA 甲基转移酶的复杂的相互作用而对环境因子做出反应,分别是 DNMT1、DNMT3A 和 DNMT3B。其中,DNMT1 在体细胞中含量最丰富,主要局限于复制中心,并对半甲基化的 DNA 具有高度优先权，与增殖细胞核抗原（PCNA）发生相互作用。通过优先修饰半甲基化的 DNA、DNMT1 在 DNA 复制后将甲基化模式传递给新合成的链，因此常被称为"维持"甲基转移酶。除此之外，DNMT1 还在胚胎发育、基因印迹和 X 染色体失活等过程中发挥着至关重要的作用。与维持和传递甲基化 DNA 状态相似的原理也适用于保持和传递组蛋白修饰，甚至细胞质（结构上）的遗传状态。

2）染色质重塑

细胞核内个体的表现型深受其基因转录活动的影响，因此可遗传的转录变化能够显著增强表观遗传效应。基因表达受到多层次、多维度的精细调控，其中之一便是通过染色质重构来实现。染色质作为 DNA 与组蛋白紧密结合的复合体，其内部 DNA 以特定方式缠绕在组蛋白球体上，当这种缠绕方式发生变化时，基因的表达模式也会随之调整。

染色质重构主要通过两大机制来完成：首先，组蛋白的氨基酸序列可以发生平移后修饰。组蛋白由一系列长链氨基酸构成，当这些链中的氨基酸发生变化时，组蛋白的整体构象也会随之改变。在 DNA 复制过程中，DNA 链并非完全解开，因此经过修饰的组蛋白有可能被纳入新复制的 DNA 中。这些经过修饰的组蛋白将作为模板，指导新形态组蛋白的合成。通过这种方式，它们能够改变周围蛋白的形态，确保分化后的细胞处于特定的分化状态，避免重新回归到原始的干细胞状态。其次，通过增加 CpG 岛上 DNA 的甲基化程度，可以使胞嘧啶转化为 5 – 甲基胞嘧啶。尽管 5 – 甲基胞嘧啶在配对时仍与鸟嘌呤相结合，但基因组中某些区域的甲基化水平较高，这些高甲基化区域以一种尚不完全清晰的机制降低了转录活性。此外，甲基化的胞嘧啶还能够在生殖细胞传递至受精卵的过程中得以保留，从而标记出哪些染色体遗传自父母双方，即所谓的遗传印记。这一过程对于维持生物体的遗传稳定性和表观遗传信息的跨代传递至关重要。

3）组蛋白修饰

染色质结构、核小体定位以及最终获取 DNA 进行基因转录，在很大程度上受组蛋白的调控。每个核小体由两个相同的亚基组成，每个亚基包含四个组蛋白：H2A、H2B、H3 和 H4。H1 蛋白作为一种特殊的连接组蛋白，负责稳定核小体内部的 DNA，但并不构成核小体自身的组成部分。

组蛋白在翻译后会发生多种方式的修饰（PTM），这些修饰深刻地影响着它们与 DNA 之间的相互作用。有些修饰能够打破组蛋白与 DNA 之间的紧密联系，导致核小体的解离。在这种被称为常染色质的开放染色质构象中，DNA 得以与转录机制结合，进而激活基因的表达。相反地，那些增强组蛋白与 DNA 相互作用的修饰，则会导致染色质形成紧密堆积的结构，即异染色质。在这种紧凑的形态下，转录机制无法接近 DNA，从而导致基因的沉默。染色质重塑复合物正是通过对组蛋白进行这样的修饰，来改变染色质的结构和基因的激活状态。

目前已经在人类细胞中检测到 700 多种不同的组蛋白亚型，发现了至少九种不同类型的组蛋白修饰方式。其中，乙酰化、甲基化、磷酸化和泛素化是较为常见且相对容易理解的修饰方式，而糖基化、瓜氨酸化、巴豆酰化、类泛素化和异构化则是近年来新发现的修饰方式，目前尚待深入研究。每一种修饰方式都是通过一组特定的酶，在组蛋白的氨基酸残基上进行添加或去除的。这些修饰方式的发现和研究，为我们深入理解组蛋白的功能和调控机制提供了新的视角和工具。图 2.10 展示了常见的组蛋白修饰。

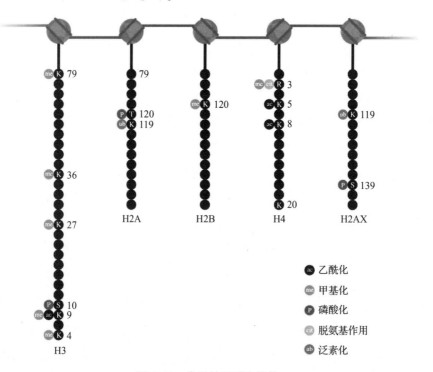

图 2.10 常见的组蛋白修饰

4) 非编码 RNA

非编码 RNA（ncRNA）是从基因组转录的 RNA 分子，但其不编码蛋白质，而是在基因表达的表观遗传调控中起着重要作用。研究表明大约 90% 的真核基因组被转录，但这些被转录的基因中大多数为非编码 RNA，只有 1%～2% 能够编码蛋白质。非编码 RNA 可分为两种主要类型：基础非编码 RNA 和调控非编码 RNA。基础非编码 RNA 可能在翻译和剪接中起着关键作用，包括核糖体 RNA（rRNA）、转移 RNA（tRNA）和小核 RNA（snRNA）等。调控非编码 RNA 则参与了其他 RNA 的修饰，包括微小 RNA（miRNAs）、Piwi 相互作用 RNA（piRNAs）、长链非编码 RNA（lncRNAs）、小干扰 RNA（siRNAs）、增强子 RNA（eRNAs）和启动子相关 RNA（PARs）等。

miRNA 是一种小型的单链分子（长度为 20～24 个核苷酸），由形成独特发夹结构的转录物衍生而来，这种发夹结构被称为 pre-miRNA。这种发夹结构经过加工后成为成熟的 miRNA，进而形成 RNA 诱导的沉默复合物（RISC）。RISC 中包含与 miRNA 相互作用的蛋白质，如 Dicer。miRNA 通过 3′非翻译区（3′UTR）与靶 mRNA 转录物的互补序列进行配对，从而实现靶基因的沉默。

piRNA 是一种小型的非编码 RNA（长度为 24～31 个核苷酸），它能够与 Argonaute 家族的 Piwi 蛋白质结合形成复合物。piRNA 的特点是 5′端具有尿苷，而 3′端则带有 2′-O-甲基修饰。这些特点使得 piRNA 在生殖细胞发育过程中发挥关键作用，即通过沉默转座元件来维持基因组的稳定性。

siRNA 是一种长线性 dsRNA，经过 Dicer 酶的加工后，会形成成熟的 20～24 个核苷酸长度的 siRNAs。当这些 siRNAs 被加载到 RNA 诱导的沉默复合物（RISC）上时，它们会发挥指导作用，导致基因沉默。类似于 miRNA，siRNAs 也通过 RNA 干扰的过程来介导转录后沉默，其中 siRNA 会干扰互补核苷酸序列的表达，从而实现对特定基因的调控。

lncRNA 通常被定义为长度超过 200 个核苷酸的非蛋白质编码转录产物。这一大类囊括了绝大多数的非编码 RNA。lncRNAs 在生物过程中常受到剪接、多聚腺苷酸化等多种转录后修饰的调控，并可根据其与蛋白质编码基因在基因组上的相对位置进行分类。其中，一个引人注目的亚类被称为大型基因间非编码 RNA（lincRNAs）。这类 RNA 在转录起始区域，即其启动子上，常带有组蛋白 H3 上第

4位赖氨酸的三甲基化（H3K4me3）标记；同时，在其转录区域内，沿着基因序列，也存在组蛋白 H3 上第 36 位赖氨酸的三甲基化（H3K36me3）标记。LincRNAs 在表观遗传学调控中扮演着重要角色，如通过 X 染色体失活特异性转录本（Xist）参与 X 染色体的失活过程。此外，它们还通过调控与转移和血管生成相关的基因表达，进而在肿瘤的发生和发展中发挥关键作用。

增强子 RNA 和启动子相关 RNA 的具体作用机制仍有待深入探索。增强子 RNA 作为一种特殊的非编码转录本，其平均长度约为 800 个核苷酸（范围在 0.1~9 千碱基对之间）。这类 RNA 产生于那些富含单甲基化赖氨酸 4（H3meK4）修饰的组蛋白 H3 区域，同时伴随着 RNA 聚合酶 II 和 p300 等辅激活因子的活动，这一特征使得它们与长链非编码 RNA 区分开来。有研究者推测，eRNA 可能在转录激活过程中扮演着重要角色。启动子相关 RNA（PARs）也是一类非编码转录本，其长度范围在 16 至 200 个核苷酸之间，这些 PAR 通常在转录起始位点附近或启动子的上游元件中表达。尽管大多数 PAR 与高表达基因存在关联，但它们的表达水平却相对较低，并且具有较短的半衰期，可能参与了转录的激活与抑制的复杂调控网络。

2. 表观基因组学图谱技术

1）DNA 甲基化图谱

5-甲基胞嘧啶（5-mC）作为 CpG 二核苷酸中的关键部分，是动物基因组 DNA 甲基化的主导形态。在哺乳动物细胞内，这种胞嘧啶甲基化状态受到精密的调控，主要由 DNA 甲基转移酶负责甲基化过程，而甲基胞嘧啶双加氧酶 TET 家族则在去甲基化中发挥至关重要的作用。长期以来，科学界普遍认为 DNA 甲基化在基因表达调控中主要扮演抑制角色。因此，在顺式调节元件（CREs）中，甲基-CpG 的水平通常被视作其活跃度和功能性的反向指标。这意味着较低的胞嘧啶 DNA 甲基化水平，甚至完全缺乏甲基化，常被用来识别哺乳动物基因组中活跃或即将被激活的 CREs。然而，近年来的研究揭示了 DNA 甲基化与转录因子和 DNA 结合之间更加错综复杂的联系。尽管胞嘧啶甲基化确实能阻碍某些转录因子与 DNA 的结合，但它也可能促进其他转录因子的结合。此外，在胚胎干细胞和多种神经元细胞类型中，人们观察到了非 CG 环境下的胞嘧啶甲基化现象，它似乎通过吸引抑制蛋白（如 MeCP2）来介导局部转录抑制。因此，绘制出胞嘧啶甲基化在全基因组范围内的碱基对分辨率图谱，对于注解潜在的 CREs 以及深入理解其对转录因子结合和基因表达的影响至关重要。

目前，通过全基因组亚硫酸氢盐转化和测序（WGBS）技术，我们能够在单碱基分辨率水平上准确地探测 DNA 甲基化状态，从而进一步揭示这一重要表观遗传修饰的复杂性和功能。全基因组亚硫酸氢盐转化和测序是一种用于检测全基因组范围内单个胞嘧啶碱基（C 碱基）甲基化水平的技术，被视为 DNA 甲基化研究的金标准。其原理为基于亚硫酸氢盐处理基因组 DNA，使未甲基化的胞嘧啶转化为尿嘧啶（U），而甲基化的胞嘧啶则保持不变。随后，经过处理的 DNA 进行 PCR 扩增，此时尿嘧啶会变为胸腺嘧啶（T），与原本甲基化的胞嘧啶区分开。最后，通过高通量测序技术对 PCR 产物进行测序，可以得到每个胞嘧啶的甲基化状态。该技术能够精确分析每一个 C 碱基的甲基化状态，提供全基因组范围内的高精确度甲基化水平数据，并能够最大限度地获取完整的全基因组甲基化信息，精确绘制甲基化图谱，不漏过关键位点。因此，全基因组亚硫酸氢盐转化和测序技术能为基因组 DNA 甲基化时空特异性修饰的研究提供重要技术支持，广泛应用在个体发育、衰老和疾病等生命过程的机制研究中，也是各物种甲基化图谱研究的首选方法。

2）染色质修饰图谱

核小体是染色体的基本结构单位，由 DNA 和组蛋白构成。染色体 DNA 被紧密地包装成核小体，其中 DNA 环绕着由 H2A、H2B、H3、H4 亚基及其多种变体所构成的组蛋白八聚体。这些组蛋白的尾部和球状结构域受到超过 130 种翻译后修饰的调控，在转录调控中发挥着关键的激活和沉默作用。染色质修饰主要通过调控 DNA 的可访问性以及作为招募或排斥蛋白质复合物的结合平台来实现这一功能，如 H3K27ac 主要存在于活跃的启动子和增强子区域，H3K36me3 则识别正在转录的基因体，而 H3K27me3 则标记了异染色质或受到抑制的基因组区域。

染色质免疫沉淀后测序（ChIP-seq）是一种专门绘制全基因组范围内染色质相关蛋白（包括修饰后的组蛋白）结合图谱的分析技术，特别适用于研究转录因子的结合位点或组蛋白的特定修饰位点。ChIP-seq 技术的核心是通过染色质免疫共沉淀（ChIP）选择性地富集与目标蛋白结合的 DNA 片段，随后对这些片段进行纯化、文库构建和高通量测序,其关键步骤如下。①甲醛交联:通过甲醛处理细胞,使得目标蛋白质(如转录因子或组蛋白)与 DNA 之间发生交联,这一步骤有助于固定蛋白质与 DNA 的相互作用,便于后续的实验操作。②超声波打断:利用超声波将交联后的染色质打断成一定长度的小片段,通常在 200~600 bp 范围内,有助于后续对特定 DNA 片段的富集和分析。③免疫沉淀:打断后的染色质片段中,与目标蛋白质结合的 DNA 片段会通过抗原 – 抗体反应被特异性地沉淀下来。这一步利用目标蛋白质的特异性抗体,与染色质片段中的目标蛋白质结合,进而将与其相互作用的 DNA 片段一起沉淀下来。④去交联与纯化:经过免疫沉淀后,得到的 DNA – 蛋白质复合物需要进行去交联处理,以分离 DNA 和蛋白质。随后,对 DNA 进行纯化,去除未结合的和其他非特异性结合的 DNA 片段。⑤高通量测序:对纯化后的 DNA 片段进行 PCR 扩增,并构建 DNA 文库。利用高通量测序技术对 DNA 文库进行测序,得到数百万条 DNA 序列标签。⑥数据分析:将测序得到的 DNA 序列标签与参考基因组序列进行比对,确定 DNA 与蛋白质结合的精确位置。通过统计分析,可以得到全基因组范围内与目标蛋白质结合的 DNA 区段信息。ChIP – seq 技术通过特异性地富集和测序与目标蛋白质结合的 DNA 片段,能够高效地在全基因组范围内检测与组蛋白、转录因子等互作的 DNA 区段,为研究基因调控和表观遗传机制提供了有力工具。

目前,研究人员正不断将染色质免疫共沉淀(ChIP)步骤与其他先进的基因组分析技术相融合,以推动表观基因组学研究的深度和广度。例如,通过连续实施两次 ChIP 步骤(也被称为串联 ChIP – seq),研究人员能够深入揭示同一复合物内同一分子或不同染色质相关蛋白上的组蛋白翻译后修饰(PTM)的复杂模式。此外,将亚硫酸氢盐测序技术与 ChIP 相结合,催生了如 BisChIP – seq 和 ChIP – BS – seq 等创新方法,这些方法为解析 DNA 甲基化与组蛋白修饰之间的相互作用提供了有力工具。同时,为了探究特定蛋白质所介导的远距离 DNA 相互作用,科学家们还将配对末端标签测序(PET)或染色体构象捕获结合免疫共沉淀(ChIA – PET)技术与 ChIP 相结合,从而开辟了全新的分析维度。这些综合性的研究方法不仅拓展了我们对表观遗传调控机制的理解,也为疾病诊断和治疗提供了新的视角和思路。

3）染色质结构图谱

（1）核小体定位。MNase – seq 是分析全基因组核小体定位的最常见方法，其原理是利用微球菌核酸酶（MNase）处理染色质并进行高通量测序，主要用于在全基因组范围内分析核小体的位置和覆盖率。MNase 是一种源自金黄色葡萄球菌的核酸酶，它具有独特的双重酶活性，既能作为核酸外切酶，也能作为核酸内切酶。这种酶在作用时，会优先识别和切割裸露的 DNA 以及核小体间起连接作用的 DNA 片段。其内切酶活性会依次作用于 DNA 的两条链，形成双链末端，并从这些末端开始，逐步向 DNA 片段的中心位置切割碱基对，直至遇到核小体或 DNA 结合蛋白等障碍物而停止。当天然的、未经交联处理的染色质暴露于 MNase 时，那些连接 DNA 片段会被切割，而包裹在组蛋白八聚体周围或被转录因子（TF）结合的 DNA 则受到保护，不被酶切。经过酶的消化作用后，科学家们会纯化这些 DNA 片段，并在凝胶上精心选择大小约为 150 bp 的片段，这些片段与单核小体相对应。最后，这些被选中的 DNA 片段会被用于高通量测序，从而揭示全基因组范围内核小体的精确定位信息。

（2）染色质可及性。高度螺旋化的染色体结构在复制和转录时需要暴露出 DNA 序列，才能使转录因子和一些调控元件与之结合，这种允许启动子、增强子、沉默子等顺式调控元件和反式作用因子可以接近的特性就称为染色质可及性。因此，染色质开放是活化基因组区域的首要特征。在核小体分布较少的区域，染色质呈现出松散状态，压缩程度较低，这有利于转录因子等调控元件与这些区域的启动子、增强子结合，进而调控基因表达。相反，在核小体结构密集的区域，与基因表达相关的结构区域相对封闭，从而抑制了基因的表达。图 2.11 展示了目前常用的染色质开放性研究方法，包括 DNase – seq、MNase – seq、FAIRE – seq 和 ATAC – seq。

DNase – seq 是一种基于染色质开放区域的方法，通过使用 DNase Ⅰ 内切酶切割开放状态的 DNA 序列，然后对切割后的片段进行测序。研究发现，染色质上不同区域的 DNA 序列对 DNase 酶的敏感性存在差异，失去核小体保护的 DNA 序列更容易与核酸酶结合并被切割。这些对 DNase Ⅰ 内切酶高度敏感的基因组区域就成为 DNase Ⅰ 超敏位点。DNase Ⅰ 超敏位点通常被认为是开放染色质区域，结合下一代测序技术，可以获得全基因组范围内的 DNase Ⅰ 超敏位点信息。

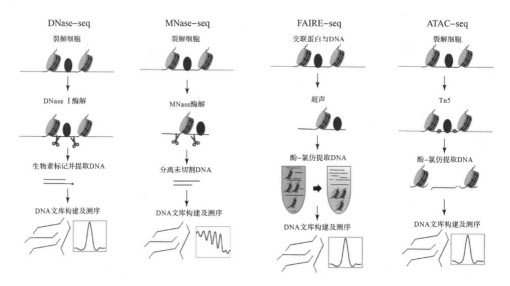

图 2.11 常用的染色质开放性研究方法

DNase-seq 的优点包括较高的灵敏度和特异性,能够检测到染色质中的开放区域和基因调控元件,DNase-seq 还可以用于检测染色质结构的动态变化,从而了解基因表达的调控机制。

FAIRE-seq 是一种用于检测无核小体 DNA 序列的方法。在染色质中,DNA 序列可以缠绕在核小体上,也可以游离在染色质中。FAIRE 利用甲醛将 DNA 与核小体交联,然后通过酚氯仿抽提将无核小体缠绕的 DNA 与核小体上的 DNA 分离。这种方法可以直接检测染色质中无核小体缠绕的 DNA 序列,从而提供对染色质结构和基因调控元件的深入了解。FAIRE-seq 技术将 FAIRE 与高通量测序相结合,能够大规模地检测染色质开放区域和基因调控元件。与 DNase-seq 与 MNase-seq 相比较,FAIRE-seq 还克服了酶切割 DNA 的序列偏好性,广泛应用于鉴定不同细胞系中活化的调控元件,以及用于比较正常和疾病状态下的细胞中染色体的可及性差异。

2013 年,美国斯坦福大学 Greenleaf 教授研发了一种可利用 DNA 转座酶结合高通量测序的全新技术,称为染色质开放性测序技术,即 ATAC-seq。ATAC-seq 提供了一种比其他技术更快速和简便的方法来分析染色质可及性,其原理是利用转座酶(Tn5)切割暴露的 DNA,并在 DNA 的两端连上已知的 DNA 序列标签,然后进行 PCR 扩增后测序,从而识别出染色质开放区域,捕获调控序列的信息。ATAC-seq 的步骤包括：①转座反应。使用高活性的 Tn5 转座酶，它同时切割 DNA 并将测序适配器插入开放染色质区域。Tn5 转座酶识别染色质中的可访问区域，在这些区域切割 DNA，并将带有独特条形码序列的适配器连接到裸露的 DNA 末端。②扩增。在适配器连接后，利用 PCR 有选择性地扩增包含插入适配器的 DNA 片段。这个扩增步骤确保有足够的材料用于下游的测序。③测序。扩增的 DNA 片段代表着可访问染色质区域，被送入高通量测序。然后将测序读数对齐到参考基因组，以确定开放染色质区域的位置。④数据分析。利用生物信息学工具分析测序数据，识别对应于可访问染色质区域的峰值，这些峰值可以与调控元件，如启动子、增强子和转录因子结合位点相关联。ATAC-seq 相对于其他染色质可及性分析方法具有细胞数量较少、时间更快等优势，并且具有更高的灵敏度和特异性，能够更准确地检测染色质的可及性变化。同时，ATAC-seq 的应用范围广泛，可以深入了解基因表达调控机制，包括样品之间的染色质可访问性、核小体位置和转录因子全基因组结合位点。通过检测特异性结合位点也可以揭示染色质区域相对于转录起始位点的位置关系，在揭示染色体可及性、胚胎发育的表观遗传修饰、肿瘤发生的表观遗传机制等方面发挥重要作用。

4）三维基因组研究

随着基因组学的迅猛发展，对基因组的研究已由一维（基因序列）、二维（不同序列的相互作用）逐步深入三维（染色质的空间构象）、四维（序列随时间的变化）层面。三维基因组学是一门新兴学科，专注于研究基因组序列在细胞核内的三维空间构象，以及这些构象在基因复制、重组、表达等生物过程中的功能。图 2.12 展示了三维基因组结构示意图。

在真核生物的基因组中，线性 DNA 通过多层次的折叠形成染色质，而染色质以特定的三维空间构象存在于细胞核内。这种三维结构影响着基因的表达调控、DNA 的复制和重组。Bickmore 等对染色体分裂间期的细胞核进行分析，发现存在较长片段的核染色质区间和染色质疆域（CT），同时存在短片段的增强子-启动子连接区域，这些染色质的三维结构在基因表达和调控中发挥着重要作用。拓扑关联结构域（TADs）作为基因组折叠的基本单位，在各类物种的细胞中稳定存在，并在一定范围内影响基因的表达。细胞核内的 TADs 存在于相对较

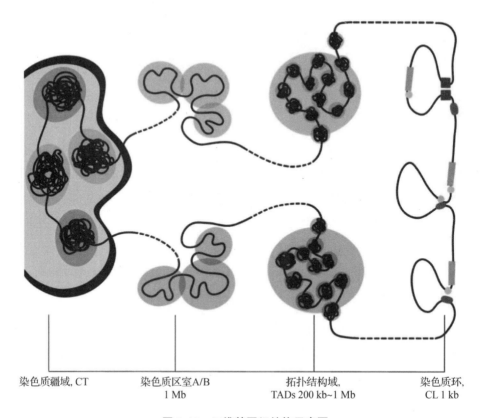

| 染色质疆域,CT | 染色质区室A/B 1 Mb | 拓扑结构域, TADs 200 kb~1 Mb | 染色质环, CL 1 kb |

图 2.12 三维基因组结构示意图

大的结构单元染色质区室中,染色质区室反映了基因组的表观状态,与染色质的活性密切相关。在 TADs 的内部还存在更为精细的折叠结构,被称为染色质环(CL),这些染色质环通常由启动子和增强子之间的相互作用形成,是直接调控基因表达的基础功能单元。

三维基因组学的研究技术主要分为两类:第一类是细胞学和显微镜技术,该类技术原理主要是对 DNA 或者染色质进行标记,然后通过显微镜观察染色质的空间结构,如 3D - FISH 和 FP - tagging 等技术;第二类是染色质构象捕捉技术及其衍生技术,这一类技术主要是基于酶切 DNA 和近端连接,如 3C、4C、Hi - C 等。

3D - FISH(三维荧光原位杂交)技术是一种在三维空间中定位和检测 DNA 序列的方法。该技术基于传统的荧光原位杂交(FISH)技术,通过增加对细胞结构的空间定位信息,实现了在完整细胞或组织中直接检测 DNA 序列的三维定位。其原理是首先对细胞或组织进行固定和包埋,以保持其原始的三维结构。设计荧光标记的 DNA 或 RNA 探针，使其特异性地结合目标染色体或基因。随后将标记的荧光探针与细胞或组织的 DNA 进行杂交，使探针与目标 DNA 序列结合。最后通过荧光显微镜观察标记的探针，可以在三维空间中定位目标 DNA 序列的位置。

FP – tagging（Fluorescence Protein Tagging）技术是一种利用荧光蛋白标记目标分子的方法，其原理是通过基因工程技术将荧光蛋白基因与目标基因融合，使目标蛋白表达时带有荧光标记。在 FP – tagging 技术中，常用的荧光蛋白有绿色荧光蛋白（GFP）和红色荧光蛋白（RFP）等。这些荧光蛋白可以在特定波长的光激发下发出荧光，从而可以被荧光显微镜等设备检测和观察。通过将荧光蛋白与目标蛋白融合，研究人员可以在细胞内对目标蛋白进行实时监测和定位，了解其在细胞内的动态变化和分布情况。三维基因组学主要研究基因组的立体结构和功能，而 FP – tagging 技术可以用于标记和观察基因表达与调控过程中的关键蛋白分子，从而揭示其在三维空间中的分布和相互作用。通过将 FP – tagging 技术与染色体构象捕获技术等结合，可以更深入地了解基因组的三维结构和功能。

另一类染色质构象捕捉技术是用于研究基因组三维空间组织的方法，通过固定细胞中的染色质，并利用限制性内切酶切割染色质中的 DNA，再通过连接反应将相邻的 DNA 片段重新连接，最后通过高通量测序等技术检测染色质间的相互作用。其中，3C（chromosome conformation capture）技术是最早发展的一种染色质构象捕捉技术。其基本原理是利用甲醛将细胞内的蛋白质与 DNA 交联在一起，再利用限制性内切酶将 DNA 切割成小片段，并通过连接反应将具有相同黏性末端的 DNA 片段重新连接，最后通过 PCR 等技术检测染色质间的相互作用。3C 技术的优点是可以检测点对点的基因互作，适用于研究两个目标区域之间的空间相互作用。

为了研究更广泛的染色质区域间的相互作用，衍生出了 4C（circular chromosome conformation capture）技术。4C 技术利用限制性内切酶切割染色质中的 DNA，并通过连接反应将切割位点周围的 DNA 片段连接成一个环状结构，再通过 PCR 等技术检测环状结构中特定区域的基因表达情况。4C 技术的优点是可以捕获染色质某一区域与全基因组其他区域间的相互作用。

Hi – C（high – throughput chromosome conformation capture）技术则是在 3C 和

4C 技术的基础上发展而来的一种高通量染色质构象捕捉技术。Hi-C 技术利用超声波将染色质破碎成更小的片段，再利用限制性内切酶切割 DNA 片段，并通过连接反应将具有相同黏性末端的 DNA 片段重新连接，最后通过高通量测序等技术检测染色质间的相互作用。Hi-C 技术的优点是可以同时捕获全基因组染色质间的相互作用，适用于研究大尺度上的染色质结构。此外，还有一些其他衍生技术如 Capture Hi-C、ChIA-PET 等，这些技术都是基于染色质构象捕捉技术的基本原理，通过不同的方法和技术手段来提高检测的灵敏度和特异性，以更好地揭示染色质的立体结构和功能。

3. 表观组学的数据资源

从 2003 年开始，ENCODE（Encyclopedia of DNA Elements）是第一个使用大规模表观基因组分析来识别人类基因组中调控元件的国际项目。ENCODE 开创了许多技术（如分析组蛋白修饰），并专注于细胞系而不是组织或原代细胞。随着项目的深入发展，其影响力逐渐扩展到了模式生物领域，形成了 mod ENCODE 分支，从而显著加大了比较表观基因组学的研究力度。到了 2010 年，项目再次迎来重要里程碑，启动了旨在生成 1 000 个原代组织和细胞类型参考表观基因组的新计划。

国际人类表观基因组联盟（IHEC）目前有 9 个成员：ENCODE（美国）、Roadmap Epigenomics（美国）、BLUEPRINT（欧盟）、DEEP（德国）、加拿大表观遗传学、环境与健康研究联盟（加拿大）以及来自日本、韩国、新加坡和中国香港的国家表观基因组项目。截至 2017 年，IHEC 取得了显著成就，成功引入并实施了统一的表观基因组数据质量标准，同时建立了 IHEC 数据门户，为全球研究者提供了便捷访问所有 IHEC 项目数据的途径。至 2016 年底，已有超过 7 000 个数据集可供使用，涵盖 350 多种组织和细胞类型，其中包括 294 个完整和 1 643 个部分完整的参考表观基因组。2020 年 7 月，ENCODE 项目发布了其第三期的重大研究成果，揭示了人类和小鼠基因组中分别近 100 万个和超 30 万个顺式调控元件。所有这些宝贵的实验结果均可通过 ENCODE 官方网站（http://www.encodeproject.org）轻松获取，为生命科学领域的研究人员提供了无比珍贵的数据资源。这些成果不仅推动了我们对基因调控机制的理解，还为未来的生物医学研究奠定了坚实的基础。

2.3.6 原位组学

原位组学，作为一项已经发展了数十年的生命科学领域内的重要技术，正在逐渐改变人们对于复杂生命的认识。原位组学，又名空间组学，是指在检测生物体内的分子组成（如基因、蛋白质、代谢物等）的同时进一步揭示上述分子在细胞甚至是组织级别上的空间分布情况。空间组学的研究极大地促进了人们对细胞间通信、组织结构与功能、疾病发生发展机制的研究。该技术也在 2020 年被 Nature Methods 评为年度技术，又进一步被 World Economic Forum 评选为 2023 年的十大新兴技术。与此同时，基于空间组学技术的相关研究及综述也多次发表在高质量期刊上。

人体是由 36 万亿个细胞组成的复杂系统，不同组织在不同的时间、空间上的细胞类型组成各不相同，各种细胞相互作用所形成的独特的微环境对维持人体正常功能发挥了重要作用。例如，肿瘤的发生发展不仅涉及基因突变累积，还与肿瘤微环境中的各种细胞之间的相互作用密切相关。传统的 bulk 测序技术是将样本混匀后进行测序，可获得特定状态下特定细胞或组织的所有信息，但得到的信息是所有细胞混匀后的平均值，因此丢失了细胞特异性信息。为了解决细胞特异性问题，单细胞组学应运而生，揭示了细胞特异性。但是，单细胞组学测序丢失了不同细胞的空间信息，因此无法揭示细胞在组织的空间分布及细胞间的通信和互作网络。空间组学的诞生，为解决上述问题提供了可能。目前，空间组学主要包括空间转录组、空间蛋白组、空间代谢组。

1. 空间转录组

空间转录组是指从空间层面解析 RNA-seq 的技术，能够同时获得细胞的空间位置信息和原位的基因表达信息。获取 RNA 空间位置的技术最早可以追溯到 20 世纪 70 年代。现在，按照不同的技术类型可以将空间转录组大体分成四大类。

1）基于微解剖的空间转录组

该技术主要是通过显微切割的方式，直接对组织中感兴趣的区域进行切割，然后对切割出的样本进行后续的 RNA 测序。最早出现的激光捕获显微切割（laser-capture microdissection，LCM）是利用激光在显微镜下特异地切割出感兴趣的区域并进行 RNA 测序。Tomo-seq（Tomography RNA sequence）则是在该技术的基础上改善了 cDNA 文库的制备方法，提升了 RNA 定量效果以及空间分辨率。体内转录组分析（transcriptome in vivo analysis，TIVA）则是对活细胞进行 RNA 测序的空间转录组技术，该技术利用穿透肽携带 TIVA 标签进入细胞，后续利用激光激活标签后捕获 mRNA 进行测序。Geo - seq（geographical position sequencing）则是在 LCM 基础上结合单细胞转录组测序对感兴趣区域的细胞进行转录组测序。

基于微解剖的空间转录组技术首先通过物理解剖或光学方法进行标记，研究特定区域细胞的基因表达信息。基于物理解剖的技术因其设备要求相对简单及兼容性强的优势而被广泛应用，基于光学方法进行标记的技术则突破性地实现了对活细胞的空间基因表达研究。但是，基于微解剖的空间转录组技术由于显微切割的技术限制，其分辨率相对较低，且激光捕获和组织分离过程会损坏一定的 RNA 质量以及细胞完整性。

2）基于原位杂交的空间转录组

原位杂交技术利用标记探针（荧光探针或抗原抗体探针）在 RNA 原位与其进行互补杂交对目标 RNA 进行可视化。最早出现的单分子荧光原位杂交（single - molecule fluorescence in situ hybridization，smFISH）一次只能用少量的荧光探针与固定组织样本进行结合，仅能检测到少量的 mRNA。后续的 seqFISH（sequential fluorescence in situ hybridization）技术通过对组织内全 RNA 进行连续多轮的杂交、成像和探针剥离，对每轮杂交情况编码为 0 或 1，最后可获得 1 个多位数的编码信息条形码，最后对编码的条形码进行解码，达到 1 次检测大量基因的目的。研究者后续在 seqFISH 的基础上进一步改进优化，开发出 MERFISH（multiplexed error - robust fluorescence in situ hybridization）、seqFISH + 等技术，逐渐提高细胞通量和分辨率，且相关操作也更加简便、省时。

除上述技术外，研究人员还开发出了一种不使用编码信息条形码的技术——RNA - scope。RNA - scope 通过双"Z"探针设计和信号放大系统，提高了 RNA 原位杂交的特异性、单分子检测的敏感性和信噪比。RNA - scope 能够在单细胞水平同时定量多个 RNA 的表达且能同时提供完整的组织形态学信息。

对于基于原位杂交的空间转录组技术而言，其主要的技术挑战在于这些转录本发射的荧光信号片段所产生的光路重叠。另外，组织和细胞样本的背景荧光信号所导致的假阳性结果也将极大影响实验结果的准确性和可信度。

3）基于原位测序的空间转录组

原位测序技术可以在细胞原始的组织环境中以亚细胞分辨率捕获转录本，利用微米或纳米大小的DNA球来放大信息进行测序。STARmap（spatially-resolved transcript amplicon readout mapping）是一种靶向空间转录组技术，该技术使用带有条形码的锁式探针直接靶向目的RNA，并添加第二个引物来替换逆转录步骤，靶向锁住探针旁边的位点，最后通过滚环扩增（rolling circle amplification，RCA）产生单链DNA进行边连接边测序（sequencing by ligation，SBL）。荧光原位RNA测序（fluorescent in situ sequencing，FISSEQ）是首个非靶向的原位测序技术，该技术使用带有标记的随机六聚体和碱基进行逆转录，将获得的所有cDNA通过单链DNA环化酶进行环化，合成的cDNA与其细胞环境交联，再通过RCA产生的滚环产物与细胞基质交联，最后进行SBL。该技术与原位杂交技术类似，对每个RNA靶标设计一对锁环探针，通过滚环扩增，将信号放大以定量检测细胞内RNA，与此同时还保留了空间位置信息。

4）基于原位捕获的空间转录组

原位捕获技术利用带有空间条形码的特异引物原位捕获组织相应位置RNA，然后将捕获的RNA进行异位测序，最后通过算法对RNA上所带的空间条形码进行可视化分析并构建组织空间转录图谱。该技术能够避免传统方法通量低、检测区域受限、需要预先设计靶向探针等问题，对完整的转录组进行无偏分析。

空间转录组（spatial transciptomics，ST）最先在2016年被发表，ST可以使总mRNA分析融入具有空间信息的完整组织切片上。载玻片表面包含上千个带有不同空间条形码的捕获区域（spot），可以在原位捕获组织切片中的mRNA，进行反转录，后续的cDNA-mRNA复合物被提取用于文库制备和二代测序（next generation sequencing，NGS），经过计算和分析将空间条形码映射回组织图像上，最终在空间上解析转录组信息。ST后被10x Genomics公司收购并在2019年推出了优化后的10x Visium平台，在分辨率和运行时间上进行了改进。

国产的华大基因公司推出的Stereo-seq技术也是基于原位捕获的空间转录组技术。Stereo-seq结合了DNA纳米球（DNB）的阵列芯片和原位RNA捕获技术。与其他空间转录组技术相比，Stereo-seq具有更高的分辨率，可以前所未有的（纳米级）分辨率对组织切片进行高通量的转录组分析，其面积可扩展至厘米级，并具有较高灵敏度和均一的捕获率。

尽管目前的空间转录组学技术的基因检测效率和空间分辨率有待进一步提高，但是鉴于其能解析细胞空间结构，已被广泛应用于胚胎发育时空组学图谱构建、细胞分辨率下的3D器官重构、疾病机制研究等。

2. 空间蛋白组

蛋白质是细胞功能的承担者，解析蛋白的时空特异性，有助于了解组织及疾病中微环境异质性、疾病的发生发展。传统针对大块组织（bulks）的蛋白质组学分析，在组织均质化过程中失去了空间分布与细胞类型信息，最终获得的质谱信号为组织或细胞裂解液中蛋白表达的平均水平。而空间蛋白质组学技术可以无偏差地对大规模蛋白质进行定位、定性、定量分析。该技术不仅能够全面解析疾病或生物学过程中的蛋白质水平，还能同时提供直观的空间位置信息，因而能更精确地定位到核心细胞群体，并对其进行深度蛋白质表征。

目前较为主流的空间蛋白质组学技术主要有两种：基于高精度激光捕获显微切割技术（LCM）的空间蛋白组，基于膨胀水凝胶放大样本的空间蛋白组（ProteomEx）。

基于LCM的空间蛋白组由德国马普所Matthias Mann团队提出，其技术的核心在于通过高精度激光捕获显微切割技术LCM切取感兴趣的组织区域或细胞，进行超微量样本蛋白提取并将蛋白酶切为肽段，进而使用高灵敏度质谱分析不同空间位置的蛋白质表达特征。

ProteomEx技术首先使用"吸水后能膨胀到原来的N倍"的水凝胶对实际样本进行放大，其膨胀线性倍数最大可到8倍，相当于体积扩大512倍。之后再结合4D蛋白质组学技术对微量样本进行蛋白质组学检测。此外，ProteomEx技术类似于蛋白质保留扩展显微镜，可与DNA和RNA荧光原位杂交相结合，从而实现空间多组学研究。

3. 空间代谢组

与其他组学相比，代谢组学作为离表型最近的组学，在发现并分析特异性生物标志物、研究病理生理机制方面有明显优势。代谢物的合成和累积往往具有精准的空间分布，且生理功能常与其在组织甚至单细胞中的空间分布紧密相关。因此，以高空间分辨率精准定位组织中代谢物的分布情况对阐明代谢物的合成、积累和调控机理至关重要。

空间代谢组学整合了质谱成像技术（mass spectrometry imaging，MSI）和代谢组学技术，对组织、器官和细胞中代谢物的种类、含量和空间分布进行精准测定。空间代谢组学可以更加深入地探讨代谢物变化规律和时空分布特征，掌握机体生理或病理更深层次的作用和变化规律。

质谱成像技术是一种结合质谱分析和影像可视化的分子成像技术，具有无须探针标记、非特异性检测、可一次分析数百个代谢物分子等优势，为代谢组学分析提供了一种新的研究手段。离子源是质谱成像的关键，按照离子源不同通常将 MSI 分为三类：基质辅助激光/解吸电离质谱成像（MALDI - MSI）、二次离子质谱成像（SIMS）、解吸电喷雾电离质谱成像（DESI - MSI）。

MALDI - MSI 的基本原理是将能吸 337 nm 或 355 nm 紫外激光的基质分子通过空气喷射或升华沉积分散到组织切片上，基质分子可与切片表面的待测物混合形成共结晶，当用激光照射晶体时基质分子吸收能量并导致迅速产热，使基质晶体升华；基质和待分析物汽化后，分析物经过电离并进入质谱进行检测；结合质谱成像软件最终获得对应离子强度和其在样本表面的位置，绘制出对应分子或离子在样本表面的二维分布图。

DESI - MSI 技术在大气压下即可进行，其基本原理是萃取溶剂在雾化气和电压的作用下形成电喷雾，并以一定角度喷扫样品表面，萃取溶剂可以快速地将待测物溶解并形成带电液滴，随后带电液滴以合适的角度进入质谱进样口，从而被质谱检测。

相比于前两种技术，SIMS 具有更高的空间分辨率（50~100 nm），更适合于单细胞成像。SIMS 利用聚焦离子束（"初级离子束"通常由金属、富勒烯或气体团簇组成）对组织表面的分子进行解析和电离，使其产生二次离子束并将其转移到质量分析器进行分析。SIMS 虽然是一种无基质技术，但样品制备对 SIMS 成像质量有相当大的影响，分析过程中的温度变化会促进分子迁移并导致电离效率降低，从而导致离子图像失真和特征丢失。

4. 空间多组学

除了单一的空间组学研究，目前空间多组学日益成为研究的热点和方向。空间多组学通过将多个生物学组学数据与空间信息相结合,以解析生物样本的三维空间结构和细胞间的相互作用。

目前的空间多组学技术在肿瘤、免疫疾病、神经科学、发育生物学等领域均有广泛的应用空间,极大地推动了基础科研和临床转化研究。随着时间的推移,未来的空间组学会逐渐往多组学联合、提高技术广泛应用的可及性以及改进数据分析框架的方向发展。

正如单细胞测序已经彻底改变了生物学的许多领域一样,空间组学也将极大地推动新一代的科学发现。不同类型的空间组学技术在分辨率、灵敏度和通量水平上有很大的不同,仔细权衡每一个技术的优点和缺点至关重要。

2.3.7 单细胞组学

单细胞组学是一种在单个细胞水平上进行的研究,它结合了基因组学、转录组学、蛋白质组学等多个组学的方法,以全面解析单个细胞内的分子组成、结构、功能和相互作用。这种技术克服了传统 bulk 测序方法的局限性,能够更精确地揭示细胞间的异质性,提高研究的分辨率。

在单细胞组学中,单细胞转录组测序(scRNA - seq)是一种重要的技术。它能够在单个细胞水平上测量数千个基因的表达水平,从而揭示细胞的异质性、细胞类型和亚型、细胞状态的存在和分布等关键信息。通过 scRNA - seq 技术,研究人员可以发现新的和罕见的细胞类型和亚型,深入了解复杂组织内的细胞异质性,以及研究细胞状态的存在和分布(如细胞周期)以及在健康和疾病条件下的生物学机制。

此外,单细胞组学技术还可以应用于蛋白质组学和表观组学等其他组学领域。在蛋白质组学中,单细胞蛋白质测序技术可以测量单个细胞内蛋白质的种类、数量和修饰状态,从而揭示蛋白质的功能和相互作用。在表观组学中,单细胞表观遗传测序技术可以研究单个细胞内的 DNA 甲基化、组蛋白修饰等表观遗传信息,从而揭示基因表达的调控机制。

单细胞组学技术的应用范围非常广泛,可以用于研究胚胎发育、免疫反应、肿瘤发生等多个领域。例如,在胚胎发育过程中,单细胞组学技术可以揭示不同细胞类型在时间和空间上的动态变化,从而深入了解胚胎发育的调控机制。在免疫反应中，单细胞组学技术可以揭示不同免疫细胞在感染或炎症等条件下的反应和相互作用，从而帮助开发新的免疫治疗方法。在肿瘤发生中，单细胞组学技术可以揭示肿瘤细胞内部的异质性和演化过程，从而为肿瘤的治疗和预防提供新的思路。

高通量、多路测序技术为谱系追踪开辟了新的方向。诸如 scTRIO-seq 和 scNMT-seq 等方法，能够同时对单个细胞的基因组拷贝数变化、DNA 甲基化组、核小体占用和转录组进行采样，从而揭示新的细胞类型及其在研究谱系中的作用。而单细胞蛋白质组学方法则可用于分析谱系特异性转录因子及其在不同时间点的丰度变化。2021 年开发的 iTracer 技术结合了报告基因条形码和可诱导的 CRISPR-Cas9，可在诱导多能干细胞衍生的类器官中进行谱系追踪，并且与单细胞和空间转录组学相容，用于克隆追踪和记录不同时间点的谱系。结合基因组、转录组和谱系报告方法，可以在癌症等疾病中进行谱系追踪。追踪癌症细胞谱系，可发现哪一部分谱系优先受到药物治疗的影响，以及参与的细胞信号通路；还可以了解免疫细胞如何对感染作出反应，如何分化以及命运背后的机制。最近的一项研究表明，结合 scRNA-seq 和 scTCR-seq 来追踪 $CD8^+$ T 细胞的克隆扩增和分化，最终描绘导致细胞耗竭的途径。谱系追踪也可以结合 scRNA-seq 和其他单细胞模式进行空间分辨率，以表征细胞组织动态并区分分子特性和形态。

基于美国国家航空航天局的双胞胎研究项目，研究人员解析航天飞行对细胞组成的影响，对航天员飞行前、着陆和着陆后的外周血单个核细胞进行了单细胞转录组测序分析。结果表明，虽然免疫细胞群的组成似乎在着陆时和着陆后都受到影响，但并不是所有的细胞类型都发生了显著的变化。其中，与飞行前样本相比，着陆时经典单核细胞数量显著增加；着陆后，经典单核细胞数量（M1 祖细胞）逐步减少，非经典单核细胞数量（M2 祖细胞）逐步增加；中性粒细胞数量在着陆后亦下降，表明了肌肉持久性状态的改变，或重新适应陆地环境后的适应性改变。

单细胞组学技术为生物医学研究提供了新的视角和工具，能够更深入地理解生命的复杂性和多样性。随着技术的不断发展和创新，单细胞组学将在未来发挥更加重要的作用，为疾病诊断和治疗提供更多的突破与发现。同时，单细胞组学也面临一些挑战，如样本制备的复杂性、数据分析的困难等，需要不断地研究和创新来克服。

2.4 影像学数据

2.4.1 核磁共振成像

1. 发展

核磁共振（Nuclear Magnetic Resonance，NMR）是一种基于原子核自旋激发和信号检测的物理现象的成像技术。20世纪初，物理学家斯特恩和格拉赛尔通过实验证明了原子核具有自旋，并展示了外加磁场，在选定共振条件下，自旋可以发生共振现象。20世纪40年代，费尔埃、伯蒂和布洛赫等科学家开始对原子核共振的物理学进行了深入研究。他们提出了脉冲和连续波方法，通过控制磁场和射频脉冲来实现共振信号的激发与检测。这些发现和创新为核磁共振的发展与应用打下了基础。20世纪50年代初，卡门和普尔斯发展了一种核磁共振测量方法，称为卡门-普尔斯方法。该方法通过激发和检测脉冲信号，从而获得物质样品中的核磁共振信号。这一突破使得核磁共振成为实验室和实际应用中的关键手段，大大推动了磁共振（MR）的发展。而MR现象最初是由斯坦福大学的Bloch和哈佛大学的Purcell发现的，他们还因此获得1952年诺贝尔物理学奖。20世纪60年代，核磁共振成像的概念被提出。德国科学家埃尔文·莱宾（Erwin L. Hahn）在研究自旋回波信号的过程中，提出了通过梯度磁场和频率编码技术，从多个方向获取核磁共振信号并在计算机上进行重建的方法。这一方法被认为是核磁共振成像的奠基之作，为实现三维图像提供了理论依据。1973年，英国科学家保罗·劳特尔伍尔（Paul C. Lauterbur）和美国科学家彼得·曼森（Peter Mansfield）分别提出独立的核磁共振成像技术。劳特尔伍尔首次提出了在梯度磁场下使用多个脉冲和信号采集脉冲序列的方法，可以产生人体结构的二维投影图像。彼得·曼森则通过使用梯度磁场来编码核磁共振信号并进行重建，实现了具有空间分辨率的全身成像。两人因此获得了2003年的诺贝尔生理学或医学奖。

2. 原理

1）基本物理原理

人体都是由原子构成，氢原子存在于人体的各个组织中，具有生物代表性。每个原子都是由原子核与核外电子组成，电子环绕产生电流进而产生磁场，因此每个原子都可看成小磁铁。人体内大量氢原子的运动方向杂乱无章，各个方向的磁性相互抵消，整体不体现磁性。核磁共振的原理基于原子核的自旋和磁矩。原子核内的质子像地球自转一样，不停地围绕一个轴做自旋运动，产生磁矩。

在外加磁场 B_0 的作用下，原子核的磁矩按磁场方向排列。用量子理论来解释就是氢原子核有两个不连续的能级，分别为与外磁场方向相同的低能级和与外磁场方向相反的高能级。因为处于高能级原子核有足够的能量对抗外磁场，但随着磁场场强的增强，越来越少的原子核有足够的能量处于高能级。但这些质子并不都与 B_0 平行，而是存在一个角度。因为质子不仅会保持自身的自旋，还会以 B_0 为轴旋转，称为进动。绕 B_0 旋转的频率就是进动频率 ω_0：

$$\omega_0 = \gamma B_0$$

其中，ω_0 是进动频率，B_0 是磁场强度，γ 指旋磁比。主磁场 B_0 越大，质子进动得越快。进动质子的磁矩进一步分解，所有质子的横向分量都是绕 B_0 旋转随机抵消，但在纵向上低能级质子比高能级多，多出来的这些分量会沿平行方向产生一个净宏观磁化矢量 M_0。

共振是一种物理现象，当物质处于与其固有频率相同的振动环境中时就会发生共振。在 B_0 的基础上再施加一个与 B_0 方向垂直的且不断旋转的磁场 B_1，如果 B_1 的旋转频率恰好等于拉莫尔频率，就可以使氢原子核从低能级跃迁到高能级，形成共振现象。通常也会将这个垂直的磁场 B_1 称为射频脉冲，使用射频脉冲产生振动的过程称为激励。高能级原子核与低能级原子核之间的能量差 ΔE 与激励共振产生的能量相关。

$$\Delta E = \gamma h B_0 = h\omega_0$$

若 ω_1 为射频频率，射频脉冲的能量为 $E = h\omega_1$。由量子力学可知，

$$\Delta E = E \Leftrightarrow h\omega_0 = h\omega_1 \Leftrightarrow \omega_0 = \omega_1$$

加入的脉冲能量和能级差相等时，射频频率与进动频率相等，才能实现能级跃迁产生共振现象。

射频脉冲引发的共振会使氢原子核进动相位同步，产生新的横向磁场。这就意味着在每一时刻，所有氢原子核的磁矩朝向都相同，在垂直于磁场平面内的分量方向也相同。施加的射频脉冲越强，横向分量越大，原子核获得的能量越多。当射频脉冲停止作用后，原子核的相位逐渐变得随机，磁化过程逐渐趋于稳定，

最终达到平衡。同时氢原子核会释放来自射频脉冲的能量，跃迁回低能级。这种能量释放的过程称为弛豫，所用的时间称为弛豫时间，也就是产生"核磁共振信号"的过程。

射频脉冲停止后，横向磁化分量 M_{xy} 很快衰减到零，称为横向弛豫；纵向磁化分量 M_z 将缓慢增加到最初值，称为纵向弛豫。两个磁分量随时间变化的图像如图 2.13 所示。

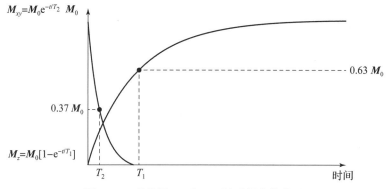

图 2.13 磁分量 M_{xy} 和 M_z 随时间变化关系

弛豫的快慢用时间常数来表示，T_1 为 M_z 达到最终平衡状态 63% 的时间，T_2 是指磁化分量 M_{xy} 衰减到原来值的 37% 时间。横向磁分量产生的电磁场绕 B_0 旋转，只要在磁场四周放置一个接收线圈，磁场与线圈切割会产生一个不断衰减的电信号，也将横向弛豫的衰减称为自由感应衰减信号。

该信号的强度与横向磁分量成正比，进而宏观磁化量 M_0 和质子数 N 以及质子密度成正比。质子密度决定信号强度，信号强度决定图像亮度。信号经计算机处理后密度越大的地方信号越强；相反，密度越小的地方信号越弱，这样就可以区分大脑的各个部位。不同的组织由于结构不同，横向弛豫的速度也不同，利用这个特点对核磁共振图像进行加权可以区分不同的组织结构，得到 T1 和 T2 的加权成像。成像特点与组织结构紧密相关，这也就是大家常说的 T1 看解剖、T2 看病变。

2) 成像原理

核磁信号的强度和位置信息是由氢原子核的数量和相对位置决定的。在 MRI 中，为了获得空间位置信息，需要在扫描过程中施加梯度磁场，以使不同位置的氢原子核呈现出不同的共振频率。梯度磁场是施加在磁共振扫描装置内的额外磁场，用于在扫描过程中对不同空间位置的核磁共振信号进行编码。梯度磁场是由线圈产生的一系列磁场脉冲，其方向和大小在空间上有所变化。通常，梯度磁场在 X、Y、Z 轴方向上施加。梯度磁场变化的速率与核磁共振信号的频率有关，这使得具有不同空间位置的核自旋在频率上有所区别。通过改变梯度磁场的强度和方向，可以将具有不同空间位置的核自旋归属于不同的频率。

在成像过程中，被称为 K 空间的频域表示了核磁共振信号的位置和强度信息。K 空间以坐标形式表示，其中 X、Y 和 Z 轴对应于不同方向的梯度磁场。K 空间中的每个坐标点表示一个频率，对应于扫描中的一个空间位置。具体而言，在扫描开始时，梯度磁场逐渐增强，使得信号频率由低到高依次填充 K 空间。梯度磁场的速率决定了 K 空间的填充速度，即空间编码速度。梯度磁场的停止或反向运动将导致核磁共振信号的峰值，并且该信号包含来自特定空间位置的信息。在 K 空间填充完毕后，需要对采集到的信号进行重建。重建过程基于傅里叶变换（Fourier Transform）理论，将 K 空间中的频域数据转换为图像域中的空间数据。通过将 K 空间数据进行反向傅里叶变换，可以恢复包含图像信息的二维图像。在扫描结束后，可以通过计算机对接收到的信号数据进行处理，重建出人体组织的三维图像。

需要注意的是，核磁共振成像过程中使用的磁场极为强大，这也为设备的制造和使用带来了巨大的挑战。此外，由于每个人的生物组织不同，因此在 MRI 之前，应该注意选择合适的扫描参数，避免对人体造成不良影响。另外，核磁共振还有磁共振谱技术，用于分析物质结构和化学成分，同样是利用核磁共振信号的情况下构建化学位移谱图，这个过程不用梯度和三维获得空间信息，获得的信息是关于样品中氢原子核能量的谱图。

2.4.2 计算机断层扫描

1. 发展

计算机断层扫描（CT）的发展历史可以追溯到 20 世纪 70 年代初。1895 年，伦琴发现 X 线正式打开了医学影像的大门。最早的 CT 机是由英国 EMI 公司的 Housfild 在 1968 年设计发明的，这是放射诊断学上一次划时代的飞跃。1972 年，第一台商用 CT 扫描机由英国的 EMI 公司推出，并被用于临床，开始 CT 技术的商业化。1973 年，第一例人体头部 CT 扫描成功完成，这标志着 CT 技术的临床应用正式开始。CT 扫描在医学领域得到广泛应用，能够提供高分辨率的断层图像，对于病灶的显示和定位具有重要意义。正是 Hounsfield 和美国物理学家 Cormack 分别开发出独立的 CT 扫描方法并提出了 CT 扫描原理，奠定了 CT 技术的基础，并因此被授予 1979 年的诺贝尔生理学或医学奖。20 世纪 80 年代，CT 技术在这个时期经历了重大的改进和进步。横断面图像的质量得到改善，扫描速度和分辨率也大大提高。此外，利用多层探测器技术，可以同时进行多层次的扫描，进一步提高图像质量和增强图像的诊断能力。进入 20 世纪 90 年代，螺旋 CT 技术的引入改变了 CT 扫描的方式。相对于传统的逐层扫描模式，螺旋 CT 通过旋转 X 射线源和探测器，实现连续数据的获取，显著提高了扫描速度和图像质量。紧接着的 10 年，多层次螺旋 CT 技术的发展推动了 CT 的进一步革新。采用更多的探测器和更快的旋转速度，多层次螺旋 CT 可以同时获取更多的图像切片，进而实现更高的空间分辨率和更短的扫描时间。CT 技术的持续发展，高分辨率的图像质量、快速的扫描速度和多种重建算法的应用，使得 CT 在普通诊断、肿瘤筛查、心血管评估和介入手术等领域取得了巨大的进展。

2. 原理

CT 是一种通过对人体进行多个方向的 X 射线扫描，采集大量断层图像数据并进行重建，从而生成体内器官组织结构的精确图像的医学影像技术。CT 的原理主要基于 X 射线的物理特性和计算机图像重建算法。

1）X 线物理特性

在光学角度下，X 射线与物质之间发生相互作用涉及三个主要过程：吸收、散射和透射。当 X 射线通过物质时，X 射线能量转移到物质中的原子或分子，其内部电子会因为与 X 射线相互作用而被激发。激发的电子可能会离开其原子轨道，形成正电离，或者跃迁到更高的能级，此过程称为光电效应。在光电效应中，X 射线能量转移给了物质，电子发生跃迁，这就是 X 射线与物质相互作用中的能量吸收。另一个过程是散射，X 射线遇到物质中的原子或分子而改变其方向。散射主要分为弹性散射和非弹性散射两种。入射 X 射线与物质中的原子或分子相互作用，导致 X 射线改变方向，但其能量没有发生变化，这种弹性散射过程称为康普顿散射效应。康普顿散射是因为 X 射线在物质中的电子上散射，并且散射角度与入射角度有关。非弹性散射是指入射 X 射线与物质中的原子或分子相互作用，导致 X 射线改变方向并失去部分能量。而透射是指 X 射线通过物质而没有发生吸收或散射，能够直接穿透物质并继续传播的过程。透射的强度取决于物质的密度和厚度，以及入射 X 射线的能量。这些相互作用过程共同决定了 X 射线在物质中的行为和 X 射线成像的原理。

X 射线在传播过程中会发生距离导致的扩散衰减和物质所致的吸收衰减，其衰减规律由朗伯 – 比尔定律可知，

$$I = I_0 e^{-ud}$$

其中，I_0 表示入射 X 线强度，I 表示穿过均匀物体后透射的 X 线强度，u 表示物质对该波长的线性衰减系数，d 指的是穿过均匀物体的路径长度。X 射线通过物质时，其强度的减弱与物质的吸收系数、密度和射线路径长度成正比。吸收系数取决于组织的成分、密度和入射 X 射线的能量。不同组织具有不同的吸收系数，密度较高的组织（如骨骼）会对 X 射线表现出较高的吸收，而密度较低的组织（如软组织）则表现出较低的吸收。

在实际 CT 扫描中，X 射线穿过的人体组织是不均匀的，不同位置如骨骼、软组织、血管等处的衰减系数不同。可以利用微积分的思想，将样品分成若干等长小段 d，假设每段密度都是均匀的。

衰减系数的计算方法如图 2.14 所示。

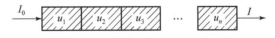

图 2.14　衰减系数的计算方法

从第一段向后依次叠加

$$I_1 = I_0 e^{-u_1 d} \cdots I_n = I_0 e^{-(u_1 + u_2 + \cdots + u_n)d}$$

$$u_1 + u_2 + \cdots + u_n = \frac{1}{d} \ln \frac{I_0}{I_n}$$

其中，u_i 表示第 i 段的衰减系数，I_i 表示第 i 段的出射强度。上述公式是在一个方向上的衰减系数的计算，为了计算出所有衰减系数，需要多个方向同时进行 X 线扫描。这种求每个小单元衰减系数的过程就是 CT 图像的重建过程，根据计算信息可以对组织进行重建，生成具有不同密度和结构信息的断层图像。

2) 计算机图像重建算法

X 射线是一种电磁波,它能够穿透人体组织,但被不同组织的吸收程度不同。利用 X 射线的穿透力和组织吸收特性,不同组织的吸收和散射将使 X 射线的强度发生变化,从而产生组织的密度信息,进而生成图像。

CT 装置主要由 X 射线源、X 射线探测器和旋转平台组成。X 射线源产生高能量的 X 射线束,射向旋转平台上的受检者。探测器阵列感知通过人体的 X 射线强度,并将它转换成数字信号。CT 扫描过程中,旋转平台使 X 射线源和探测器相对于受检者进行旋转。旋转过程中,X 射线源和探测器之间的距离固定,而旋转角度不断改变。每次旋转,X 射线源发射一束 X 射线束,经过受检者的组织后被探测器感知。通过多个方向不同角度的扫描,可以获得丰富的 X 射线强度数据。探测器将感知到的 X 射线强度转化为电信号,并经过放大、滤波、模数转换等处理。这些处理后的数据称为原始投影数据,反映了不同角度下 X 射线束在受检者组织中的吸收情况。然后,计算机通过图像重建算法对原始投影数据进行处理,以生成人体的横断面图像。

CT 图像的形成和重构,在数学上的描述分别为拉东变换和拉东逆变换。拉动变换是用于描述通过 X 射线扫描物体形成 CT 图像这个过程的一种数学表示,而拉东逆变换描述的则是对 CT 投影数据进行重构,还原成物体图像的一种数学方法。拉东逆变换实质上是一个二维傅里叶逆变换,在计算机上的具体实现方法为反投影法。而反投影法又分为直接反投影法和滤波反投影法。常用的图像重建算法有滤波反投影算法和迭代重建算法。滤波反投影算法是一种常用的重建算法,它根据原始投影数据通过反投影和滤波的过程进行图像重建。迭代重建算法则是一种近年来广泛应用的算法,它通过不断迭代计算出更接近真实图像的结果。

CT 扫描中,X 射线源和探测器在旋转平台的控制下相对于受检者进行旋转,通过感知组织对 X 射线的吸收程度,采集大量的断层图像数据。最后,通过计算机图像处理和显示技术,将重建后的图像进行灰度调整、增强和三维重建等处理,以便医生准确诊断和评估患者的病情。

2.4.3　正电子发射断层扫描

正电子发射断层扫描(PET)是一种核医学成像技术,可用于观察人体内部代谢和生理功能。在医学影像学领域，PET 技术已经得到广泛应用。随着科学技术的不断发展和应用的广泛性，PET 技术在航空医学上也得到了极大的应用，能够为飞行员的健康和安全提供关键信息。

1. 发展

PET 技术的发展可以追溯到 20 世纪 60 年代。1961 年，美国物理学家 Brownell 和 Sweet 在研究基础放射化学时，意外发现了正电子发射放射性同位素 ^{18}F（氟-18）。因此，PET 技术最初被用于基础放射化学的研究，来探索放射性同位素的性质。1962 年，Robertson 和 Halsey 发现了正电子湮灭现象，即正电子和负电子相遇时会释放出能量和动量。随着技术和研究的不断进步，PET 技术应用于医学影像学。1971 年，美国科学家 Pogossian 与 Erikson 首次报道用放射性示踪技术注射静脉示踪剂，并且利用计算机重建图像。随着计算机技术和 PET 技术的不断发展，PET 技术变得更加准确和可靠，在医学领域的应用也崭露头角。1975 年，德国科学家 Dahlbom 和其团队报道了用 PET 进行人体实验探索研究的结果，包括测量脑血流和血容量。1977 年，德国科学家 David 及其团队开发了第一台商业化的 PET 扫描设备。20 世纪 80 年代，PET 技术在肿瘤诊断中得到了广泛应用。与此同时，FDG-PET 技术（使用氟代葡萄糖作为放射性示踪剂）的出现，使得 PET 技术在临床诊断上有了更加重要的地位。20 世纪 90 年代，PET 的快速发展为 PET/CT 技术的出现打下了基础。它集合了 PET 和 CT 两种技术的优点，可以同时观察代谢和解剖结构状况。此外，PET/MRI 技术的出现，将 PET 和 MRI 相结合，使得医生可以在更早期诊断神经退行性疾病和乳腺癌等疾病。

PET 技术从 20 世纪 60 年代到现在，经历了不断的发展和进步，成为医学影像学领域的一个重要分支。现在，PET 技术开始被应用于航空医学，为飞行员的健康和安全提供关键信息。例如，飞行员长时间暴露在低氧环境下可能导致生理反应的改变，PET 技术可以监测大脑的代谢活动和氧气的分布。PET 技术的应用范围将继续扩大，为各个领域带来更加精确的信息。

2. 原理

PET 原理基于正电子的物理性质和核衰变现象，使用放射性示踪剂来追踪和测量组织内的生物过程。其具体可分为以下步骤：放射性示踪剂注射、正电子释放、正电子湮灭、探测器检测和图像重建。

放射性示踪剂注射：具有生物学意义的分子（如葡萄糖、氧气、放射性标记的药物等）会被标记上一个短寿命的正电子放射性同位素，如氟-18（^{18}F），碳-11（^{11}C），或氧-15（^{15}O）。这些示踪剂被注射到患者体内，靶向特定的生物过程或分子。

正电子释放：示踪剂在体内通过血液循环被输送到靶区域。当示踪剂与靶区域的生物过程或分子进行反应时，它会释放出一个正电子。这个正电子具有正电荷，所以很快与其周围的负电子发生湮灭作用。

正电子湮灭：正电子在体内只能存活很短的时间（几纳秒至几微秒），然后会与周围负电子相遇并湮灭。在湮灭时，正电子的质量会被转化为能量，释放出两个背向的光子，具有相等的能量（511 keV）和相反的方向。

探测器检测：PET设备围绕患者放置一圈探测器，用于检测在正电子湮灭时释放的两个背向光子。这些探测器由特殊的晶体材料制成，通常是闪烁晶体（如BGO），能够将光子的能量转换为可测量的信号。

图像重建：探测器记录下光子的信息，计算机系统根据这些数据对患者的内部进行三维图像重建。利用复杂的算法和数学模型，将光子的位置和能量信息转化为具有空间分辨能力的断层图像。这些图像可以反映出组织的各种生理和代谢功能。

PET以同位素示踪的方式在分子水平上观察活体生理生化过程，可以发现一些潜在脏器病变的信息。较CT、MRI成像方式而言，它可以更早期、灵敏、准确地诊断和术前指导。随着技术的发展，PET-CT图像融合技术通过将图像经过一定的变换处理，再进行空间坐标的融合。融合后的图像既能显示人体的解剖结构，又有丰富的生理特点。

2.4.4 荧光成像

1. 发展

我国关于荧光的记载非常早，先秦有"町畽鹿场，熠耀宵行"的诗句，其中"熠耀"即为萤火虫；晋有囊萤映雪的励志故事。而在西方，直接的荧光观察、记录、机理探索有400多年历史。关于荧光的发展有几个重要的历史节点。1565年，西班牙内科医生Nicolás Monardes发现，在菲律宾紫檀木（Lignum nephriticum）制成的杯子中泡过的水，会发出幽蓝光，此水有着处理肾脏和泌尿系统疾病的功效。这种幽蓝光后被称为荧光，这是西方学者认为的最早的关于荧光现象的记录材料。1852 年，George Stokes 考察奎宁和叶绿素的荧光时发现，它们的发光波长要比入射波长更长。首次阐明这种现象是由物质吸收了光后重新发出不同波长的光，Stokes 称其为荧光。Stokes 观察荧光的实验装置中太阳光作为光源，教堂的蓝色玻璃相当于一个滤光片，可以滤掉大于 400 nm 的可见光，使小于 400 nm 的紫外光照射到样品奎宁溶液上，为了避免激发光的干扰，Stokes 在垂直于入射光的光路上添加黄色玻璃酒杯作为滤光片滤掉小于 400 nm 的光后，观察到蓝色荧光，从而证实发射光波长比入射光波长更长。1962 年，下村修等在维多利亚管状水母中第一次发现并提取出了绿色荧光蛋白（Green fluorescent protein，GFP）。1994 年，Martin Chalfie 首次发现绿色荧光蛋白在无任何底物和辅助因子的情况下，也能在活细胞内发荧光，可用于标记细胞和蛋白质，首次在实验中成功表达绿色荧光蛋白基因，向人们展示了绿色荧光蛋白作为遗传标签的价值。同年，华裔科学家钱永健与其同事提出 GFP 生色团发光机理并改造 GFP，使其更易作为标记物应用于各类试验。2008 年，因为发现和改造绿色荧光蛋白方面的贡献，日本科学家下村修、美国科学家 Martin Chalfie 和钱永健分享了该年度的诺贝尔化学奖。

荧光成像的重要工具为荧光显微镜。1908 年，世界上第一台荧光显微镜试制成功。1958 年，美国科学家肖洛和汤斯首次发现将闪光灯泡发出的光照在一种稀土晶体上时，晶体会发出鲜艳且聚在一起的强光，由此他们提出"激光原理"，并发表了关于激光器的经典论文。1960 年，美国人梅曼（T. H. Maiman）发明了世界上第一台红宝石激光器。随后，激光技术引入显微镜上，激光扫描共聚焦显微镜诞生。20 世纪 80 年代，激光扫描共聚焦显微镜技术开始进入成熟的商业化模式。1990 年初，Winfried Denk 刚刚从康奈尔大学完成博士学业并前往了瑞士从事博士后工作。他的同事研究生物样品中的钙离子但苦于没有强大的紫外激光器和光学元件，Denk 就想到了他阅读学习过的关于非线性光学的知识，想到如果使用双光子吸收就能够绕开紫外，即通过两个双倍波长的可见光光子也能激发相同的荧光。Denk 联合他的导师 Watt Webb 及其博士生 James Strickler 借了一套染料飞秒激光器，只用 6 个小时就完成了实验搭建，采集数据则用了两三天，于是一篇里程碑式的文章（Two-photon laser scanning fluorescence microscopy, Science, 1990, 248, 73-76.）就此诞生了。这篇文章发表之后，双光子显微镜很快就进行了商业化，开始售卖。2006 年，超高分辨率显微镜技术取得重要进展。2008 年，超高分辨荧光显微镜问世。2014 年，超高分辨技术获得了诺贝尔化学奖。

2. 原理

物质（分子、原子、离子或其聚集体等）吸收一定的能量后，其电子从基态跃迁到激发态，如果在返回基态的过程中伴随有光辐射，这种光辐射现象就称为发光（luminescence），即发光就是物体把所吸收的激发能转化为光辐射的过程。发光包括光致发光（photoluminescence）、化学发光（chemiluminescence）、生物发光（bioluminescence）和电致发光（electroluminescence）等。其中，光致发光包括荧光（fluorescence/fluorimetry）和磷光（phosphorescence/phosphorimetry）。

荧光现象是指荧光分子吸收能量（光能、电能、化学能等）后，电子由基态跃迁至激发态，然后再以辐射衰变模式发射出光子并发出荧光的现象，这一过程通常在纳秒等级发生，其示意图可以用 Jabłoński 图来表示（图 2.15）。

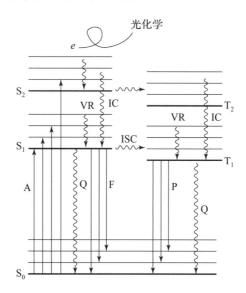

图 2.15 光物理过程的 Jabłoński 能级图

Jabłoński 能级图（Jabłoński energy-level diagram）简洁直观地描述了分子电子能级和跃迁的物理过程。如图 2.15 所示，分子在被激发和去活化时经历了多种光物理过程。分子在被激发后，一般会经历振动弛豫（vibrational relaxation，VR）、内转换（internal conversion，IC）、外转换（external conversion，EC）、系间窜越（intersystem crossing，ISC）、荧光（fluorescence，F）、磷光（phosphorescence，P）、猝灭（quenching，Q）等形式的去活化过程。

1）荧光原理

（1）单光子荧光过程。当某些分子（称之为荧光团或荧光染料）受到某种波的光激发后，分子中的电子吸收光子能量从基态（S_0）跃迁到激发态（S_1 或 S_2），处于激发态的分子通过振动弛豫（VR）或内转换（IC）过程达到 S_1 态的振动基态，然后分子从 S_1 态的振动基态回到 S_0 态的过程释放出一个光子，这个过程称为荧光过程。简单来讲，荧光过程主要分为三个过程：激发过程、弛豫过程和荧光发射过程（图 2.16）。

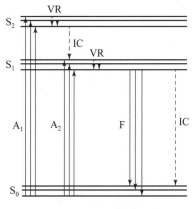

图 2.16　单光子荧光过程

注：A（Absorption，吸收）；F（Fluorescence，荧光）。

①激发过程。在室温下，大部分分子处于 S_0 态的最低振动能级。当吸收一个光子后，分子将由 S_0 态最低振动能级跃迁至 S_1 或 S_2 态的某一振动能级，该过程称为激发过程。跃迁过程经历的时间约为 10~15 s。由于跃迁速率远高于振动弛豫速率，跃迁过程中分子构型几乎不变，因此跃迁过程也称为垂直跃迁过程。电子激发态的多重性用 $2S+1$ 表示，其中 S 为电子自旋角动量量子数的代数和，数值为 0 或 1。当分子中的全部电子都是自旋配对时，$S=0$，此时 $2S+1=1$，称该分子处于单重态（也称单线态）。大多数有机分子的基态处于单重态。基态原

子电子成对存在，为单态，若分子中的电子在跃迁过程中不发生自旋方向改变，这时分子处于激发单重态；若电子在跃迁过程中自旋方向发生改变，这时分子中有两个电子自旋不配对的电子，$S=1$，此时 $2S=3$，则称分子处于激发三重态，用 T 表示。

②弛豫过程。如果分子跃迁到 S_1 态的非振动基态，将发生振动弛豫回到 S_1 态的振动基态；如果分子跃迁到 S_2 态的非振动基态，分子将首先发生振动弛豫回到 S_2 态的振动基态，再经过内转换和振动弛豫回到 S_1 态的振动基态。

③荧光发射过程。处于 S_1 态的振动基态的荧光分子通过辐射跃迁回到 S_0 态的过程，称为荧光发射过程。需要强调的是，荧光发射的特性取决于 S_1 态，与激发过程无关。

（2）双光子荧光过程。有机分子能够同时吸收两个光子使其前线轨道的电子跃迁到高能级，这个过程称为双光子吸收过程。由于双光子吸收概率较低，需高能脉冲激光作为光源。有机分子同时吸收两个光子达到激发态后，再经过内转换和振动弛豫回到 S_1 态的振动基态，再由 S_1 态的振动基态通过辐射跃迁回到 S_0 态的过程，称为双光子激发荧光发射过程，如图 2.17 所示。双光子吸收的强弱用双光子吸收截面（δ）来表征。

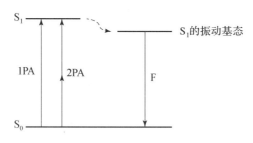

图 2.17　双光子荧光过程

2）荧光显微镜原理

（1）普适性荧光显微镜。传统荧光显微镜以短波长的光作为光源，照射到被检测的物体上，并检测长波长荧光，然后观察物体的形态以及位置。与普通的光学显微镜相比，荧光显微镜的光源通常为短波长的光，使其具有更高的分辨率。并且荧光显微镜的滤色片可以滤掉激发光，这样排除了激发光的影响，使其比普通的光学显微镜具有更高的灵敏度。

普适性荧光显微镜的光路图如图 2.18 所示。荧光显微镜的激发块（图中黑色虚线框内部分）是荧光显微镜的核心部件。激发块实际是滤色片的组合，包括三种滤色片：激发滤色片、分光镜和阻挡滤色片。其中，激发滤色片用于选择光源的特定波段的光，作为激发光来激发荧光样品；分光镜为半反半透镜，可以反射短波长的激发光，透过长波长的荧光；阻挡滤色片可以透过长波长的荧光，同时阻挡杂散光和激发光的反射光。常见的激发块有"紫激蓝""蓝激绿""绿激红"等。

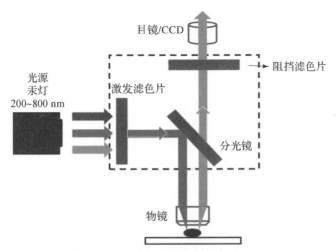

图 2.18 普适性荧光显微镜的光路图

这里以荧光显微镜中的"蓝激绿"激发块为例，说明荧光显微镜的工作原理。"蓝激绿"激发块如图 2.18 所示，汞灯（光源）的光首先通过激发滤色片，得到蓝光作为激发光，激发光通过分光镜的反射后，经物镜聚焦照射到荧光样品上。样品被激发后发射荧光，荧光各向同性，其中一束荧光可沿激发光的方向返回，其中较长波长荧光可以透过分光镜，然后透过阻挡滤色片，最终到达目镜或 CCD 相机，得到荧光图片。

（2）共聚焦显微镜。近年来，激光扫描共聚焦显微镜在生物成像中得到了广泛应用，其光路如图 2.19 所示。共聚焦显微镜的光源为激光，激光经过分光镜的反射和物镜的聚焦，在样品上形成一个光点，样品发出荧光，荧光的方向是发散的，其中一束荧光能够沿着入射激光的方向返回，通过物镜并透过分光镜，达到检测器。

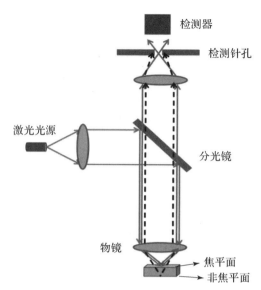

图 2.19　激光扫描共聚焦显微镜的光路图

与普通荧光显微镜不同的是，首先共聚焦显微镜的光源是激光（点光源），而普通荧光显微镜的光源通常为汞灯。更重要的一点是，共聚焦显微镜的光路上在检测器的前方有一个针孔。在利用共聚焦显微镜成像时，来自样品的不在焦平面上的光会（如图中黑色虚线所示）被带有针孔的光阑阻挡，仅仅来自焦平面的光能够通过针孔，到达检测器形成图像。因此得到的共聚焦图片是样品的光学切面，避免了焦平面以外的杂散光的干扰。

因此，与普通荧光显微镜相比，共聚焦显微镜具有以下优势：普通荧光显微镜会收集到焦平面以外的杂散光，得到的图像不够清晰；共聚焦显微镜能够保证只有焦平面的光成像，焦平面以外的杂散光会被针孔阻挡，因此得到的图像更加清晰。共聚焦显微镜能够进行光学切片，并将光学切片进行三维重构，而普通荧光显微镜不能进行光学切片。

（3）双光子荧光显微镜。目前，双光子显微镜在生物成像领域应用非常广泛。双光子荧光需要高能激发光激发，利用双光子显微镜观测样品时，只有在聚焦光焦点处的荧光标记物才能发出荧光，焦点外的荧光标记物不会发出荧光，即双光子荧光具有限域特点。因此，相对于共聚焦显微镜，双光子荧光显微镜可实现激发过程光学切片，光路上不用添加针孔（图 2.20）。

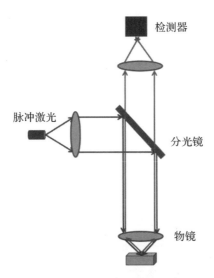

图 2.20 双光子显微镜的光路图

除此之外,与共聚焦显微镜相比,双光子荧光显微镜还具有其他明显优势:采用长波长激发(通常为红外光),长波长的光难以被样本吸收且光散射低,比短波长的光更容易穿透样品,因此双光子荧光显微镜的穿透深度较深,更适合成像深层组织样品;双光子荧光显微镜的成像亮度和信噪比更高,适合于观察活体中的微弱荧光信号;近红外的光对样品的毒性较小,可延长在活性样品中的观察时间;只有在焦面上有光漂白,对样品的光漂白区域较小。因此,双光子显微镜更适合于观察活性样品和浑浊的厚样品。

3. 荧光探针

荧光探针由三部分即荧光团、连接臂和受体组成。在实际设计中,也有荧光团与受体直接相连即可发生信号传递的实例,这种情况下就可忽略连接臂的设计。这种经典的三个构成组件的设计思想也叫"3R"设计理念,即 Receptor – Relay – Reportor,也就是受体 – 连接臂 – 荧光团(图 2.21)。

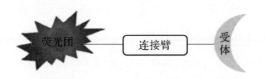

图 2.21 "3R" 探针设计策略示意图

荧光团又被称为荧光基团或者发色团，是探针中的发光部分。研究人员可以根据探针的功能选择合适的染料作为荧光团。选择荧光团的主要依据是荧光团的吸收波长、发射波长、量子产率和溶解度等性能。

荧光团和受体要通过连接臂传递识别信号。受体与分析物发生特定识别后，通过连接臂传导这种识别信息，使报告器接收到识别信号，从而产生光谱仪器能够识别的信号。根据荧光团与受体之间的连接方式，连接臂可以分为以下三类：①指示剂置换型。基于竞争性结合机制，荧光团首先通过可逆共价键或非共价键与受体结合，当分析物加入检测体系时，受体就与分析物结合释放出荧光团从而引起荧光变化。②共价键连接型。这是最常见的设计思路，荧光团与受体通过共价键连接，连接臂通过共价键将识别信号由受体传导至荧光团，引起荧光变化。③染料-受体融合型。荧光团、连接臂、受体一体化型。分析物会触发探针分子内化学反应从而生成荧光团，导致荧光变化。

受体是可以通过与分析物选择性结合从而产生识别信号的结构单元，受体决定了探针的选择性，是探针的关键部分。受体可通过堆积、偶极-偶极相互作用力、氢键、配位作用力、范德华力、静电引力等作用力识别分析物。在受体的构建中必须考虑螯合和大环效应、刚性-柔性平衡、互补性（形状、大小、作用点或键合点）以及主体预组织性等因素，才能达到高选择性地检测分析物的目的。

4. 荧光探针的识别机理

荧光探针的识别原理即通过与待测物结合改变电子排布或化学结构从而引起离子和光激发态的荧光团之间发生能量转移或电子迁移，引起荧光强度或波长的变化。利用这些原理科学家们设计了各种用于检测阴阳离子、小分子的荧光探针。目前在设计荧光探针时，常使用的识别机理有以下几种类型：光诱导电子转移（Photo-Induced Electron Transfer，PET）、分子内电荷转移（Intramolecular Charge Transfer，ICT）、扭曲分子内电荷转移（Twisted Intramolecular Charge Transfer，TICT）、激发态分子内质子转移（Excited-State Intramolecular Proton Transfer，ESIPT）、荧光共振能量转移（Fluorescence Resonance Energy Transfer，FRET）等聚集诱导发光（Aggregation-Induced Emission，AIE）。

1）光诱导电子转移

光诱导电子转移荧光是指电子供体被光激发引起电荷分离和能量转移，从而引起荧光强度增强或是下降的现象。PET 主要表现为荧光强度的变化，探针与分析物结合前后表现出明显的荧光强度增强或者荧光强度降低的现象，这种过程类似于控制光源的开关，因此基于 PET 机理的探针又被称为荧光分子开关。

基于 PET 原理设计的荧光探针在结构上主要包括三部分：荧光团、连接基团和识别基团。如图 2.22 所示，当识别基团未与靶标结合时，在光照下，荧光团被激发后，其最高占有轨道（HOMO）上的一个电子跃迁到最低空轨道（LUMO）上，此时未与靶标结合的识别基团的 HOMO（或 LOMO）轨道的能量介于荧光团的 HOMO 和 LOMO 能量之间，识别基团的 HOMO 轨道的电子可转移到激发态下荧光团的 HOMO 轨道上，从而抑制了荧光团的跃迁电子跃迁回其 HOMO 轨道，即发生了 PET 过程。PET 过程提供了一个电子从 LOMO 到 HOMO 的非辐射跃迁过程，使荧光淬灭。如图 2.22 所示，当识别基团与靶标结合时，减弱了识别基团的给电子能力，改变了识别基团的 HOMO 轨道的能量。在荧光团被激发后，PET 过程受阻，荧光团中的电子跃迁至 LOMO 轨道后能够通过辐射跃迁返回其 HOMO 轨道，使荧光团的荧光得以恢复，进而探针实现了识别靶标的目标。

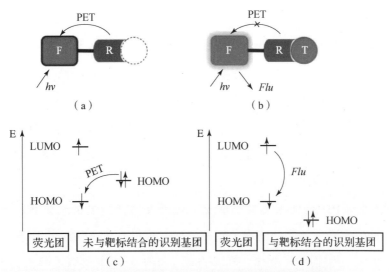

图 2.22　PET 发生和受阻过程及其前线轨道理论解释

（a）PET 发生过程；（b）PET 受阻过程；（c）PET 发生过程的前线轨道理论解释；（d）PET 受阻过程的前线轨道理论解释

2）分子内电荷转移

分子内电荷转移识别机理常用于设计有机小分子荧光探针。基于该原理的探针通常是由推电子基团（Donor）和拉电子基团（Acceptor）通过共轭型连接基团相连构成。相关机理可以用前线分子轨道理论进行解释。如果识别基团是供电子基团，而分析物为缺电子基团，那么当分析物与探针结合时，探针的共轭程度会发生下降，从而导致探针的 HOMO 与 LUMO 能级差变大，探针的吸收以及发射光谱会发生蓝移。如果识别基团是吸电子基团，而分析物为缺电子物质那么当分析物与探针结合时，探针的共轭程度会发生上升，从而导致探针 HOMO 与 LUMO 的能级差变小，探针的吸收以及发射光谱会发生红移。而当分析物为给电子基团时，探针的吸收和发射光谱会发生相反的变化。

ICT 和 PET 机制的主要区别是电子给体与电子受体在基态间相互作用，发生电子转移，组成共轭体系。ICT 型荧光探针的荧光团和识别基团之间没有明显的界线，尽管这一设计牺牲了传统的三系统组成探针的模块性和可调节性，却能引起激发或发射光谱的波长发生位移，倘若这一位移足够大，就能构建良好的比率型探针以检测分析物。

3）扭曲分子内电荷转移

波兰化学家 Grabowski 等于 1979 年提出了 TICT（Twisted Intramolecular Charge Transfer）效应。这类分子的供电子基团与受电子基团部分通过可以旋转的共价键相连。当此类分子处于局域激发态（locally excited state，LE 态）时，其呈现出平面特征。当分子处于 TICT 态时，分子呈现出扭曲状态而发生电荷分离。TICT 状态可以引起分子的荧光猝灭，用以设计有机小分子荧光探针。

4）激发态分子内质子转移

激发态分子内质子转移是指分子被光照激发后，发生在激发态分子内质子给体向邻近的质子受体之间的质子转移反应。可以发生 ESIPT 的分子一般含有羟基（或氨基）作为质子供体，在基态时 ESIPT 分子主要以烯醇式构型存在，光照激发后，质子可以从羟基或氨基转移到相邻的可与其形成氢键的原子上，形成酮式构型，最后通过辐射跃迁返回基态，返回基态后酮式构型会重新回到烯醇式构型。因此，我们可以观察到 ESIPT 分子常常具有两个荧光峰。位于短波长的峰是来自烯醇式构型的发射峰,而位于长波长的峰是来自酮式构型的发射峰。

5) 荧光共振能量转移

1948 年,Theodor F. 首次发现了荧光共振能量转移(FRET)这一机理,即光激发的电子给体与电子受体之间的偶极-偶极偶联作用。如果给电子体和受电子体之间的能力差恰好等于量子激发能,电子给体荧光团的激发能量就能通过两个振荡偶极的偶联来传递到相邻的电子接受体荧光团上,这种非辐射跃迁的结果导致电子受体的电子跃迁到更高的能级上,最终使电子受体发出荧光。

经典的 FRET 探针设计都采用两个荧光团(给体和受体)和离子识别基团的组成系统。两个荧光团之间发生能量转移的可能性叫作 FRET 效率,这一参数很大程度决定于两个荧光团之间的距离、电子给体与电子受体的过渡偶极的取向及电子给体的发射波长和电子受体的激发波长的重叠程度。离子识别基团会引起分子结构的变化从而引起距离、走向的改变以及 FRET 的程度。FRET 会引起电子给体发射波长的永久性降低,因此只能检测电子受体的波长。电子受体可以发色团,也可以是荧光团。FRET 两个突出的优点是:电子给体激发能级与电子受体发射能级之间的巨大差异可排除荧光检测中激发散射所造成的干扰;有两个可供测量的发射波长可以构建比率型探针。

6) 聚集诱导发光

传统的荧光团在高浓度溶液或聚集状态下荧光会减弱或消失,该现象称为聚集导致荧光湮灭(ACQ)。然而,一些有机分子在溶液中几乎不发光,但是在聚集态下会发出强烈荧光,这一反常的荧光现象是由唐本忠院士的课题组首次发现,并将这一现象定义为聚集诱导发光。为了解释 AIE 现象产生的原因,该课题组对 AIE 的机理进行了深入研究。通过改变外部环境诸如降低温度和增大黏度等,或修饰分子结构如锁住旋转的部分,发现 AIE 分子表现出荧光增强的特性。证明分子内运动受限(RIM)是 AIE 现象的主要机理。

2.5 生物力学数据

人类在探索太空的征途中,太空环境给航天员身心健康带来巨大的挑战。航天员长期处于微重力、空间辐射、密闭和隔离的太空环境会引起机体心血管功能紊乱、认知能力下降、骨丢失、肌肉萎缩、免疫功能失调及睡眠/觉醒节律紊乱等，严重影响航天员在轨生活和工作空间微重力环境会导致航天员骨质流失、心血管功能失调、免疫功能抑制等一系列生理变化，而细胞作为构成生命有机体的基本结构和功能单位，了解细胞对微重力环境的响应机制是了解航天员在空间活动中所产生生理变化的重要基础。细胞的力学微环境在调控其生理功能方面起关键作用。体内细胞经常受到剪切、拉伸、压缩等多种力学载荷，并且可以通过黏附分子（如整合素-配体素的结合）连接到细胞外基质上，进而可以感知外基质的硬度。细胞力学主要研究活细胞在力学载荷下的力学特性和行为，以及这些特征和行为与细胞功能的关系。

在细胞力学研究中，细胞膜是一层由带双链的类脂和蛋白质组成的脂双层膜，细胞膜薄而柔软，因此可在力的作用下变成任何形状，相当于二维流质。在力传递的准备期，细胞膜上的黏附蛋白、整合素与钙黏蛋白（cadherin）等，被微环境中配体激活，其胞内结构域（domain）通过结构蛋白（structural protein）与纤维状肌动蛋白（filamentous actin）微丝相连接。其中，整合素介导细胞与细胞外基质的黏附作用，是两个非共价结合的 α 与 β 亚基的异二聚体跨膜糖蛋白，与外基质黏附位点结合。

位于细胞膜上的整合素糖蛋白家族通过 ECM 与细胞内信号的相互作用来感知机械信号。跨膜受体整合素是连接细胞骨架和 ECM 以传递机械信号的机械感受器，通过膜上钙通道来调节钙离子浓度，将胞外的各种信号传递至细胞内，引发细胞内信号的级联反应，进而调节细胞增殖及分化。随着时间的推移，间质发育过程中细胞感受的机械力来源从细胞-细胞相互作用转变为细胞-外基质相互作用。这种机械信号的变化对发育至关重要，然而由于随时间变化的机械信号不能轻易在体外实现，因此动态变化的机械信号如何影响人类间充质干细胞分化还不清楚。通过 DNA 杂交和趾状物介导的链置换反应，分别采用 RGD 肽与整合素连接来模拟细胞-外基质相互作用，发现 RGD 与整合素连接（细胞-外基质相互作用）促进了丝切蛋白的磷酸化，压缩细胞核，诱导 YAP 在间充质干细胞中的核定位，并促进了随后的成骨分化。选择素及其糖缀合配体之间的相互作用可介导血细胞在内皮细胞上黏附和滚动，从而触发信号级联，并导致炎症和损伤部位的白细胞招募。常见的选择素可以分为 E-、P- 和 L- 选择素，这些选择素和细胞膜表面 CD44 配体间的结合在炎症反应中起关键作用。通过流体剪切、原子力显微镜和分子动力学模拟相结合，探究不同选择素种类和 CD44 配体间的相互作用关系。结果发现，E- 选择素主要起到强黏附的作用，与 CD44 配体结合后脱黏力大、存活时间长；而 P- 和 L- 选择素主要起到调节白细胞滚动和短暂黏附的作用，与 CD44 配体结合后存活时间相对较短、脱黏力小。循环白细胞被招募到炎症部位需要白细胞在血管中滚动黏附，这一黏附过程主要由选择素和整合素分子介导。机械力选择性地延长了 NKG2D 与 MICA 和 MICB 配体的相互作用寿命，并且机械力的增强效果对 MICA 配体的结合比对其他配体的结合要明显得多。上述结果表明，生物机械力赋予了免疫细胞表面激活型受体 NKG2D 识别不同配体的能力。

细胞骨架是真核细胞中由微丝、微管及中间纤维组成的蛋白纤维网络结构。众多细胞骨架的调控因子，包括 Rho 家族三磷酸鸟苷酶、肌动蛋白相关蛋白 2/3 复合物等，通过调控肿瘤细胞质膜及细胞骨架的可塑性导致细胞骨架结构紊乱、细胞膜流动性增强，同时促进伪足、黏着斑的形成以增强迁移能力，进而影响恶性肿瘤细胞的形态及迁移行为。

在分子水平上，细胞迁移主要取决于肌动蛋白系统。细胞迁移是一个动态且高度调节的过程，可分为四个步骤：板状伪足的延伸、黏着斑的形成、细胞体的收缩和尾部的分离。肌动蛋白细胞骨架的重组是由 Rho 相关激酶（Rock）介导的，而 Rho-GTP 酶在细胞适应微重力中充当关键传感器，并在微重力下介导肌动蛋白细胞骨架的重组。模拟微重力对细胞增殖、细胞凋亡、迁移和侵袭以及基因表达有明显的影响。微重力或模拟微重力诱导的细胞迁移减少与细胞骨架中的 F- 肌动蛋白的减少相关，表明了模拟微重力会对细胞迁移有抑制作用。

细胞骨架的结构特征如可塑性与稳定性在肿瘤细胞的迁移过程中发挥了重要作用。分子马达是细胞骨架网络动力学的潜在驱动力，其结构及数量变化也可能影响微丝/微管蛋白的结构与功能，进而对恶性肿瘤的形成、迁移等生物学行为产生影响。而细胞的力学性能主要由细胞骨架决定，因此，恶性肿瘤与同源体细胞的骨架结构差异必然导致细胞力学性质的改变。实现这些改变的准确测量与潜在细胞形态及亚细胞结构的精细分析，对揭示恶性肿瘤细胞的致病机理、开发具有力学特征的先进诊断及预后评估手段具有重大意义和价值。早期，基于弹性与简单黏弹性赫兹接触模型的 AFM 测量结果显示，人类恶性肿瘤细胞较同源体细胞更软（对应小的杨氏模量），黏性更小，从而更易变形与迁移，这在一定程度上能解释恶性肿瘤易转移的生物学行为。

恶性肿瘤是导致人类死亡的重要原因。其可通过直接扩散、淋巴转移、血行转移、种植播散等方式进行体内播散转移，威胁患者健康及生命，是受多种细胞因子及信号通路调控的复杂过程。恶性肿瘤细胞依托于肿瘤微环境完成体内生长、侵袭、转移等生物学行为，TME 包含细胞外基质、间质细胞以及细胞外调节因子等众多因素。传统细胞力学性质的测量往往在培养皿中进行，其刚性基底的微环境对细胞有很大影响，从而无法准确模拟细胞在 TME 中的真实力学性质与结构特征。为此，在后续的研究中人们使用硬度可调节的软基底，如聚丙烯酰胺、聚二甲基硅氧烷等，模拟了恶性肿瘤细胞的力学微环境，并在此基础上对细胞力学性质进行了测量，探讨了细胞与基底相互作用的生物力学机制。且使用赫兹接触模型对比研究发现了黏附于软基底的癌细胞反而较正常细胞有更高的杨氏模量，而癌细胞的侵袭性与其杨氏模量呈正相关关系。

骨细胞可以同时对多种类型的负荷刺激做出反应，特别是对流体流动和静水压力更为敏感。骨细胞通过在骨髓空间释放的分泌因子或直接进入血液循环，向远处的细胞或器官发出信号，从而感知机械刺激，并将这些信号转化为影响周围细胞的生化信号。周期性机械拉伸通过抗凋亡作用促进骨细胞样细胞的网络发育，通过上调 LC3b 蛋白等的表达改变了骨细胞样细胞的大小和形状。同时，骨样和缺氧条件的矿化也可能是骨细胞形成的驱动力。骨髓间充质干细胞 BMSCs 具有多种分化潜能，可作为细胞治疗和组织工程的自体细胞源。机械拉伸可诱导细胞骨架重组，通过阻止细胞进入细胞周期的 S 期而抑制细胞增殖。

细胞力学性质的深入应用有望在细胞癌变、分化、衰老、凋亡、药物作用分析等广泛领域，为细胞生物学以及医学的诊断治疗开拓出极具力学特色的精准分析手段与技术途径，对于研究空间力学环境的改变对生命系统的影响有重要作用。

第 3 章
航天医学中的大数据分析技术

■ 3.1 大数据的关键技术

随着高通量细胞生物学技术的进步,研究人员可以轻松地检测与感兴趣的表型相关的生物分子(即 DNA、RNA、蛋白质、代谢物等)。下一代测序技术已经彻底改变了 DNA 和信使 RNA(mRNA)的轮廓,使基因组和转录组可以快速且经济地被测序。质谱技术让我们能够高效地识别和量化细胞中的蛋白质、代谢物和脂质,捕捉到对生理和病理变化的底层细胞响应。因此,关于基因组、转录组、蛋白质组、代谢组、脂质组等的大规模研究创建了与这些"组"相关的大量数据,也称为多组学大数据。

研究人员通常使用机器学习(ML)算法来分析多组学大数据,以阐明复杂的细胞机制,识别分子签名,并从大型生物医学数据集中预测临床结果。传统的单组学分析提供了关于特定组学的细胞过程的单一视角,然而孤立的组学研究在识别多面性疾病(如癌症、心脏病、糖尿病等)的原因时经常遭遇挫折。这表明,通过整合组内和组间的信息来构建细胞过程的全面视图,更有利于提供生物机制的全面图景,揭示更深层次的原理。

多组学联合研究带来上述好处的同时,也带来了开发针对综合分析的新计算方法的挑战和机遇。例如,异质数据中的混合变量类型和一个或多个组学中的数据缺失可能会严重阻碍数据的整合和分析过程。而且,当整合多组学数据时,数据集的维度可能急剧增加到数百甚至数千个变量,而生物样本的数量却相对有限。这种现象被称为"维数灾难"或"$p \gg n$问题",其中p代表变量数,n代表样本数。此外,数据的稀有性或类不平衡也可能使结果偏差或降低准确性。在组学数据集中常见的是,分析罕见事件与频繁发生的事件相比较时,会出现类不平衡问题。

3.1.1 数据降维

在相同样本量的情况下,变量数量的增加使得大多数机器学习方法容易出现过拟合问题,即在训练数据上高度准确,但在未见测试数据上泛化能力差。这是因为相同样本现在覆盖的输入特征空间的比例大大减小。

增加更多维度的特征可能带来新信息,然而,新信息的好处可能被高维过拟合带来的低泛化能力所抵消。维度降低(Dimensionality Reduction,DR)在组学研究中通常被采用,因为来自基因组学、蛋白质组学、转录组学、医学影像学和临床试验的数据集经常面临p远大于n的问题。维度降低有两种常用的方法:特征提取(Feature Extraction,FE)和特征选择(Feature Selection,FS)(图3.1)。特征提取将数据从高维空间投影到低维空间,而特征选择通过识别原始特征中的相关子集来减少维度。

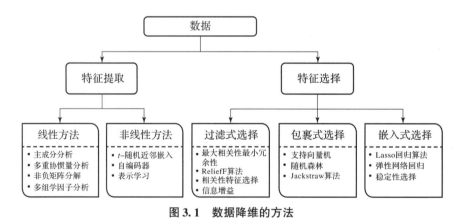

图 3.1　数据降维的方法

1. 特征提取技术

特征提取便于数据可视化、数据探索、潜在(隐藏)因素分析、压缩等。主成分分析(Principal Component Analysis,PCA),一种流行的特征提取方法,通过正交变换高维特征到线性无关的主成分(Principal Comments,PC)来降低数据的维度。考虑到正交性约束，顶部的 PC 捕获数据集中的最大方差。PCA 结合聚类是探索性数据分析（Exploratory Data Analysis，EDA）的直观方式。例如，可视化分子数据集中的子群体，这在高维度下是无法解释的。非负矩阵分解（Non-negative Matrix Factorization，NMF）是另一种特征提取方法，通过找到两个非负矩阵的乘积来近似原始的非负矩阵实现维度降低。不同于 PCA 中分解矩阵具有正负值，NMF 得到的矩阵只有正值。因此，原始数据仅通过潜在变量的加性组合来表示。t-分布随机邻域嵌入（t-distributed Stochastic Neighbor Embedding，t-SNE）是一种越来越多地用于高维数据可视化的特征提取算法。t-SNE 是一种非线性方法，因此在数据关系非线性时表现更好。数据点之间的相似性被用来构造联合概率分布，以这样一种方式，低维嵌入和原始高维之间的联合概率差异最小。自编码器，许多深度学习网络的构建模块，也可以通过将隐藏层节点的数量限制为少于原始输入节点的数量来用于非线性特征提取。

2. 特征选择技术

特征选择通常用于监督学习（supervised learning）的整合分析中（响应或群体标签已知），包括分类和回归应用。在多组学研究中，在整合之前通常会对每个组学数据集进行特征选择，因为数据集是高维的，且单个数据集中的所有变量可能并非都是信息丰富的。这种作为预处理步骤的变量数量减少有助于在整合之前减少噪声。在文献中，针对多组学数据的监督特征选择被提出用于 Cox 回归分析，以识别癌症预后中更多真实的签名基因。另一项研究开发了基于 mRMR（最小冗余最大相关）的特征选择方法，用于利用基因表达和甲基化数据从癌症数据集中识别表观遗传标记。通过这种方法识别的标记在前列腺癌和白血病数据集中最为相关且冗余性最小。mRMR 还被用于通过串联基因组、影像和蛋白质组数据来识别预测卵巢癌等级或患者存活的关键特征。在另一研究中，包括 CFS（基于相关性的特征选择）、IG（信息增益）、ReliefF、基于快速聚类的特征选择算法（fast clustering-based feature selection algorithm，FAST）和基于 RFE（递归特征消除）的支持向量机（RFE based Support Vector Machine，RFE-SVM）在内的各种 FS 方法被用于识别具有最高分类准确性的特征，用于利用蛋白质、基因表达和甲基化数据识别乳腺癌亚型。包装器和嵌入式特征选择方法是多变量的，即它们可以提取不同特征之间的关系，因此特别适合多组学研究。RFE 是生物医学中常用的包装器 FS 算法之一，被应用于整合分析。在一项研究中，mixOmics R 包将 L1 惩罚的嵌入式 FS 整合到各种监督的组学整合方法中，以实现分子签名的提取。此外，在无监督的整合聚类以及整合预测建模框架中，也实施了基于 L1 惩罚的正则化，以允许遗传特征选择。

3.1.2 样本平衡

大多数机器学习分类器，包括支持向量机（SVM）、随机森林（Random Forest，RF）和人工神经网络（ANN），都假设类别分布是平衡的。这一假设意味着每个组或类别的样本数量大致相同（所有类别均等代表）。因此，如果数据集中多个类别的数据量不一致，这些分类器很有可能会过高地估计多数类别，而完全忽略少数类别。在生物医学领域，这样的数据倾斜非常严实，且少数类别正是目标类别，例如，罕见疾病亚型。一个在包含 10 000 个对照组样本和 100 个疾病组样本的罕见疾病数据集上训练的分类器，通过预测所有样本属于多数类别，可以达到 99% 的准确率，而不需要检测罕见疾病。为了解决这一问题，提出了能够识别数据倾斜或类别不平衡学习（Class Imbalance Learning，CIL）方法的机器学习方法。广义上，CIL 方法分为三类：数据采样、成本敏感学习和集成学习。

1. 数据采样技术

由于其简便性，数据采样方法在生物医学领域被频繁采用。数据采样方法通过在应用机器学习分类器之前平衡数据集来解决类别不平衡问题。可以通过随机移除一些样本，即随机欠采样（Random Under-Sampling，RUS），或者使用单侧选择方法信息性地进行多数类采样。可以使用合成少数类过采样技术（Synthetic Minority Oversampling TEchnique，SMOTE）合成新的少数类样本。最近，结合欠采样和过采样的方法越来越受欢迎，通过克服单一数据采样方法相关的限制，更有效地解决不平衡问题。

2. 成本敏感学习技术

成本敏感学习在使用原始不平衡数据集的同时，对机器学习算法进行修改，对少数类样本应用比多数类样本更高的误分类权重（成本）。成本敏感加权经常被融合到支持向量机、人工神经网络和提升学习理论中，以解决类别不平衡问题。流行的成本敏感学习方法有 SVM_Weight 和 Weighted ELM（WELM），这种方法通常比数据采样方法更加高效,由于这些方法需要对算法有理论上的理解,而不是简单地对多数类进行随机欠采样,因此对于大型数据集来说更具吸引力。

3. 集成学习技术

集成学习方法通常比数据采样和成本敏感学习方法获得更好的泛化性能。在各种临床情景中,寻求多位领域专家医生的意见是常见做法。因此,对于特定治疗的最终决定是通过咨询专家委员会并结合他们的意见来做出的。在机器学习的背景下,集成学习系统扮演着类似的角色。多数类被分成几个子集(是否替换),集成中的每个单独分类器都在所有少数类样本和多数类的一个子集上进行训练,最终决策基于汇总单个分类器的预测。EasyEnsemble、Balanced Cascade 和集成 WELM 是一些针对 CIL 的集成方法示例。值得一提的是,集成学习是机器学习方法的一个广泛类别,不仅限于类别不平衡学习应用。例如,它也被用于针对异质和缺失数据提出的集成框架中。

4. 多组学样本平衡技术

尽管存在许多针对单组学研究的类别不平衡学习方法,但研究人员开始开发意识到不平衡的整合组学分析框架。其中,基于不同整合算法和评估指标的广泛模拟揭示了复合关联网络、相关向量机(RVM)和 Ada Boost RVM 相比其他基于图或基于核的整合算法受类别不平衡的影响较小。研究人员提出了基于树增强朴素贝叶斯(TAN)分类器的跨物种蛋白质相互作用(PPI)预测模型(TAN 放宽了 NB 的严格独立性假设),该模型整合了微阵列表达和基因本体(GO)值。PPI 数据高度不平衡,因为相互作用蛋白质的数量远小于非相互作用蛋白质对。特别是,非相互作用与相互作用蛋白质对的不平衡比例(IR)约为 20。将不平衡数据集分为 20 个具有相同正样本的平衡数据集,与不平衡数据集相比,产生了更好的结果。执行了等类数据采样,以减少类别不平衡在通过蛋白质、甲基化和基因表达数据整合识别乳腺癌亚型中的影响。

3.2 数据挖掘

数据挖掘是指从大量数据中挖掘出有趣的模式和知识的过程。数据通常需要使用适当的工具(如 Python、R 语言或 SQL 查询)从数据库、Web 等数据源中提取，得到的数据也称为数据集。从多个数据源收集的信息存储到一个统一的仓库中，这个仓库被称为数据仓库，它为数据挖掘工作奠定了坚实的基础。William认为"数据仓库是一个面向主题、集成的、时变的、易失的数据集合、支持管理者的决策过程"。数据挖掘遵循一套简单的流程，接下来将进行具体说明。

3.2.1 问题定义

问题定义的主要目标是明确数据挖掘的目标，即决定到底想从数据中挖掘出什么样的信息或解决什么样的问题。在数据挖掘的过程中，问题定义是至关重要的第一步。当问题定义不同时，建立的模型几乎完全是不同的。面向实际应用时，其一般可分为分类问题和回归问题。

3.2.2 数据获取

数据获取是指根据数据挖掘任务的具体要求，从相关数据源中抽取相关数据集，一般数据集是已经存在的或者至少知道如何获得的（访问某个资料库，网上过滤抓取需要的数据，问卷调查手动收集等）。

在数据获取前需要明确研究或项目的具体目标。不同的目标可能需要不同类型的数据集。例如，如果目标是进行情感分析，那么需要选择包含文本数据以及相应情感标签的数据集；如果目标是进行图像识别，则需要选择包含图像数据以及相应标签的数据集。

数据质量是选取数据集时需要考虑的关键因素。一个好的数据集应该具有准确性、一致性和完整性。在选取前可以通过查看数据集的描述、来源，以及之前的使用情况来评估其质量。

另外，需要确保所选数据集能够代表目标群体或现象。如果数据集不具有代表性，那么基于该数据集得出的结论可能不具有普适性。

1. 数据预处理

一般来说，在获得原始数据之后，不能直接进行统计分析等操作，因为通常我们获得的数据都是"脏"数据，在分析之前需要进行数据的清洗。常见的数据预处理方式如下。

1）缺失值处理

在实际的数据获取过程中，由于种种原因会导致数据丢失以及空缺。针对这样的缺失值主要的处理方式是：基于变量的分布特点和属性的重要性采用不同的处理方式。

(1) 删除变量：若属性缺失部分大于80%，且该属性重要性低，这种情况下，可以考虑直接删除变量。

(2) 统计值填充：若缺失率较低且属性不重要，则可以根据数据的分布进行填充。数据符合均匀分布时，可以考虑使用均值进行填充。数据存在倾斜分布时，可以考虑使用中位数进行填充。此外也可以使用插值法进行填充，常见的如随机插值、牛顿插值、拉格朗日插值、热平台插补等。也有人使用机器学习回归模型进行缺失值填充的方法，常见的模型填充方法有贝叶斯、随机森林、决策树等。

(3) 哑变量填充：若属性是离散的，可以将其转换为哑变量。例如：性别属性存在 M、W、NA 三种不同的值。若某个变量存在十几个不同的值，可根据每个值的频数，将频数较小的值归为一类，降低维度。此做法可最大限度地保留变量的信息。

利用 Python 语言中的 pandas 库下的方法 pandas.isnull.sum( ) 先统计每个属性缺失的比例，再考虑删除或者进行填充。

2）离群点处理

数据分布中通常会存在异常值，即处于特定分布范围之外的数据。当出现离群值的时候，要慎重处理，要将专业知识和统计学方法结合起来，首先应认真检查原始数据，看能否从专业上加以合理地解释，如数据存在逻辑错误而原始记录又确实如此，又无法再找到该观察对象进行核实，则只能将该观测值删除。检测离群点的方法如下。

(1) 简单统计分析：根据箱线图、各分位点判断是否存在异常，如 pandas 的 describe 函数可以快速发现异常值。

(2) 基于绝对离差中位数：这是一种稳健对抗离群数据的距离值方法，采用计算各观测值与平均值的距离总和的方法。

(3) 基于距离：通过定义对象之间的邻近性度量，根据距离判断异常对象是否远离其他对象，缺点是计算复杂度较高，不适用于大数据集和存在不同密度区域的数据集。

（4）基于密度：离群点的局部密度显著低于大部分近邻点，适用于非均匀的数据集基于聚类。

（5）利用聚类算法，丢弃远离其他簇的小簇。

离群值处理方法包括：

（1）保留离群值并用于后续数据处理；

（2）在找到实际原因时修正离群值，否则予以保留；

（3）剔除离群值，不追加观察值；

（4）剔除离群值，并追加新的观察值或用适宜的插补值代替。

2. 特征选择

在机器学习中，特征选择是一项关键任务，旨在从原始特征集合中选择与任务相关的子集。这个过程通常作为机器学习方法的预处理步骤之一。将所有特征都输入机器学习模型进行计算不仅耗费大量计算资源，而且与任务关联较低的特征可能会降低模型的性能。因此，在进行机器学习时，特征选择是必要的。

特征选择的目标是剔除与任务关联较低的特征，保留与任务高度相关的特征。这有助于提高模型的效率和准确性。特征选择通常包括以下两个关键步骤。

（1）子集搜索：从原始特征集合中选择一个特征子集。这可以通过不同的算法和启发式方法来实现，如贪心搜索、遗传算法等。

（2）子集评价：对选定的特征子集进行任务效果评估。这可以使用交叉验证、信息增益、方差分析等方法来衡量特征子集的性能。

特征选择的过程是一个迭代的过程，不断优化特征子集，直到找到效果最佳的子集。这个最佳子集将作为特征选择的最终结果，后续的模型学习将基于这些精选的特征。

需要说明的是，特征选择是在数据已经进行数据预处理的基础上进行的。通用的特征选择方法可以概括为如下三种：过滤式、包裹式和嵌入式。下面逐一介绍。

1）过滤式特征选择

过滤式：对数据集先进行特征选择，然后进行机器学习模型的训练，且第一步的特征选择过程与第二步的模型训练是无关的。简单而言，过滤式特征选择完全独立于任何的机器学习算法，仅仅根据各种统计检验中的分数和相关性的各种指标来选择特征。过滤法依据指标的不同又可以细分为方差过滤、相关性过滤。

方差过滤：是通过特征自身的方差来进行过滤。在 Python 机器学习库 sklearn 中专门进行方差过滤的模块是 VarianceThreshold。比如一个特征本身的方差很小，就表示样本在这个特征上基本没有差异，可能特征中的大多数值都一样，甚至整个特征的取值都相同，那这个特征对于样本区分没有什么作用。所以无论接下来的特征工程要做什么，都要优先消除方差为 0 的特征。VarianceThreshold 有重要参数 threshold，表示方差的阈值，表示舍弃所有方差小于 thresholds 的特征，不填默认为 0，即消除所有的记录都相同的特征。方差过滤的特点如下。

（1）当阈值设置很小，则被过滤掉的特征比较少，可能延长模型的运行时间。其基于方差很小的特征有多少，当方差很小的特征不多时，对模型没有太大影响。

（2）阈值比较大，则过滤掉的特征有很多。模型效果可能会变得很好，说明被滤掉的特征大部分是噪声。另外，模型效果也可能变差，这说明被滤掉的特征中很多都是有效特征。阈值较大能够缩短模型的运行时间，算法在遍历特征时的计算越复杂，运行时间越长。

相关性过滤：是在方差过滤之后，过滤出与数据标签相关且有意义的特征。进行相关性过滤后剩余的特征能够为数据工作者提供大量的必要信息。目前而言，评判特征与标签之间相关性的方法有卡方检验、F 检验和互信息。

（1）卡方过滤是专门针对离散型标签（即分类课题）的相关性过滤。卡方检验类 feature_selection. chi2 计算每个非负特征和标签之间的卡方统计量，并依照卡方统计量由高到低为特征排名；再结合 feature_selection. Selectkbest 输入评分标准来选出前 K 个分数最高的特征的类，去除最可能独立于标签且与分类任务无关的特征。另外，如果卡方检验检测到某个特征中所有的值都相同，这提示需要先进行方差过滤。

（2）F 检验，又称 ANOVA、方差齐性检验，是用来捕捉每个特征与标签之间的线性关系的方法。它既可以做回归，也可以做分类，因此包含 feature_selection. f_classif（F 检验分类）和 feature selection. f_regression（F 检验回归）

两个类。其中 F 检验分类用于标签是离散型变量的数据，而 F 检验回归用于标签是连续型变量的数据。和卡方检验一样，这两个类需要和类 Selectkbest 连用。需要注意的是，F 检验在数据服从正态分布时效果会非常稳定，因此如果使用 F 检验过滤，要先将数据转换成服从正态分布的方式。

检验的本质是寻找两组数据之间的线性关系，其原假设是"数据不存在显著的线性关系"。它返回 F 值和 p 值两个统计量。和卡方过滤一样，选取 p 值小于0.05 或 0.01 的特征，这些特征与标签是显著线性相关的，而 p 值大于 0.05 或 0.01 的特征则被认为是和标签没有显著线性关系的特征，应该被删除。

（3）互信息法是一种用于特征选择的方法，旨在衡量每个特征与标签之间的关联程度。与 F 检验类似，互信息法既适用于回归问题，也适用于分类问题。它包括两个类别：feature_selection.mutual_info_classif（互信息分类）和 feature_selection.mutual_info_regression（互信息回归）。这两个类的用法和参数与 F 检验完全一致。然而，互信息法比 F 检验更强大，因为它不仅能够发现线性关系，还能够捕捉到任意关系。与传统的统计量（如 p 值或 F 值）不同，互信息法返回的是每个特征与目标之间的互信息量估计，其取值范围在 0 和 1 之间。具体而言，如果估计量为 0，则表示两个变量独立；如果估计量为 1，则表示两个变量完全相关。

2）包裹式特征选择

包裹式特征选择直接将机器学习的模型性能作为子集的评价依据，即选择最有利于任务效果的特征子集。此方法注重考虑特征之间的相关性，使用一个基模型来进行多轮训练，每轮训练后，消除若干权值系数的特征，再基于新的特征集进行下一轮训练。可以使用 feature_selection 库的 RFE 类来进行包裹式特征选择。

3）嵌入式特征选择

嵌入式是将利用机器学习算法来选择特征，即特征选择和算法训练是同时进行的。此方法结合了过滤式与包裹式的优点，特征选择过程与机器学习模型合二为一。利用嵌入式方法进行特征选择时，首先要对机器学习的模型进行训练，获得各个特征的权重系数，并进行由大到小的排序。这些权重系数能够反映出特征对于模型的某种贡献或者重要性。常见的用于嵌入式特征选择的算法包括决策树和随机森林。在 Python 的 sklearn 库中的 feature_importances 属性中可以进行相关的快速计算。

3. 模型搭建

当选择好特征子集后，下一步是利用这个子集的特征进行模型的搭建。在机器学习中模型的搭建遵循统一的范式。

4. 模型评估

模型评估通常是利用受试者工作曲线下面积（AUC 值）来衡量模型的效果。针对分类任务，AUC 值越接近于 1，分类效果越佳。

3.3 数据可视化及工具

数据可视化是关于数据视觉表现形式的科学技术研究，它主要利用图形、图像处理、计算机视觉以及用户界面等技术方法，通过表达、建模以及对立体、表面、属性及动画的显示，对数据加以可视化解释。其中，数据的视觉表现形式被定义为一种以某种概要形式抽提出来的信息，这些信息包括相应信息单位的各种属性和变量。数据可视化涵盖了各种图表，如折线图、柱状图、散点图、面积图、饼状图以及热力图（Heat Map）等，每种图表都有其特定的应用场景和优势。

早期的数据可视化作为咨询机构、金融企业的专业工具，其应用领域较为单一，应用形态较为保守。步入大数据时代，各行各业对数据的重视程度与日俱增，随之而来的是对数据进行一站式整合、挖掘、分析、可视化的需求日益迫切，数据可视化呈现出愈加旺盛的生命力，表现之一就是视觉元素越来越多样，从朴素的柱状图/饼状图/折线图，扩展到地图、气泡图、树图、仪表盘等各式图形。表现之二是可用的开发工具越来越丰富，从专业的数据库/财务软件，扩展到基于各类编程语言的可视化库，相应的应用门槛也越来越低。

本质上，任何能够借助图形的方式展示事物原理、规律、逻辑的方法都叫数据可视化。数据可视化不仅是一门包含各种算法的技术，还是一门具有方法论的学科。一般而言，完整的可视化流程包括以下内容。

(1) 可视化输入：可视化任务的描述，数据的来源与用途，数据的基本属性、概念模型等。

(2) 可视化处理：对输入的数据进行各种算法加工，包括数据清洗、筛选、降维、聚类等操作，并对数据与视觉编码进行映射。

（3）可视化输出：基于视觉原理和任务特性，选择合理的生成工具和方法，生成可视化作品。

实际上，从"数据可视化"的命名，便很容易看出数据可视化从业者如何开始可视化设计，那便是：处理数据，设计视觉，完成从数据空间到可视空间的映射，必要时重复数据处理和图形绘制的循环组合。

3.3.1 分析数据

数据的特点决定着可视化的设计原则。因此，需要先对数据做一个全面而细致的解读。每项数据都有特定的属性（或称特征、维度）和对应的值，一组属性构成特征列表。按照属性的类型，数据可以分为数值型、有序型、类别型，数值型又可以进一步分为固定零点和非固定零点。其中，固定零点数据囊括了大多数的数据对象，它们都可以对应到数轴上的某个点；非固定零点主要包括以数值表示的特定含义，如表示地理信息的经纬度、表示日期的年月日等，在分析非固定零点数据时，更在意的是它们的区间。

在对数据做过预处理和分析之后，我们就能够观察出待处理数据的分布和维度，再结合业务逻辑和可视化目标，有可能还要对数据做某些变换。

1. 标准化

常用的手段包括（0，1）标准化或（-1，1）标准化，分别对应的是 sigmoid 函数和 tanh 函数，这么做的目的在于使数据合法和美观，但在这一过程中可能丢失影响数据分布、维度、趋势的信息，应该予以特别注意。

2. 拟合/平滑

为表现数据变化趋势，使受众对数据发展有所预测，我们会引入回归来对数据进行拟合，以达到减少噪声、凸显数据趋势的目的。

3. 采样

有些情况下，数据点过多，以至于不易可视化或者影响视觉体验，我们会使用随机采样的方法抽取部分数据点，抽样结果与全集近似分布，同时不影响可视化元素的对比或趋势。

4. 降维

一般而言，同一可视化图表中能够承载的维度有限（很难超过3个维度），必须对整个数据集进行降维处理。

3.3.2 可视化设计

人类视觉感知到心理认知的过程要经过信息的获取、分析、归纳、解码、储存、概念、提取、使用等一系列加工阶段，每个阶段需要不同的人体组织和器官参与。简单来讲，人类视觉的特点如下。

（1）对亮度、运动、差异更敏感，对红色相对于其他颜色更为敏感。

（2）对于具备某些特点的视觉元素具备很强的"脑补"能力，比如空间距离较近的点往往被认为具有某些共同的特点。

（3）对眼球中心正面物体的分辨率更高，这是由于人类晶状体中心区域锥体细胞分布最为密集。

（4）人们在观察事物时习惯于将具有某种方向上的趋势的物体视为连续物体。

（5）人们习惯于使用"经验"去感知事物整体，而忽略局部信息。

可视编码，它是数据信息映射为可视化元素的技术，其通常具有表达直观、易于理解和记忆的特性。数据包含属性和值，相应可视编码也由两部分组成：标记和视觉通道，标记代表数据属性的分类，视觉通道表示人眼所能看到的各种元素的属性，包括大小、形状、颜色等，往往用来展示属性的定量信息。例如，对于柱状图而言，标记就是矩形，视觉通道就是矩形的颜色、高度或宽度等。

数据可视化的设计目标和制作原则在于信、达、雅：一要精准展现数据的差异、趋势、规律；二要准确传递核心思想；三要简洁美观，不携带冗余信息。结合人的视觉特点，很容易总结出好的数据可视化作品的基本特征。

（1）让用户的视线聚焦在可视化结果中最重要的部分。

（2）对于有对比需求的数据，使用亮度、大小、形状来进行编码更佳。

（3）使用尽量少的视觉通道编码数据，避免干扰信息。

3.3.3 可视化实例

数据可视化不仅仅是一个静态的展示,而是通过图形、图像处理、计算机视觉以及用户界面等技术,将数据以更直观、易于理解的方式展现出来。这些视觉表现形式可以是折线图、柱状图、散点图、饼图、热力图、地图等多种图表类型,每种类型都有其特定的应用场景和优势。通过这些视觉形式,人们可以更容易地观察数据的分布、趋势、关联等,从而做出更为准确的判断和分析。

1. 热力图

热力图是数据的一种矩阵表示方法,其中每个矩阵元素的值通过一种颜色表示(图 3.2)。不同的颜色代表不同的值,通过矩阵的索引将需要被对比的两项或两个特征关联在一起。热力图非常适合于展示多个特征变量之间的关系,因为你可以直接通过颜色知道该位置上的矩阵元素的大小。通过查看热力图中的其他点,你还可以看到每种关系与数据集中的其他关系之间的比较。颜色是如此直观,因此它为我们提供了一种非常简单的数据解释方式。

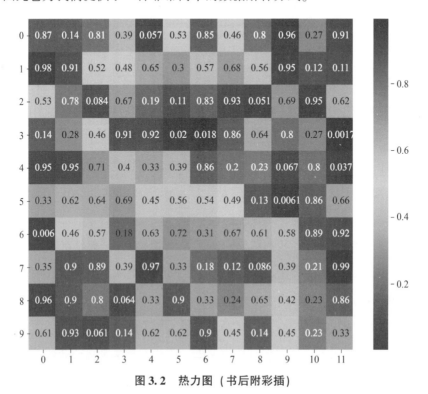

图 3.2 热力图(书后附彩插)

在下面示例中，首先创建了一个 10×12 的随机数据矩阵。然后使用 seaborn 的 heatmap 函数来绘制热力图。annot = True 参数表示在每个单元格中显示数据值，cmap = 'coolwarm' 参数设置了颜色映射。最后，添加了标题和轴标签，并显示了图形。

```
import seaborn as sns
import matplotlib.pyplot as plt
import numpy as np

# 创建一个随机数据矩阵
data = np.random.rand (10, 12)

# 创建一个热力图
plt.figure (figsize = (10, 8))
sns.heatmap (data, annot = True, cmap = 'coolwarm')

# 添加标题和轴标签
plt.title ('Heatmap')
plt.xlabel ('X - axis')
plt.ylabel ('Y - axis')

# 显示图形
plt.show ()
```

2. 二维密度图

二维密度图（2D Density Plot）是一维版本密度图的直观扩展，相对于一维版本，其优点是能够看到关于两个变量的概率分布。例如，在图 3.3 的二维密度图中，右边的刻度图用颜色表示每个点的概率。数据出现概率最大的地方（也就是数据点最集中的地方），在 size = 0.5，speed = 1.4 左右。二维密度图不像一维密度图只有一个变量，因此对于迅速找出数据在两个变量的情况下最集中的区域非常有用，当有两个对输出非常重要的变量，并且希望了解它们如何共同作用于输出的分布时，用二维密度图观察数据是十分有效的。

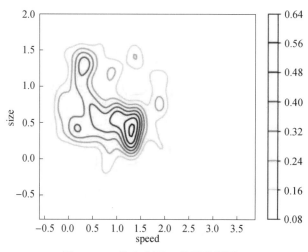

图 3.3　二维密度图（书后附彩插）

在下面的例子中，首先生成了两组相关的随机数据 x 和 y。然后使用 seaborn 的 kdeplot 函数绘制了二维密度图。fill = True 参数使得密度图区域被填充，cmap = " coolwarm" 设置了颜色映射。

```
import seaborn as sns
import matplotlib.pyplot as plt
import numpy as np

# 创建随机数据
np.random.seed (0)     # 设置随机种子以便结果可复现
x = np.random.randn (100)      # 生成100个符合正态分布的x值
y = x + np.random.randn (100) * 0.5  # 生成与x相关但噪声稍大的y值

# 绘制二维密度图
sns.kdeplot (x = x, y = y, fill = True, cmap = " coolwarm")

# 设置标题和轴标签
plt.title ('2D Density Plot')
plt.xlabel ('X - axis')
plt.ylabel ('Y - axis')

# 显示图形
plt.show ()
```

3. 蜘蛛网图

蜘蛛网图（Spider Plot）是显示一对多关系的最佳方法之一。换而言之，可以绘制并查看多个与某个变量或类别相关的变量的值。在蜘蛛网图中，一个变量相对于另一个变量的显著性是清晰而明显的，因为在特定的方向上，覆盖的面积和距离中心的长度变得更大。如果想看看利用这些变量描述的几个不同类别的对象有何不同，可以将它们并排绘制。如图 3.4 所示，该蜘蛛网图直观地展示了数据中 ABCDE 五个不同属性的权重高低情况，使观察者能够迅速捕捉到数据之间的相对关系。

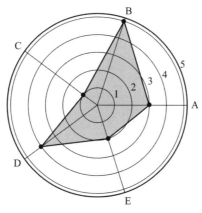

图 3.4　蜘蛛网图

在下面示例中，首先定义了一个标签列表和一个对应的数据列表。我们检查数据长度是否与标签数量一致，并在必要时使用 np.nan 填充数据。然后，我们计算每个标签对应的角度，这些角度在极坐标图中是均匀的。fig,ax = plt.subplots(figsize =(6,6), subplot_kw = dict(polar = True))创建了一个极坐标图的子图。使用 ax.plot 函数绘制数据点并用线连接它们，形成蜘蛛网图的轮廓。ax.fill 函数用于填充蜘蛛网图的内部区域。ax.set_thetagrids 函数用于设置角度网格的标签。最后，plt.show()显示图形。

```
import numpy as np
import matplotlib.pyplot as plt

# 数据，每个变量对应一个列表
labels = ['A', 'B', 'C', 'D', 'E']
```

```
data = [3,5,1,4,2]

#数据需要是等长的,因此如果长度不足,使用np.nan填充
N = len (labels)
data + = [np.nan] * (N - len (data))

#计算角度
angles = np.array (np.linspace (0,2 * np.pi, N, endpoint = False).
tolist (), dtype = np.float64)

#绘制蜘蛛网图
fig, ax = plt.subplots (figsize = (6,6), subplot_ kw = dict (polar = True))
ax.plot (angles, data, 'o-', linewidth = 2)
ax.fill (angles, data, alpha = 0.25)
ax.set_ thetagrids (angles * 180 /np.pi, labels)
ax.set_ title (" Spider Web Plot")
plt.show ()
```

4. 树状图

树状图(也称为层次聚类图或树状聚类图)通常用于表示数据集中的层次结构或聚类关系。这种图形可以有效地展示如何根据相似性将数据分为不同的层次或集群。在数据科学、生物信息学以及许多其他领域中,树状图都是非常有用的可视化工具。树状图中的每个合并点都表示一次聚类操作,合并点的高度表示了这次聚类操作的距离或相似度。树的底部是原始数据点,顶部是包含所有数据点的单一集群。通过观察树状图,我们可以理解数据是如何逐步聚合形成不同层次的集群的。在下面的可视化结果中,根据Kaggle的统计数据(生命值、攻击力、防御力、特殊攻击、特殊防御、速度)绘制了一小部分口袋妖怪游戏的数据集的树状图(图3.5)。因此,统计意义上最匹配的口袋妖怪将被紧密地连接在一起。例如,在图的顶部,阿柏怪和尖嘴鸟是直接连接的,如

果我们查看数据,阿柏怪的总分为438,尖嘴鸟则为442,二者非常接近!但是如果看看拉达,我们可以看到其总得分为413,这和阿柏怪、尖嘴鸟就具有较大差别,所以它们在树状图中是被分开的!沿着树往上移动时,绿色组的口袋妖怪彼此之间比它们和橙色组中的任何口袋妖怪都更相似,即使这里并没有直接的绿色连接。

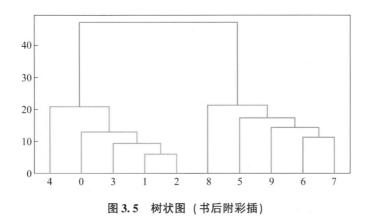

图3.5 树状图(书后附彩插)

在下面的例子中,首先创建了一个二维数组 X,它包含一些数据点。然后使用 scipy.cluster.hierarchy.linkage 函数对数据进行层次聚类,这里我们选择了'single'方法作为链接标准(也可以选择'complete','average','centroid','median'或'ward'等其他方法)。最后,使用 Matplotlib 的 dendrogram 函数来绘制树状图。

```
import numpy as np
from scipy.cluster.hierarchy import dendrogram, linkage
from matplotlib import pyplot as plt

#假设我们有一些一维数据
X = np.array( [[5, 3],
               [10, 15],
               [15, 12],
               [24, 10],
               [30, 30],
```

```
                    [85,70],
                    [71,80],
                    [60,78],
                    [70,55],
                    [80,91]])

#使用'single'方法进行层次聚类
Z = linkage(X,'single')

#绘制树状图
fig = plt.figure(figsize = (5,3))
dn = dendrogram(Z)

#显示图形
plt.show()
```

3.3.4 常用可视化工具库

在 Python 编程语言中常用的可视化工具有 Matplotlib 和 seaborn。

seaborn 是基于 Python 且非常受欢迎的图形可视化库, 在 Matplotlib 的基础上, 进行了更高级的封装, 使得作图更加方便、快捷。即便是没有什么基础的人, 也能通过极简的代码, 做出具有分析价值而又十分美观的图形。seaborn 可以实现 Python 环境下的绝大部分探索性分析的任务, 图形化的表达帮助你对数据进行分析, 而且对 Python 的其他库 (NumPy/pandas/SciPy) 有很好的支持。

下面是一些常用的可视化工具库介绍。

1. Matplotlib

Matplotlib 是一个最基础的 Python 可视化库, 作图风格接近 MATLAB, 所以称为 Matplotlib。一般都是从 Matplotlib 上手 Python 数据可视化, 然后开始做纵向与横向拓展。Matplotlib 可视化结果如图 3.6 所示。

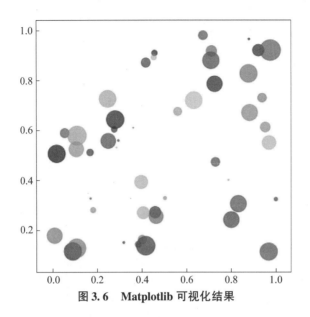

图 3.6　Matplotlib 可视化结果

2. seaborn

seaborn 是一个基于 Matplotlib 的高级可视化效果库，针对的点主要是数据挖掘和机器学习中的变量特征选取，seaborn 可以用短小的代码去绘制描述更多维度数据的可视化效果图（图 3.7）。

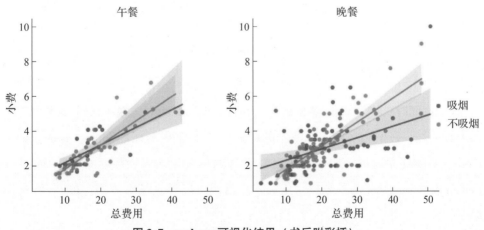

图 3.7　seaborn 可视化结果（书后附彩插）

3. Bokeh

Bokeh 是一个用于做浏览器端交互可视化的库，实现分析师与数据的交互。Bokeh 可视化结果如图 3.8 所示。

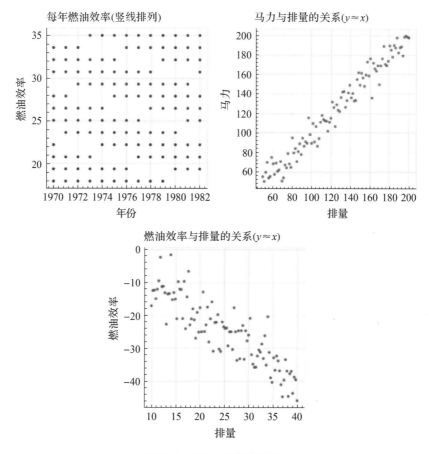

图 3.8 Bokeh 可视化结果

4. Plotly

Plotly 同时支持 Python 和 R 语言，并且实现了在线导入数据做可视化并保存内容在云端 server 的功能。做演示的时候，只需要在本地的 jupyter notebook 与 Plotly server 建立通信，即可调用已经做好的可视化内容做展示。Plotly 同时有 freemium 和 premium 两种账户，免费账户已经可以满足基本需要。Plotly 可视化结果如图 3.9 所示。

5. pyecharts

pyecharts 是基于百度 echarts 的一个开源项目，也是我目前接触到的最容易实现交互可视化的工具，相比 Bokeh 和 Plotly，pyecharts 的语法更简单，实现效果更加出众。

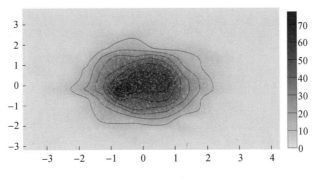

图 3.9　Plotly 可视化结果

地理信息数据也是部分数据分析师的业务场景。对于这类数据，可能传统的 Matplotlib/seaborn，交互属性的 Bokeh/Plotly 无法很好地进行处理。我们需要使用处理地理数据引擎更强的可视化工具库。

6. Mapbox

Mapbox 以开源的形式构建了矢量瓦片技术生态，基于矢量瓦片规格和瓦片渲染规格，开发了矢量切片工具、瓦片服务传输框架、瓦片在各种终端下渲染使用的全套，工具包、样式编辑等。Mapbox 的地图平台非常受欢迎，特别是开发者和学生群体，可以使用免费的开源软件绘制精美的地图。

7. Geoplotlib

Geoplotlib 是一个功能强大的 Python 库，用于直观地展示地理数据。它提供了一种简单而直观的方式来创建地图并在其上绘制地理信息。Geoplotlib 基于 Matplotlib 和 NumPy 构建，旨在使地图创建和数据绘制变得轻松。Geoplotlib 提供了一个简洁的界面，可用于创建多种投影的地图，包括墨卡托、埃克特和哈默。此外，Geoplotlib 支持多种数据格式，如 CSV、GeoJSON 和 shapefiles，可以轻松地将数据可视化为热图、choropleths（区域图）和动画。Geoplotlib 的功能丰富，是一款强大的地理数据可视化工具。用户无须成为 Matplotlib 或 NumPy 方面的专家，即可使用 Geoplotlib 创建地图并在其上绘制数据。此外，Geoplotlib 支持各种地图投影，可以根据特定需求定制地图。通过浏览数据并深入了解其模式和趋势，可以更好地理解地理数据。此外，Geoplotlib 还具有可扩展性，可以根据自己的需求进行自定义。用户甚至可以将 Geoplotlib 与其他库（如 D3.js）结合使用，以实现更丰富的数据可视化效果。Geoplotlib 可视化结果如图 3.10 所示。

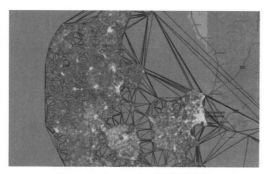

图 3.10　Geoplotlib 可视化结果

3.4　人工智能

人工智能（Artificial Intelligence，AI）是一门研究、开发用于模拟、延伸和扩展人的智能的理论、方法、技术及应用系统的新技术科学，它是计算机科学的一个分支，也是智能学科的重要组成部分。人工智能的核心技术包括机器学习、深度学习等。这些技术为人工智能提供了强大的数据处理和分析能力，使其能够处理和分析海量的数据，并从中提取有用的信息和特征。同时，这些技术也为人工智能在各个领域的应用提供了有力的支持。

人工智能作为新一轮科技革命和产业变革的重要驱动力量，正在深刻改变着我们的生活和工作方式。特别是 2024 年诺贝尔奖的两个主要奖项——诺贝尔物理学奖和诺贝尔化学奖均与人工智能息息相关，引发了全球对于人工智能领域的热烈讨论，也深刻反映了人工智能在现代科研和技术进步中的重要性。诺贝尔物理学奖 2024 年度授予了约翰·霍普菲尔德和杰弗里·辛顿。两位科学家因其在人工神经网络及机器学习基础性发现上的卓越贡献而受到表彰。霍普菲尔德发明的联想记忆技术，能够存储和重建图像及数据模式，推动了图像识别等领域的进步；而辛顿则利用过去几十年的理论基础，发明了自主发现数据属性的方法。诺贝尔化学奖授予了华盛顿大学的科学家大卫·贝克和 DeepMind 团队的丹米斯·哈萨比斯与约翰·乔普。他们在蛋白质结构预测及设计方面的研究，展现了人工智能在生物医学领域的巨大潜力。通过借助 AI 模型，科学家们成功解锁了蛋白质复杂结构的秘密，这一成果被称为突破性的进展。虽然诺贝尔生理学或医学奖看似与 AI 关联不大，但实际上，现代基因检测和相关技术的研究无不依赖于机器学习。比如，美因基因公司利用机器学习算法，研发针对阿尔茨海默病的 miRNA 标志物检测方法，正是 AI 在医疗领域应用的生动体现。

这些诺贝尔奖的授予，不仅代表了对科学家们长期努力的认可，也体现了人工智能在多个领域不断渗透的趋势。如今，从生活中的语音助手，到复杂的医学诊断，人工智能已经成为现代社会运作不可或缺的一部分。在这一进程中，AI 技术不仅帮助人类解决了无数未知的挑战，也为未来的科学探索提供了无限的可能性。

3.4.1 机器学习

机器学习是人工智能的一个重要分支，它使机器能够通过数据学习知识和规律，并应用这些规律进行决策或预测。机器学习依赖于大量的数据集进行训练和优化，通过分析和学习历史数据中的模式和特征，机器学习算法能够预测未来趋势、优化业务流程，甚至在没有明确编程指令的情况下自我改进。

1. 定义

机器学习是指通过计算的方法，利用数据中蕴含的经验知识改善系统的自身性能。机器学习的过程与人类的日常思维方式相近，如经验老到的瓜农通过听西瓜的敲击声可以判断西瓜是否成熟；医生在漫长的职业生涯中吸收医学经验，医术日渐精湛。简而言之，机器学习是利用计算机从数据中产生模型的算法，也就是"学习算法"，而数据中则蕴含着经验知识。获得模型后我们再把新的经验数据传递给模型进行运算，模型会提供相应的判断结果。

机器学习中的经验是指可获取的过去的信息，这些信息通常以电子数据的形式收集和分析。数据的质量和大小对机器学习任务至关重要。机器学习的经典例子是如何使用随机选择的有限样本文档（每个文档都标记有一个主题）来准确预测看不见的文档的主题。通常来说，样本越大，任务就越简单。需要指出的是，任务的难度还取决于分配给样本中文件的标签的质量，因为标签可能不是全部正确的。另外，样本中可能存在不平衡的问题。

机器学习涵盖了许多设计高效且准确的预测算法。与计算机科学的其他领域一样，我们关心这些算法的时间和空间复杂性。但在机器学习中，我们还需要考虑样本复杂度，即评估算法学习一系列任务所需的样本大小。总之，机器学习将计算机科学的基本概念与统计、概率和优化思想相结合，是一种数据驱动的方法。

2. 应用场景

1）文本分类

例如：为文本分配主题、确定网页内容、垃圾邮件检测。

（1）自然语言处理：词性标注、命名实体识别、上下文关联性分析。例如，在词性标注中，对一个句子的预测是标记每个单词的词性标记序列。在上下文关联性分析中，预测结果通常用树状图的形式来呈现关联性。

（2）语音识别：语言识别、语音合成、说话人验证、说话人识别，以及子问题，如语言建模和声学建模。

（3）计算机视觉：物体识别，人脸检测，光学字符识别（OCR），基于内容的图像检索，姿态估计。

（4）计算生物学：蛋白质功能预测，关键位点的识别，或基因和蛋白质互作网络的分析。

2）其他领域的应用

信用卡欺诈检测，网络入侵检测，国际象棋，围棋，自动驾驶，辅助医疗诊断，大数据推荐系统，搜索引擎，信息提取系统。

上述列表并不全，在现实生活中，大部分带有预测性的问题都可以转化为机器学习任务。所以机器学习的应用领域在不断地发展扩大。

3. 任务类型

依据模型任务的不同，可以将机器学习分为分类算法、回归算法、聚类算法、降维算法。

1）分类

分类任务是为每个对象分配所属的类别。如基于一个病人的病历单判断是否患病（二分类任务）。在新闻界，把某则新闻定义所属的类别，可用的标签有商业、天气、体育、医疗、教育、生活、政治等（多分类任务）。在图像领域，判断图片显示的内容。图片上显示的可能是汽车、飞机、人、动物、树、天空等内容。

2) 回归

不同于分类任务给出的是离散的类别骨架结果。回归任务适用于预测存在连续值变化的过程。比较常见的场景如随时间的推移的房价的预测。菜价、股价、气温、身高、体重、血压等有连续值的变化的过程也同样可以使用回归类的机器学习算法。在回归任务中，在算法运行过程中，当真实值与预测值之间存在差异时，会对错误的预测执行相应大小的惩罚。而分类任务中，不同类别之间通常是不存在相关性。

3) 聚类

聚类是将数据对象的集合分成相似的对象簇的过程。使得同一个簇（或类）中的对象之间具有较高的相似性，而不同簇中的对象具有较高的相异性。一般来说，其需要的数据集较大。聚类与分类任务常常任意混淆，需要指出的是：对数据集进行分类时，前提是知道数据集中有多少类，如我们划分在校学生的性别，我们下意识地认为只有"男"和"女"两种类别。而对于聚类来说，在对数据集进行操作时，我们不知道数据集有多少类别。我们能做的仅仅是依据数据集中程度的相似性，将相似的数据归纳在一起。如聊天群的建立，具有相似性的群体就可以建立一个群。在聚类任务中，我们是不知道有多少类别的。相似性的定义不同时，一个样本可以被划分到不同簇中。

4) 降维

在现实应用研究中，通常需要对多个变量的数据进行观测，对收集的大量数据进行分析、寻找规律。多变量大数据在带来丰富信息的同时，也在一定程度上增加了数据采集的难度。多变量之间往往存在一定的关联性，使得数据的分析复杂性也上升。一种合理的方式是，减少分析的指标的同时，减少原来数据信息的损失，实现对数据的全面分析的同时，也减小了计算的难度。这一类算法统称为降维算法。

当数据的维度（属性）较多，往往需要将数据的维度降为低维度再进行数据的挖掘任务，被称为降维。数据降维的过程需要保留数据的一些重要的特征，去除噪声和不重要的特征，最终目的是加快数据的处理速度。

4. 基本术语

(1) 模型（model）：泛指从数据中学到的结果。

（2）样本（sample）：关于一件事情或者对象的描述的记录，通常需要进行数字化的描述。例如：描述某地的房价。[1,25,121,2,2]，此列表中的数据分别代表：是否学区房（1 代表是，0 代表不是），距离市中心的距离，0.5 千米范围内的商家数，环境绿化程度（0，1，2，3），城市名（1 北京，2 上海，…），基于 [1,25,121,2,2] 这样的列表可以获得某地房价的基本信息。

（3）特征（feature）：又称为属性（attribute），反映事件或对象在某方面的表现或性质的事项，常用集合 $X=[x_1,x_2,x_3,\cdots]$ 表示。如上所述的：距离市中心的距离，环境绿化程度，城市名等。

（4）特征向量（feature vector）：指的是一个对象的不同特征（或者属性）在空间中的位置分布，即数据在空间中的坐标位置。如 [1 000,10,3] 描述的是一个汽车的驾驶里程数、车长、车宽。在三维空间中存在 [1 000,10,3] 这个点。

（5）数据集（data set）：由多个样本组成的集合。

（6）标签（label）：示例结果的信息，通常用字母 y 表示。如果希望学得一个能够帮助我们判断的模型，仅有前面的示例数据显然是不够的，要建立这样的关于预测的模型，我们需获得训练样本的结果信息。拥有了标记信息的示例，则称为样例（example）。一般地，用 (x_i,y_i) 表示第 i 个样例。如表 3.1 所示，以每个学生的各科成绩作为属性，将评优结果赋予对应的标签，构建出样例。

表 3.1 学生成绩的数据集（样本为不同学生，属性为各科成绩，标签为 1 则评优）

样本	属性1	属性2	属性3	属性4	属性5	标签
样本1	61	34	56	64	72	0
样本2	42	74	81	69	52	0
样本3	94	86	92	96	86	1
样本4	89	92	90	86	97	1
样本5	67	42	82	77	66	0
样本6	98	86	84	81	92	1
样本7	64	51	71	65	56	0
样本8	81	98	86	91	86	1
样本9	56	71	69	68	61	0

(7) 训练 (train): 从数据中学得模型的过程称为学习 (learning) 或训练 (training), 这个过程通过执行某个学习算法来完成。训练过程中使用的数据称为训练数据 (training data), 其中每个样本称为一个训练样本 (training sample), 训练样本组成的集合称为训练集 (training set)。学得模型对应了关于数据的某种潜在的规律, 因此亦称假设 (hypothesis); 这种潜在规律自身, 则称为真相或真实 (ground – truth), 学习过程就是为了找出或逼近真相。

5. 常见算法

在模型学习时, 根据是否提供数据的标签可将机器学习分为监督学习和非监督学习 (unsupervised learning) 两个类别。监督学习是指在有标签信息的情况下进行模型的学习。而非监督学习则是指在没有标签信息的情况下进行模型的学习。还有一类数据集, 只有部分数据有标签信息, 另外一部分没有标签信息, 使用这样的数据进行模型的学习的算法称为半监督学习。

下面介绍常见的机器学习算法与应用。

1) 逻辑回归

逻辑回归是经典的处理二分类问题的算法。二分类问题是指预测值存在两种类别的取值, 通常这两种类别称为正类和负类。目标值 y 与多个属性相关, 以此建立起简单的线性函数 (线性回归), 线性回归得到预测的 y 值, 但是 y 值并不是离散的两种取值 0 或者 1。将 y 值再代入 sigmoid 函数 $f(y) = 1/(1 + e^{-y})$, 通过 sigmoid 函数将 y 值映射到 (0, 1) 区间。通过选取不同的分类阈值实现二分类任务 (通常阈值设置为 0.5)。

2) 决策树

决策树 (Decision Tree) 是一类将输入空间分成不同的区域, 每个区域有独立参数的算法。决策树分类算法是一种基于实例的归纳学习方法, 它能从给定的无序的训练样本中, 提炼出树型的分类模型。树中的每个非叶子节点记录了使用哪个特征来进行类别的判断, 每个叶子节点则代表了最后判断的类别。根节点到每个叶子节点均形成一条分类的路径规则。而对新的样本进行测试时, 只需要从根节点开始, 在每个分支节点进行测试, 沿着相应的分支递归地进入子树再测试, 一直到达叶子节点, 该叶子节点所代表的类别即当前测试样本的预测类别。图 3.11 为简历筛选的简单决策树。

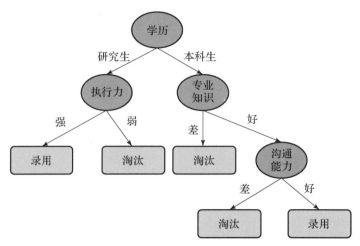

图 3.11　简历筛选的简单决策树

{淘汰，录用} 为叶子节点，{学历，执行力，专业知识，沟通能力} 为非叶子节点。其中 {学历} 又可以称为根节点。

决策树生成的关键在于选择最优的划分属性。随着属性划分的不断输入，决策树的分支节点包含的样本属于一个类别的可能性增大，也就是说节点的纯度（purity）越来越高。"纯度"的计算方式多样，常见的计算方式有信息增益、信息增益率和基尼系数。

（1）信息增益。信息熵是度量样本集合纯度最为常用的一种指标。假设样本集合 D 中第 k 类样本所占的比例为 $p_k(k=1,2,3,\cdots,y)$。

$$\mathrm{Ent}(D) = -\sum_{k=1}^{|y|} p_k \log_2 p_k$$

$\mathrm{Ent}(D)$ 小，则表明集合 D 纯度高。需要指出的是，信息增益对取值数目较多的特征有偏好，属性的取值越多，该特征的信息增益越大。

假设 a 有 V 个取值空间为 $\{a^1,a^2,\cdots,a^V\}$，若对样本集合 D 依据属性 a 进行划分，则可以划分为 V 个节点。第 V 个节点上取值为 a^V 的样本数记为 D^v。$\dfrac{|D^v|}{|D|}$ 为分支节点的权重。由此，可以计算得到特征 a 对样本集合 D 进行划分而获得的信息增益。公式如下：

$$\mathrm{Gain}(D,a) = \mathrm{Ent}(D) - \sum_{v=1}^{V} \frac{|D^v|}{|D|} \mathrm{Ent}(D^v)$$

信息增益越大，则使用 a 进行数据集 D 的划分的纯度提升越大。ID3 算法就是选择信息增益最大的属性作为节点的划分属性。

（2）信息增益率。信息增益对取值数多的属性有偏好，会给属性划分带来不好的效果。C4.5 算法在信息增益的基础上做了改进。提出利用"增益率"来选择最优的划分属性。公式如下：

$$\text{Gain}_{\text{ratio}}(D,a) = \frac{\text{Gain}(D,a)}{\text{IV}(a)}$$

$$\text{IV}(a) = -\sum_{v=1}^{V} \frac{|D^v|}{|D|} \log_2 \frac{|D^v|}{|D|}$$

C4.5 算法启发式地选择划分属性，并不是简单地选择最大增益率为划分属性，即首先信息增益大于平均水平的属性，再在其中选择增益率最高的属性。

（3）基尼系数。Gini(D) 表示从数据集中随机抽取两个样本，其类别标记不一样的概率。基尼系数越小，数据集的纯度越高。使用基尼系数的 CART 算法是一种二分递归分割技术，把当前样本划分为两个子样本，使得生成的每个非叶子节点都有两个分支。最终，CART 算法生成的决策树是结构简洁的二叉树。

$$\text{Gini}(D) = 1 - \sum p_j^2$$

p_j 是指类别 j 在样本集 T 中出现的概率。

在决策树训练模型的过程中，为了最大限度地将样本正确分类，节点不断地重复划分，最终会导致决策树分支过多，叶节点所包含的样本都是"纯"的。分支过多的决策树把数据集自身的特点作为数据的一般特性，造成"过拟合"。主动地去掉一些分支可以减少过拟合的风险。决策树的剪枝策略分为两种：预剪枝和后剪枝。下面介绍这两种方法。

（1）预剪枝。在构建决策树的同时进行剪枝。所有的决策树构建过程中，只有在熵无法降低的情景下停止分支。为了防止过拟合，可以人为设置一个阈值。当低于此阈值时，不再分支。但是在实际应用中此方法效果并不好。

（2）后剪枝。后剪枝是指先构建一棵完整的树，然后自下而上对非叶节点进行剪枝。若该节点替换为叶节点后能够提高决策树的泛化能力，则将该非叶节点替换为叶节点。

3）随机森林

集成学习旨在通过构建和结合多个机器学习器来提高模型的泛化能力，相较于单个学习器，集成学习模型具有更强的性能。集成学习的方法可以分为两大类。

（1）Boosting（提升法）：个体学习器之间存在较强的依赖关系，通过串行方式生成。Boosting 通过给错分样本一个较大的权重来提升性能。典型的 Boosting 算法包括 AdaBoost 和 Gradient Boosting。

（2）Bagging（自助聚合法）和随机森林：个体学习器之间不存在强关联性，通过并行方式生成。Bagging 和随机森林利用基础模型的独立性，通过平均的方式降低误差。

通常情况下，集成模型使用同质的基础学习器，但也可以使用多个基础学习器生成异质的学习器。Boosting 的基本思路如下：首先使用初始训练集训练一个基学习器，根据其表现调整训练集的分布，之前训练的基学习器做错的样本在后续训练中获得更多关注。然后将分布调整后的样本用于训练下一个基学习器。重复这一过程，直到学习器数目达到预设值 T。对这 T 个基学习器进行加权整合，形成最终的集成模型（图 3.12）。

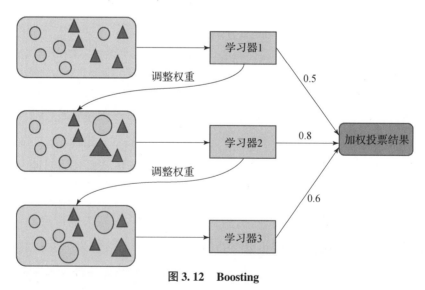

图 3.12 Boosting

Bagging 是使用装袋采样获取数据子集来训练基础学习器。Bagging 主要思路如下：首先从数据集中采集 T 个样本数据集，针对每一个数据集训练一个基学习器，再利用这些基分类器进行组合获得预测结果。针对分类任务采用投票的方式进行集成。针对回归任务采用平均的方式进行集成。分类任务出现两个类票数一样多时，随机选择其中一个（图3.13）。

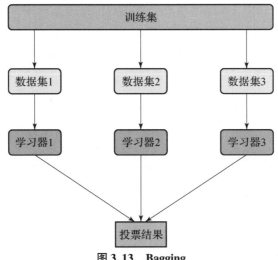

图 3.13　Bagging

随机森林，顾名思义就是将多棵相互之间并无关联的决策树整合起来形成一个森林，再通过各棵树投票或取均值来产生最终结果的分类器。使用决策树作为基学习器进行 Bagging 集成，且在决策树的训练过程中进行属性的随机选择。经典的决策树选择划分属性是选择当前节点属性中最优的属性，而随机森林中的决策树则是从当前节点的属性中先随机选择一个子集，再从这个子集中选择最优属性进行节点划分。

4) 贝叶斯网络

长久以来，人们认为某个事件发生的概率值 θ 为 {0，1} 即发生或者不发生。而统计学上频率派的观点则认为概率 θ 是一个未知数，但是仍然是一个确定的值。例如："一个袋子中有若干的黑球和白球，从袋子中取得黑球的概率有多大?" 基于频率派的观点认为概率 θ 是一个固定值，取出白球和黑球的概率都是 1/2，无论取多少次，θ 都不会变。

统计学上的贝叶斯派则认为：取得白球的概率 θ 是一个不确定的值，因为其中含有机遇的成分。例如，一个人创业，创业的结果无非两种：成功和失败，但人们依然会去估计他创业成功的概率。一些外在和内在的条件（领导力、执行力、智商、沟通能力、商业环境等）能够提升创业成功的概率，而不再是1/2的概率。这种不是"非黑即白"的思考方式，也正是贝叶斯派主张的观点。

频率派把需要估计的概率 θ 看作固定的未知数，即概率 θ 虽然未知，但是起码是一个固定的值。频率派认为样本 X 是随机的，所以他们研究的重点是样本空间，其大部分的概率计算都是针对样本 X 的分布。

而贝叶斯派则认为概率 θ 是随机变量，样本 X 是固定的。贝叶斯派的研究重点是概率 θ 的分布。要计算 θ 的分布，需要事先知道 θ 的无条件分布，又称为先验分布。也就是说要知道观察到样本 x 之前 θ 的分布。

例如，向台球桌上扔一个球，如果球是随机地抛出去的，那么可以认为球落在每个位置的机会相同，即概率 θ 服从均匀分布。这种在实验之前定下基本前提性质的分布被称为先验分布（或 θ 的无条件分布）。

而贝叶斯派思考问题的固定模式为：先验分布 + 样本信息 = 后验分布。这样的思考模式揭示了：新观察到的样本信息修正人们以前事物的认知。也就是说，在得到新样本信息之前，人们对 θ 的认知是先验分布 $\pi(\theta)$，在得到新的样本信息 x 后，人们对 θ 的认知变为后验分布 $\pi(\theta|x)$。

其中，先验信息一般来源于经验和历史资料。比如选手 A 与选手 B 对决，解说一般会根据两名选手历次比赛的成绩对此次比赛的胜负做个大致的判断。再如，某工厂每天都要对产品进行质检，以评估产品的不合格率，经过一段时间后便会积累大量的历史资料，这些历史资料便是先验知识，有了这些先验知识，在决定对一个产品是否需要每天质检时便有了依据。如果以往的历史资料显示，某产品的不合格率只有0.01%，便可视为信得过产品或免检产品，只每月抽检一两次，从而省去大量的人力、物力。

而后验分布 $\pi(\theta|x)$ 则是在给定样本 x 的情况下 θ 的条件分布。使得 $\pi(\theta|x)$ 达到最大的值称为最大后验估计 θ_{MD}，类似于经典统计学中的极大似然估计。

贝叶斯派统计学提出了著名的贝叶斯定理。

条件概率（又称后验概率）就是事件 A 在另外一个事件 B 已经发生条件下的发生概率，条件概率表示为 $P(A|B)$。

$$P(A|B) = \frac{P(A\cap B)}{P(B)}$$

条件概率原理图如图 3.14 所示。

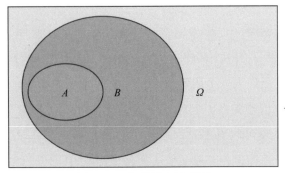

图 3.14 条件概率原理图

联合概率表示两个事件共同发生的概率，A 与 B 的联合概率表示为 $P(A\cap B)$ 或者 $P(A,B)$。边缘概率（又称先验概率）是某个事件发生的概率。例如：A 的边缘概率表示为 $P(A)$，B 的边缘概率表示为 $P(B)$。

由条件概率的定义，事件 B 发生的情况下发生事件 A 的概率为

$$P(A\mid B)=\frac{P(A\cap B)}{P(B)}$$

同理，事件 A 发生的情况下发生事件 B 的概率为

$$P(B\mid A)=\frac{P(A\cap B)}{P(A)}$$

将上述两个公式进行合并和整理可以得到

$$P(A\mid B)P(B)=P(A\cap B)=P(B\mid A)P(A)$$

若 $P(B)$ 非 0，可得

$$P(A\mid B)=\frac{P(B\mid A)P(A)}{P(B)}$$

由两个条件概率公式推出上述的贝叶斯定理。

贝叶斯公式的应用是通过已知的三个概率来推测第四个概率。具体而言，它表达了在事件 B 发生的前提下，事件 A 发生的概率等于事件 A 发生的前提下事件 B 发生的概率乘以事件 A 发生的概率，再除以事件 B 发生的概率。这种方法允许我们从结果反推到原因，即进行逆向概率推理。

简而言之，当我们无法确定某一事件发生的概率时，可以依靠与该事件本质属性相关的其他事件发生的概率来推测该事件的概率。用数学语言表达，某项属

性的事件发生次数越多，该事件发生的可能性就越大。这个推理过程也被称为贝叶斯推理。

此外，贝叶斯网络（也称为信念网络或因果网络）使用有向无环图来描述属性之间的依赖关系，并使用条件概率分布来描述属性的联合概率分布。在贝叶斯网络中，每个节点代表一个属性或数据变量，节点之间的箭头表示属性（数据变量）之间的概率依赖关系。例如，从图 3.15 中的天气问题的贝叶斯网络结构和骨折的条件概率表可以看出，"迟到"直接依赖于"下雪"和"摔倒"，而"骨折"则依赖于"摔倒"。进一步从条件概率表中可以得到"骨折"对"摔倒"的量化依赖关系，如 $P(骨折 = 是 | 摔倒 = 重摔) = 0.7$。

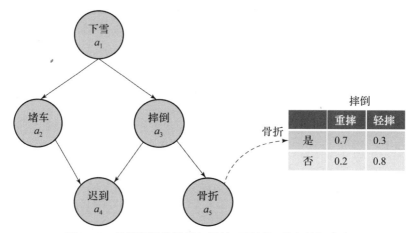

图 3.15　贝叶斯网络模型与属性"骨折"的条件概率表

当贝叶斯网络的结构已知时，明确属性之间的依赖关系。贝叶斯网络的学习只需要对训练样本进行相应的计数，估计得到每个节点的条件概率表。但在实际应用中，网络结构往往未知。所以贝叶斯网络学习的任务是根据训练数据集找到最佳的贝叶斯网络的结构。其中"评分搜索"策略是这个问题的常规方法。

具体思路如下：先定义一个评分函数用来评估贝叶斯网络和训练数据集的契合度，再基于这个评分函数寻找最优结构的贝叶斯网络。

5）支持向量机

训练样本集 $D = \{(x_1, y_1), (x_2, y_2), \cdots, (x_m, y_m)\}$，$y_i \in \{-1, 1\}$，若一个线性函数能够将上述两类样本分开，则称这样的样本为线性可分。在二维空间中线

性函数是一条直线,三维空间中的线性函数是一个平面。在更高维度中,其线性函数统一称为超平面。其公式如下:

$$wx + b = 0$$

一般的超平面与最大化间隔的超平面如图 3.16 所示。

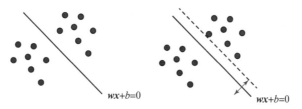

图 3.16　一般的超平面与最大化间隔的超平面（书后附彩插）

注:红色点为正类,蓝色点为负类。

将正类样本与负类样本分开的超平面并不是唯一的。寻找最优的超平面使得模型在新数据上的表现能力好。我们将能够将数据准确划分并且间隔最大的直线称为支持向量。其表达式如下:

$$wx + b = 1$$
$$wx + b = -1$$

满足上述公式的样本点落在这两条直线上。这样的样本到超平面的距离则被称为间隔（margin）（图 3.17）。两个支持向量到超平面的距离之和为

$$\gamma = \frac{2}{\|w\|}$$

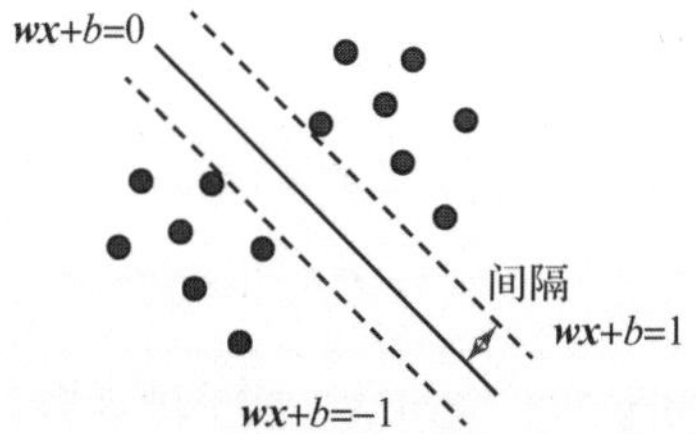

图 3.17　支持向量与最大间隔（书后附彩插）

想要找到具有最大间隔的超平面,也就是找到约束参数 w 和 b,使 γ 取得最大值。最大化 γ 等价于最小化 $\|w\|^2$。

$$\min \frac{1}{2} \|w\|^2$$
$$y_i(wx_i + b) \geq 1$$

上述公式是支持向量机的基本形式。

求解上述公式，也就是寻找合适的 w 和 b 使上式成立。

求解上式需要用到一系列的数学方法。支持向量机的基本形式的求解是一个凸二次规划的问题，可以使用拉格朗日乘子法得到其对偶问题（问题转化）。

$$L(w,b,\alpha) = \frac{1}{2}\|w\|^2 + \sum_{i=1}^{m}a_i(1 - y_i(w^T x_i + b))$$

$$\max_{\alpha} \sum_{i=1}^{m} a_i - \frac{1}{2}\sum_{i=1}^{m}\sum_{j=1}^{m}\alpha_i\alpha_j y_i y_j x_i^T x_j$$

公式为拉格朗日函数，对 w，b 求偏导等于 0，可得

$$w = \sum_{i=1}^{m}\alpha_i y_i x_i$$

$$0 = \sum_{i=1}^{m}\alpha_i y_i$$

前面的讨论的假设前提是样本是线性可分的，也就是存在超平面将训练的样本正确地划分。但是现实却是，很多样本不是线性可分的。

对于这样的问题，我们可以将样本从原始的空间映射到高维的空间去，使样本在这样的空间中变得线性可分。这一过程需要利用到核函数技巧。

$$f(x) = w^T \phi(x) + b$$

$$= \sum_{i=1}^{m}\alpha_i y_i \phi(x_i)^T \phi(x) + b$$

$$= \sum_{i=1}^{m}\alpha_i y_i \kappa(x,x_i) + b$$

$$= \sum_{i=1}^{m}\alpha_i y_i \kappa(x,x_i) + b$$

上式表明模型最优解可通过训练样本的核函数展开，这一展式亦称"支持向量展式"（support vector expansion）。$\kappa(x,x_i)$ 为核函数。支持向量机的分类效果如图 3.18 所示。

6) K - means

非监督学习中，当训练集的标签未知时，利用没有标签的样本来揭示数据隐藏的内在规律，可以为接下来的数据分析提供前提。在非监督学习中最为常用的算法是聚类算法。

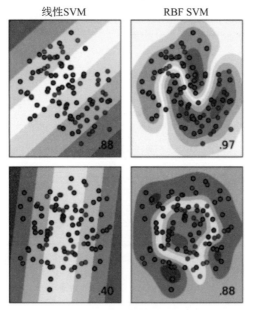

图3.18 支持向量机的分类效果

聚类就是按照某个特定标准（如距离准则）把一个数据集分割成不同的类或簇，使得同一个簇内的数据对象的相似性尽可能大，同时不在同一个簇中的数据对象的差异性也尽可能地大，即聚类后同一类的数据尽可能聚集到一起，不同数据尽量分离。每个簇可能对应于一些潜在的概念（类别）。

聚类的最终效果是"类内的点都足够近，类间的点都足够远"。在算法开始时，首先要确定这堆散点最后要聚成几类，然后挑选几个点作为初始的中心点，最后给数据点做迭代重置，直到达到聚类的效果。

K – means 是经典的聚类算法。在给定样本集 $D = \{x_1, x_2, \cdots, x_m\}$，$K$ – means 算法针对聚类所得簇划分为 $\mathcal{C} = \{C_1, C_2, \cdots, C_k\}$，最小化平方误差。

$$E = \sum_{i=1}^{k} \sum_{x \in C_i} \| x - \mu_i \|_2^2$$

$$\mu_i = \frac{1}{|C_i|} \sum x \in C_i$$

K – means 流程如下：

(1) 随机地选择 k 个对象，每个对象初始地代表了一个簇的中心；

(2) 对剩余的每个对象，根据其与各簇中心的距离，将它赋给最近的簇；

(3) 重新计算每个簇的平均值，更新为新的簇中心；

(4) 不断重复(2)、(3),直到函数收敛。

3 个簇的聚类效果如图 3.19 所示。

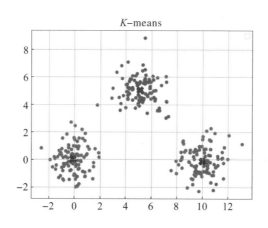

图 3.19　3 个簇的聚类效果

K-means 聚类算法的优势在于它的速度非常快,因为所做的只是计算点和群中心之间的距离,它有一个线性复杂度 $O(n)$。

7) 主成分分析

主成分分析是一种广泛应用的数据降维算法。其核心思想是将原始的 n 维特征映射到一个新的 k 维空间中,这 k 维特征是全新的正交特征,也被称为主成分。通过 PCA,我们可以重新构造出在原有 n 维特征基础上的 k 维特征。

具体而言,PCA 的工作过程是从原始的特征空间中逐步寻找一组正交的坐标轴。这些新的坐标轴的选择与数据本身紧密相关。首先,我们选择第一个新坐标轴,它对应于原始数据中方差最大的方向。接着,我们选取第二个坐标轴,它与第一个坐标轴正交,并使得在这个平面上方差最大。以此类推,我们可以得到 n 个这样的坐标轴。

通过这种方式获得的新坐标轴,我们发现大部分方差都包含在前面的 k 个坐标轴中,而后面的坐标轴所含方差几乎为零。因此,我们可以忽略掉余下的坐标轴,只保留前面 k 个含有绝大部分方差的坐标轴。实际上,这相当于只保留了包含绝大部分方差的维度特征,而忽略了方差几乎为零的特征维度,从而实现了对数据特征的降维处理。

6. 开发框架

scikit-learn 库是基于 Python 的开源机器学习工具库。建立在 NumPy、SciPy 和 Matplotlib 库的基础之上，scikit-learn 提供简单而高效的数据挖掘和数据分析的工具，可在不同的环境中重复使用。其囊括了主流的机器学习算法，且针对不同的任务场景，给出了合理的推荐算法。scikit-learn 库将机器学习主要分为回归算法、分类算法、降维算法、聚类算法。

（1）回归模型：线性、决策树、SVM、KNN（K 最邻近分类）；集成回归：随机森林、AdaBoost、Gradient Boosting、Bagging、Extra Trees。

（2）分类模型：线性、决策树、SVM、KNN，朴素贝叶斯；集成分类：随机森林、AdaBoost、Gradient Boosting、Bagging、Extra Trees。

（3）聚类模型：K-均值（K-means）、层次聚类（Hierarchical Clustering）、DBSCAN。

（4）降维模型：Linear Discriminant Analysis、PCA。

使用者可以根据数据的特点和任务类型选择合适的算法进行数据挖掘与数据分析。

3.4.2 深度学习

深度学习是机器学习的一个重要分支，它模仿人脑神经网络的工作机制，设计了多层的神经网络结构。深度学习中通常采用神经网络模型，如卷积神经网络（Convolutional Neural Networks，CNN）、循环神经网络（Recurrent Neural Network，RNN）等。深度学习在处理大规模、高维度和复杂数据时展现出卓越的性能，特别是在图像识别、语音识别、自然语言处理等领域取得了突破性进展。深度学习需要大量的数据来训练其模型，数据量的增加能够显著提升深度学习模型的性能。

1. 人工神经网络

神经网络由被称为感知机的单元组织而成，所以在介绍神经网络之前，先介绍感知机。

感知机算法由 Rosenblatt 在 1957 年提出，是一类简单的线性判别算法，通过扩展又可以与许多其他算法密切相关，如逻辑回归模型、支持向量机、前馈神经网络（多层感知机）、线性判别分析等。因此感知机算法尽管很少单独使用，但它对于理解其他模型和算法非常有用,很适合作为开始机器学习的一个切入点,同时也是建立知识体系的一个枢纽。

感知机是一种二分类模型,其输入为样本的特征向量,输出为样本的类别,取 +1 和 –1 二值。要得到正确的模型,感知机要求数据集本身线性可分(图3.20)。

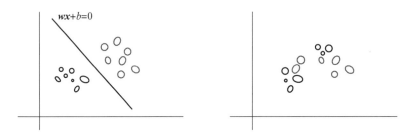

图 3.20 二维平面上的线性可分与线性不可分

在二维平面上,线性可分意味着能用一条直线将正、负样本分开;

在三维空间中,线性可分意味着能用一个平面将正、负样本分开;

在 n 维空间中,线性可分意味着能用 $n-1$ 维超平面将正、负样本分开。

感知机的定义:设输入空间(特征空间)为 $X \subseteq R$。输出空间为 $Y = -1, 1$,输入 $x \in X$ 为实例的特征向量,输出 $y \in Y$ 为实例的类别,由输入空间到输出空间的如下函数称为感知机。

$$f(x) = \text{sign}(wx + b)$$

其中,w 和 b 为模型参数,$w \in R$ 称为权值,$b \in R$ 称为偏置。sign 是符号函数。感知机模型有直观的几何解释:线性方程 $wx + b = 0$ 对应于分离超平面 S,其中 w 为 S 的法向量,b 为 S 的截距。求解感知机,就是要解出 w 和 b,得到能正确分离所有正负样本的超平面 S(图3.20)。

感知机是组成神经网络的基本单元,又被称为神经元。神经网络的概念借鉴了生物学上的神经系统的结构。

Kohonen 对神经网络的定义如下:神经网络是由具有适应性的简单单元组成的广泛并行互联的网络结构,这样的结构能够模拟生物神经系统对真实世界所做出的交互反应。神经网络的基本组成单元是神经元。在生物学上,神经元与神经元之间通过突触进行连接,突触上具有电位势。上游的神经元的动作电位传递到其自身的突触末梢后,当电位势达到某一阈值后,突触末梢会释放神经递质化合物，穿过突触间隙后，激活下游的神经元的动作电位。如此往复，动作电位经过多个神经元的传递，最终到达最下游的神经元（图 3.21）。

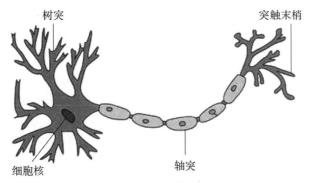

图 3.21　神经元传递信号

神经网络模型借鉴了这一生物学过程。单个的神经元的数据传输过程如图 3.22 所示。

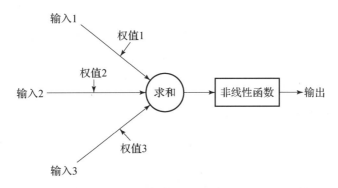

图 3.22　神经网络模型中的神经元

一个神经元与上游多个神经元进行连接，接收它们的输入。如图 3.23 所示，该神经元有三个输入。神经元对上游的输入的接收情况不一，某个信号采纳多，其他可能采纳小，也就是对某个输入都乘权重进行信号的组合求和。组合后的信号，经过一个函数进行非变换，最终产生输出。

基于误差反向传播进行训练的神经网络算法是应用最为广泛的模型之一，其网络组成包括输入层（input）、隐藏层（hideing）、输出层（output）。隐藏层可以是一层或者任意层。神经网络中计算的数据包含两个流动过程，即前向传播数据和反向传播误差。

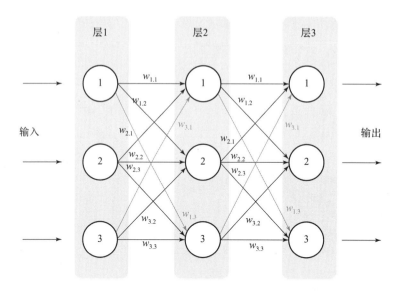

图 3.23　3 层神经网络拓扑结构

前向传播是指输入层的数据经由隐藏层再到输出层的非线性的计算过程。前向传播得到的输出预测值会与真实标签数据计算出误差值。而反向传播则是指误差值经由输出层到隐藏层再到输入层的数据的计算过程。前向传播和反向传播这两个过程是交替进行的。连接各个层的权重矩阵，会在这两个过程交替之后进行更新，直到误差函数达到最小值。权重的更新是基于梯度下降的算法。

神经网络的架构如图 3.24 所示。

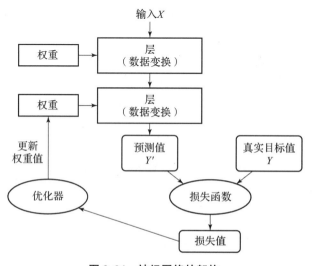

图 3.24　神经网络的架构

1）卷积神经网络

Hubel 和 Wiesel 两人受到猫视觉皮层电生理研究的启发，而卷积神经网络被提出。其中深度学习的先驱 Yann LeCun，将卷积神经网络应用于 MNIST 手写体数字的识别，获得巨大的成功。自此以后，卷积神经网络在图像识别领域应用越加广泛。

卷积神经网络是一类包含卷积运算的前馈神经网络，与神经网络类似也具有结构上的深度。是深度学习的典型算法之一，主要的应用领域包括图像识别、语音识别、图像分割等领域。

基本的卷积神经网络的结构包含输入层、卷积层、激活函数、池化层、全连接层（图 3.25）。

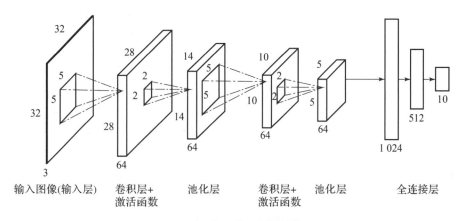

图 3.25　卷积神经网络结构

相较于普通的神经网络，卷积神经网络引入了两个额外的层：卷积层和池化层。这两层共同构成了图像的特征提取器。在卷积层中，每个神经元通常只与部分相邻神经元相连。卷积层中包含多个特征图（也称为 feature map），每个特征图由若干排列成矩形的神经元组成。同一特征图中的神经元共享相同的权重值，这些权重值也被称为卷积核。

卷积过程，卷积核会在前一层的输入上逐步移动并进行计算。卷积核在初始化时，一般为随机小数矩阵，通过梯度下降算法更新卷积核中的权重值。卷积核共享权重值的作用在于能够减少各层之间的神经元的连接，有效减少训练的参数（权重值）；与此同时，也能降低过拟合的风险。

子采样过程也被称为池化（pooling），常见的池化方式有均值池化（mean pooling）和最大值池化（max pooling）。均值池化是核内的所有值取均值，最大池化是对核内的所有值只取最大值。池化的作用是对特征图进行稀疏采样处理，从而减少计算量。在池化层之后，通常会接全连接层实现分类任务。

通过卷积和池化能够极大地降低模型的复杂度，减少模型的参数，一定程度上克服了一般神经网络模型参数过多的问题。

2）循环神经网络

循环神经网络是被用于处理序列数据的神经网络。一般的神经网络数据的流动方向是由输入层到隐藏层再到输出层。且层与层之间的连接是全连接，层内的神经元不存在连接。普通的神经网络不能处理先后有关联的序列数据。如气温随时间的变化，股价、物价、句子、音频的波形。一个序列当前的输出与此前输出有关时，循环神经网络会对前面的信息进行记忆并应用于当前输出的计算。反映在网络结构中的表现为：隐藏层内部之间也存在连接，且隐藏层的输入不仅包含输入层的输入，还包含上一时刻隐藏层的输出。循环神经网络的结构如图 3.26 所示。

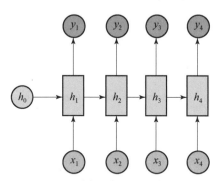

图 3.26　循环神经网络的结构

循环神经网络处理时间序列问题的效果很好，但是 RNN 通常会把问题过于简化，虽然理论上能够处理任意长度的序列，但是由于梯度消失的问题，实际过程中只能预测较短的时间序列数据。梯度消失产生原因如下：RNN 在反向传播过程中梯度是逐层进行传播，当某一层梯度值小于1时，随着层数的增加，梯度更新将呈现指数衰减。

相反，如果梯度值大于1，随着层数的增加，梯度更新呈现指数增加的趋势，导致模型不够稳定，损失函数难以收敛。这个问题又被称为梯度爆炸。

为了解决梯度消失和梯度爆炸问题，有人针对 RNN 进行了改进。最为认可的模型有长短时记忆网络（LSTM）和门控循环单元（GRU）。针对梯度消失问题采取的策略为引入记忆单元，梯度较大的记忆会被保留。针对梯度爆炸问题采取的策略为梯度裁剪，即当梯度超过某个阈值 c 或者 $-c$ 时，直接将梯度设为 c 或者 $-c$。长短时记忆网络的结构如图 3.27 所示。

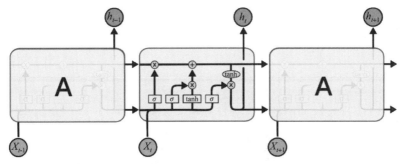

图 3.27　长短时记忆网络的结构

长短时记忆网络的提出主要是为了解决长序列依赖的问题。在训练过程中，当序列中的重要历史信息与当前预测位置间的距离不断增大时，LSTM 可以保留相关性高的有用历史信息，丢弃相关性低的无用历史信息，动态地考虑序列内部的前后关联关系。

LSTM 网络使用遗忘门、输入门和输出门三种门结构（gate）控制细胞状态（h_t）信息的传递。门控单元的总输入是当前的输入（x_t）和过去的状态信息（h_{t-1}）。门结构的本质是总输入关于 sigmoid 函数（σ 函数）的映射，输出结果介于 0 到 1 之间，决定着细胞状态信息的变化程度。门结构的输出值越接近于 1，表示门对信息的通过率越大；门结构的输出值越接近于 0，表示门对信息的通过率越小。

通过上述的 3 个门控单元的数据流控制作用，LSTM 有效地解决了循环神经网络的梯度消失和梯度爆炸问题。

GRU 由 Cho 等于 2014 年提出。某种程度上 GRU 也是对于 LSTM 结构复杂性的优化。LSTM 能够解决循环神经网络因长期依赖带来的梯度消失和梯度爆炸问题，但是 LSTM 有 3 个不同的门，参数较多，训练起来比较困难。GRU 只含有两个门控结构，且在超参数全部调优的情况下，二者性能相当，但是 GRU 结构更为简单，训练样本较少，易实现。

GRU 在 LSTM 的基础上主要做出了两点改变。

（1）GRU 只有两个门。GRU 将 LSTM 中的输入门和遗忘门合二为一，称为更新门（update gate），图 3.28 中的 z_t，控制前边记忆信息能够继续保留到当前时刻的数据量，或者说决定有多少前一时间步的信息和当前时间步的信息要被继续传递到未来；GRU 的另一个门称为重置门（reset gate），图 3.28 中的 r_t，控制要遗忘多少过去的信息。

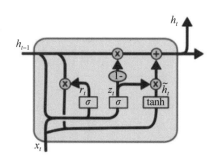

图 3.28　门控循环单元的结构

（2）取消进行线性自更新的记忆单元（memory cell），而是直接在隐藏单元中利用门控直接进行线性自更新。

2. 开发框架

深度学习框架通常包含以下 5 个核心组件。

（1）张量（Tensor）：作为深度学习的核心构建块，后续的运算和优化都基于张量。实际上，张量是对向量和矩阵概念的推广，用于存储高维度的数据。

（2）张量运算：各种操作都围绕着张量展开，包括矩阵乘法等基本运算。

（3）计算图：神经网络的操作过程可以看作是针对输入张量的一系列操作，这些操作构成了计算图。

（4）自动微分工具：用于计算梯度，实现反向传播算法，从而优化神经网络的参数。

（5）扩展包：例如 BLAS 和 cuBLAS，用于加速矩阵运算等关键操作。

神经网络可以简单地理解为：为了实现某种目标，对输入张量进行一系列操作。所谓的"学习"过程就是不断校正神经网络的实际输出与预期结果之间的误差。这些操作可以是简单的矩阵乘法,也可以是稍复杂的卷积、池化和 LSTM 等运算。

1) Pytorch

2017 年 1 月,Facebook 人工智能研究院(FAIR)团队在 GitHub 上开源了 PyTorch,并迅速占领 GitHub 热度榜榜首。

PyTorch 的历史可追溯到 2002 年就诞生于纽约大学的 Torch。Torch 使用了一种不是很大众的语言 Lua 作为接口。Lua 简洁、高效,但由于其过于小众,用的人不是很多。2017 年,Torch 的幕后团队推出了 PyTorch。PyTorch 不是简单地封装 Lua Torch 提供 Python 接口,而是对 Tensor 之上的所有模块进行了重构,并新增了最先进的自动求导系统,成为当下最流行的动态图框架。

2) TensorFlow

2015 年 11 月 10 日,Google 宣布推出全新的机器学习开源工具 TensorFlow。TensorFlow 最初是由 Google 机器智能研究部门的 Google Brain 团队开发,基于 Google 2011 年开发的深度学习基础架构 DistBelief 构建起来的。TensorFlow 主要用于进行机器学习和深度神经网络研究,但它是一个非常基础的系统,因此也可以应用于众多领域。由于 Google 在深度学习领域的巨大影响力和强大的推广能力,TensorFlow 一经推出,就获得了极大的关注,并迅速成为如今用户最多的深度学习框架。

TensorFlow 在很大程度上可以看作 Theano 的后继者,不仅因为它们有很大一批共同的开发者,而且它们还拥有相近的设计理念,都是基于计算图实现自动微分系统。TensorFlow 使用数据流图进行数值计算,图中的节点代表数学运算,而图中的边则代表在这些节点之间传递的多维数组(张量)。

TensorFlow 编程接口支持 Python 和 C++。随着 1.0 版本的公布,Java、Go、R 和 Haskell API 的 alpha 版本也被支持。此外,TensorFlow 还可在 Google Cloud 和 AWS 中运行。TensorFlow 还支持 Windows 7、Windows 10 和 Windows Server 2016。由于 TensorFlow 使用 C++ Eigen 库,所以库可在 ARM 架构上编译和优化。这也就意味着用户可以在各种服务器和移动设备上部署自己的训练模型,无须执行单独的模型解码器或者加载 Python 解释器。

3) Keras

Keras 是一个高层神经网络 API，由纯 Python 编写而成并使用 TensorFlow、Theano 及 CNTK 作为后端。Keras 为支持快速实验而生，能够把想法迅速转换为结果。Keras 应该是深度学习框架之中最容易上手的一个，它提供了一致而简洁的 API，能够极大地减少一般应用下用户的工作量，避免用户重复造轮子。

严格意义上讲，Keras 并不能称为一个深度学习框架，它更像一个深度学习接口，它构建于第三方框架之上。Keras 的缺点很明显：过度封装导致丧失灵活性。Keras 最初作为 Theano 的高级 API 而诞生，后来增加了 TensorFlow 和 CNTK 作为后端。为了屏蔽后端的差异性，提供一致的用户接口，Keras 做了层层封装，导致用户在新增操作或是获取底层的数据信息时过于困难。同时，过度封装也使得 Keras 的程序过于缓慢，许多 BUG 都隐藏于封装之中，在绝大多数场景下，Keras 是本文介绍的所有框架中最慢的一个。

4) MXNet

MXNet 是一个深度学习库，支持 C++、Python、R、Scala、Julia、MATLAB 及 JavaScript 等语言；支持命令和符号编程；可以运行在 CPU、GPU、集群、服务器、台式机或者移动设备上。MXNet 是 CXXNet 的下一代，CXXNet 借鉴了 Caffe 的思想，但是在实现上更干净。在 2014 年的 NIPS 上，同为上海交大校友的陈天奇与李沐碰头，讨论到各自在做深度学习 Toolkits 的项目组，发现大家普遍在做很多重复性的工作，例如文件 loading 等。于是他们决定组建 DMLC [Distributied（Deep）Machine Learning Community]，号召大家一起合作开发 MXNet，发挥各自的特长，避免重复造轮子。

MXNet 以其超强的分布式支持，明显的内存、显存优化为人所称道。同样的模型，MXNet 往往占用更小的内存和显存，并且在分布式环境下，MXNet 展现出了明显优于其他框架的扩展性能。

5) Theano

Theano 最初诞生于蒙特利尔大学 LISA 实验室，于 2008 年开始开发，是第一个有较大影响力的 Python 深度学习框架。

Theano 是一个 Python 库，可用于定义、优化和计算数学表达式，特别是多维数组（numpy.ndarray）。在解决包含大量数据的问题时，使用 Theano 编程可实现比手写 C 语言更快的速度，而通过 GPU 加速，Theano 甚至可以比基于 CPU 计算的 C 语言快上好几个数量级。Theano 结合了计算机代数系统（Computer Algebra System，CAS）和优化编译器，还可以为多种数学运算生成定制的 C 语言代码。对于包含重复计算的复杂数学表达式的任务而言，计算速度很重要，因此这种 CAS 和优化编译器的组合是很有用的。对需要将每一种不同的数学表达式都计算一遍的情况，Theano 可以最小化编译/解析的计算量，但仍然会给出如自动微分那样的符号特征。

2017 年 9 月 28 日，在 Theano 1.0 正式版即将发布前夕，LISA 实验室负责人，深度学习三巨头之一的 Yoshua Bengio 宣布 Theano 即将停止开发："Theano is Dead。"尽管 Theano 即将退出历史舞台，但作为第一个 Python 深度学习框架，它很好地完成了自己的使命，为深度学习研究人员的早期拓荒提供了极大的帮助，同时也为之后深度学习框架的开发奠定了基本设计方向：以计算图为框架的核心，采用 GPU 加速计算。

3.4.3 小结

机器学习和深度学习两者的区别主要体现在如下方面。

1. 数据依赖性

深度学习与传统的机器学习最主要的区别在于随着数据规模的增加其性能也不断增长。当数据很少时，深度学习算法的性能并不好。这是因为深度学习算法需要大量的数据来完美地理解它。另外，在这种情况下，传统的机器学习算法使用制定的规则，性能会比较好。

2. 硬件依赖性

深度学习算法需要进行大量的矩阵运算，GPU 主要用来高效优化矩阵运算，所以 GPU 是深度学习正常工作的必需硬件。与传统机器学习算法相比，深度学习更依赖安装 GPU 的高端机器。

3. 特征选择

特征处理是将领域知识融入特征提取过程中，以减少数据复杂性并生成更适合于学习算法的模式。尽管特征处理过程耗时且需要专业知识，但在机器学习中，大多数应用都需要专家确定并将特征编码为适当的数据类型。这些特征可以包括像素值、形状、纹理、位置和方向等信息。机器学习算法的性能很大程度上依赖于所提取特征的准确性。

深度学习试图直接从数据中获取高级别的特征，这是深度学习与传统机器学习算法的主要区别。通过多层组成的深度学习模型，数据从一层传递到下一层，通过大量数据的训练，自动学习出模型的权重矩阵。与传统机器学习相比，深度学习不需要手动设计特征提取器，因此非常适用于难以提取特征的领域，如图像、语音和自然语言处理。

4. 问题处理方式

当应用传统机器学习算法解决问题的时候，传统机器学习通常会将问题分解为多个子问题并逐个子问题解决最后结合所有子问题的结果获得最终结果。相反，深度学习提倡直接地端到端地解决问题。

5. 运算时长

通常情况下，训练一个深度学习算法需要很长的时间。这是因为深度学习算法中参数很多，因此训练算法需要消耗更长的时间。最先进的深度学习 resNet 完整地训练一次需要消耗两周的时间，而机器学习的训练会消耗的时间相对较少，只需要几秒钟到几小时的时间。

但两者测试的时间上是完全相反。深度学习算法在测试时只需要很少的时间去运行。如果跟 K 近邻（一种机器学习算法）相比较，测试时间会随着数据量的提升而增加。不过这不适用于所有的机器学习算法，因为有些机器学习算法的测试时间也很短。

6. 可解释性

算法是如何给出结果的。机器学习可解释性强。像决策树和逻辑回归这样机器学习算法给出了明确的规则，所以解释决策背后的推理是很容易的。深度学习一般无法解释。深度学习最关键的步骤是隐藏层的权重更新，是在大量的非线性计算的基础上获取问题结果的。

3.5 医学大数据存储与管理

近年来，随着信息技术、成像技术和组学技术等具有高通量、高分辨率等特点的分析技术快速发展与应用,产生了海量的多模态数据。既包括基因、蛋白质、代谢等组学数据,也有 X 射线、超声、磁共振等医学图像数据,它们为医学大数据分析和精准医疗的深入应用提供了丰富的数据源。粗略估计,单个人的各类医学数据可达 10 TB,大量的医学数据势将对数据存储和管理造成巨大挑战!在医学大数据研究与应用中,针对海量组学数据的存储资源管理方法、支持多用户的资源使用和存储环境隔离机制、基于分布式存储的数据库技术、大数据安全技术等,发挥着重要作用。

大数据存储与管理的技术对整个大数据系统都至关重要,数据存储与管理的好坏直接影响了整个大数据系统的性能表现。数据存储和管理如今并不只被定义为接收、存储、组织和维护组织创建的数据,更多时候它还意味着更多内容,包括但不限于:对数据进行分类;聚合、收集和解析数据的元数据;保护数据和元数据不受自然和人为中断的影响;在内部部署和地理上移动数据,以进行共享、归档、复制、数据保护、存储系统技术更新和迁移,并访问所需的分析引擎,从而对该数据进行更深入的研究;在进行一次或多次移动后,保持用户和应用程序对数据的透明访问;提供用户可定义的策略,这些策略可自动移动、复制和删除数据;部署人工智能(AI)和机器学习以优化和自动化大多数数据管理功能;搜索数据并提供可行的信息和见解;使数据符合个人识别信息法律和法规;将数据管理扩展到数百 PB 甚至 EB 数据上。

本节将围绕医学大数据的存储和管理中用到的技术和标准进行介绍。

3.5.1 医学大数据的存储

数据存储是指将数据保存在计算机系统中的过程。这可以涉及各种形式的数据,包括文本、图像、音频、视频等。数据存储的目的是确保数据的持久性、可用性和可靠性。为了实现这些目标,数据存储通常涉及数据的组织、编码、备份、恢复和安全性等方面。

医学大数据包括各种类型的数据,如图像、文本、数字、视频等,大量的数据需要更多的空间、强大的硬件和分析工具来存储、处理和分析。此外,数据通常需要从多个来源收集,是昂贵、困难和耗时的。

1. 难点

医学大数据存储是一个涉及多个方面的复杂问题，包括数据类型、数据量、数据安全性、数据访问性能等。以下是一些关于医学大数据存储的关键点。

（1）数据类型和结构：医学大数据包括各种类型的数据，如医学影像数据（如 CT、MRI、X 光等）、基因组数据、临床数据、患者数据等。这些数据可能是结构化的（如表格、数据库等），也可能是非结构化的（如图像、文本等）。因此，医学大数据存储需要能够处理这些不同类型和结构的数据。

（2）数据量：医学大数据通常涉及海量的数据，可能达到数十 TB 甚至 PB 级别。因此，存储系统需要具备高可扩展性、高性能和高效的数据管理能力，以满足大规模数据存储和处理的需求。

（3）数据安全性：医学数据涉及个人隐私和敏感性信息，因此存储系统需要具备严格的数据安全性保障措施，如数据加密、访问控制、数据备份和恢复等。

（4）数据访问性能：医学大数据的存储和访问性能对于医疗决策、诊断和治疗等关键任务至关重要。因此，存储系统需要具备高效的索引和查询机制，以支持快速的数据检索和分析。

（5）数据整合和分析：医学大数据存储不仅是数据的保存，还需要支持数据的整合和分析。通过数据挖掘、机器学习等技术，可以从海量数据中提取有价值的信息，为医疗决策提供科学依据。

2. 存储方式

数据存储方式有很多种，每种方式都有其特定的技术细节和应用场景。以下是一些常见的数据存储方式及其技术细节。

（1）在线存储（Online Storage）：通常指的是数据可以即时访问和使用的存储方式。这种存储方式通常使用高性能的硬盘或固态硬盘（SSD）来提供快速的数据读写能力。在线存储适用于需要频繁访问和快速响应的数据，如数据库、事务处理系统等。

（2）近线存储（Near-line Storage）：相对于在线存储而言，数据的访问速度稍慢但成本更低的存储方式。常见的近线存储设备包括磁带库和近线硬盘等。近线存储适用于不经常访问但需要长期保存的数据，如备份数据、归档数据等。

（3）脱机存储（Offline Storage）：指数据存储在物理介质上，但在不使用时并不连接到计算机或网络。常见的脱机存储设备包括磁带、移动硬盘等。脱机存储适用于需要长期保存但不经常访问的数据，如历史数据、长期备份等。

（4）云存储（Cloud Storage）：将数据存储在远程的服务器上，通过网络进行访问和使用。云存储通常提供高可用性、可扩展性和弹性计费等特点。云存储适用于需要大规模数据存储和共享的场景，如企业数据备份、多媒体内容存储等。

（5）分布式存储（Distributed Storage）：将数据分散存储在多个独立的节点上，每个节点都可以独立地存储和访问数据。常见的分布式存储系统有 Hadoop HDFS、Ceph 等。分布式存储适用于需要处理大规模数据且对数据的可用性和容错性要求较高的场景，如大数据分析、机器学习等。

不同的存储方式有各自的优缺点，需要根据具体的需求和场景来选择合适的存储方式。在数据存储技术细节方面，需要考虑数据的组织方式、索引、分区等因素。

（1）数据的组织方式。数据库中的数据通常以行和列的形式存储，这些数据组织成表格，每个表格都有一个唯一的表名，表格中的每一行都代表一个记录，每一列都代表一个字段。这种组织方式有助于用户理解数据。

（2）索引。索引是一种数据结构，用于帮助快速查询数据库中的数据。常用的索引组织方式是 B+树，它把整个结构看作一个倒挂的数，路由信息存放在树枝上，所有的数据存放在叶子节点，通过双向指针将所有叶子按照顺序串联起来。索引可以大大提高数据的查询性能。

（3）分区。分区是将一个大表分成多个小表的过程，每个小表都存储在数据库的一个或多个文件组中。通过分区，可以提高数据库的性能，因为查询只需要在相关的分区上执行，而不是在整个表上执行。分区表的物理存储结构仍然是多个小表，但在逻辑上仍然看作一个大表。

3. 数据库

数据库在数据存储中扮演着非常重要的角色。

首先，数据库能够实现数据共享，这意味着多个用户可以同时存取数据库中的数据，而且用户可以用各种方式通过接口使用数据库，从而提供数据共享性。这种共享性不仅提高了数据的使用效率，还降低了数据冗余，因为避免了每个用户各自建立应用文件。

其次，数据库具有数据独立性，即面向用户的应用程序与数据结构互相独立、互不影响。这种独立性包括数据逻辑独立性和数据物理独立性，使得数据的存储和管理更加灵活和高效。

此外，数据库还能实现数据集中控制，即数据库被集中在一个服务器中，通过统一的文件系统，可以实现有组织的数据控制。这有助于保护数据的安全性和完整性，防止数据被非法访问或篡改。

数据库还提供了数据维护性，通过分布式的数据文件统一存储在一个系统中，方便研发人员进行数据维护。这包括数据的备份、恢复、更新等操作，确保数据的完整性和可用性。在安全性方面，数据库通过配置管理员的权限分配，可以确保数据的安全性。同时，数据库管理系统还会进行存取控制，只允许用户执行合法操作，防止非法访问和数据泄露。

最后，数据库还具有数据一致性和数据冗余性控制的作用。通过将数据存储在一个"仓库"中，任何用户提取里面的内容，获得的数据都将是一致的。这避免了数据的不一致性和冗余性，提高了数据的质量和可靠性。

综上所述，数据库在数据存储中起到了至关重要的作用，它提供了高效、安全、可靠的数据存储和管理方案，为各种应用提供了强大的数据支持，在现代计算和信息系统中扮演着至关重要的角色，其作用可以概括为以下几个方面。

（1）数据存储。数据库的主要功能之一是存储大量数据。这些数据可以是结构化的，如表格中的行和列，也可以是非结构化的，如文档、图片或视频。数据库提供了安全、可靠和高效的数据存储机制。

（2）数据共享。数据库允许多个用户或应用程序同时访问和共享数据。这种共享不仅提高了数据的利用率，还促进了不同部门和团队之间的协作。

（3）数据完整性。数据库通过实施各种约束（如主键、外键、唯一性约束等）来维护数据的完整性。这确保了数据的准确性和一致性，防止了无效或不一致的数据进入数据库。

（4）数据安全性。数据库提供了多种安全机制，如访问控制、加密和审计，以保护数据的机密性、完整性和可用性。这些机制确保了只有授权用户才能访问和操作数据。

（5）数据查询和检索。数据库提供了强大的查询和检索功能，允许用户根据特定条件检索数据。这为用户提供了快速、准确的数据访问能力,支持了决策制定和业务分析。

(6)数据备份和恢复。数据库系统通常具备数据备份和恢复功能,以确保在数据丢失或系统故障时能够迅速恢复数据。

(7)数据分析和挖掘。通过对数据库中的数据进行深入分析和挖掘,可以发现隐藏在数据中的模式和趋势。

4. 常见的医学数据库

1) PubMed

由美国国立医学图书馆(The National Library of Medicine,NLM)开发的免费数据库,收录了全球范围内的生物医学文献,包括期刊文章、书籍、会议论文等。PubMed 数据库包含超过 3 200 万篇生物医学文献和摘要,这些文献来自 MEDLINE、生命科学期刊和在线书籍等。PubMed 的引文和摘要包括生物医学和健康领域,涵盖生命科学、行为科学、化学科学和生物工程内容。此外,PubMed 还提供对其他相关网站的访问以及与其他 NCBI 分子生物学资源的链接。

2) MEDLINE

MEDLINE 是美国国立医学图书馆生产的国际性综合生物医学信息书目数据库,是当前国际上最权威的生物医学文献数据库。它包括了美国《医学索引》(*Index Medicus*,IM)的全部内容和《牙科文献索引》(*Index to Dental Literature*)、《国际护理索引》(*International Nursing Index*)的部分内容。MEDLINE 收录了 1966 年以来世界 70 多个国家和地区出版的 3 400 余种生物医学期刊的文献,近 960 万条记录,每年递增 30 万~35 万条记录。这些文献涵盖了基础医学、临床医学、环境医学、营养卫生、职业病学、卫生管理、医疗保健、微生物、药学、社会医学等多个领域。其中,75% 的文献为英文,70%~80% 的文献有英文文摘。MEDLINE 不仅是一个数据库,也是一个重要的医学资源,它提供了全面的文献检索和索引服务。用户可以通过关键词、作者、期刊等方式来检索相关文献,并可通过链接获取全文或摘要信息。对于医学研究、临床实践以及健康管理都具有重要意义。值得注意的是,MEDLINE 与 PubMed 有所区别但又有联系。MEDLINE 是数据库,而 PubMed 是一个对公众开放的 MEDLINE 检索平台。

PubMed 不仅限于检索 MEDLINE 收录的引文,还可以检索很多其他来源的引文。MEDLINE 既可以在 PubMed 上检索,也可以在很多别的检索工具中检索。

3) Embase

由荷兰爱思唯尔 (Elsevier) 公司开发的医学文献数据库,也收录了全球范围内的生物医学文献。

4) Cochrane Library

Cochrane Library 是国际 Cochrane Collaboration 的主要产品,由英国 Wiley 公司出版发行。它是一个提供高质量证据的数据库,被公认为循证医疗健康领域的"黄金标准",同时也是临床研究证据的主要来源。该库汇集了全球不同类型的最佳医学研究综合性成果,包括各种临床试验、系统评价、经济评价、预测模型等,涵盖了医学、护理、公共卫生、药学、物理治疗等多个领域。Cochrane Library 主要包括以下几个子数据库:Cochrane Database of Systematic Reviews (CDSR):收录 Cochrane 协作网 50 个系统综述专业组在统一工作手册指导下制作的系统评价,包括系统评价全文和研究方案计划书 (Protocols)。评价几乎涵盖临床医学各专业,其内容涉及诊断、预防、康复、普查和治疗等主题。Database of Abstracts of Reviews of Effectiveness (DARE):疗效评价文摘库,提供有关医疗干预措施效果的评价摘要信息。Cochrane Central Register of Controlled Trials (CENTRAL):Cochrane 临床对照试验资料库和 CENTRAL 管理资料库,提供全球范围内的临床试验注册信息。Cochrane Methodology Register:Cochrane 系统评价方法学数据库,提供有关系统评价和 Meta 分析的方法学信息。

5) ClinicalTrials.gov

由美国国立医学图书馆与美国食品与药物管理局 (FDA) 于 1997 年共同开发的临床试验资料库,于 2002 年 2 月正式运行。它是目前国际上最重要的临床试验注册机构之一,其主旨是为患者、医疗卫生人员和社会大众提供临床试验信息的查询服务,同时也为医学科研人员和机构提供临床试验注册服务。作为一个开放的临床试验资料库,ClinicalTrials.gov 允许研究者查询已注册的临床研究的相关信息,这既有助于加强试验的透明度,也能使研究者及时了解到相关学科领域的临床试验的开展情况,避免和前人的研究重复。此外,该数据库还提供了丰富的筛选和搜索选项,用户可以根据研究状态、干预措施、研究类型、研究结果等多个维度进行筛选和搜索。ClinicalTrials.gov 是一个重要的临床试验数据库，为临床研究和医学实践提供了重要的支持和帮助。它的公开化、国际化注册和查询机制，使得全球的科研人员和公众都能方便地获取到临床试验的信息，推动了医学研究和医疗水平的提高。

6）OMIM

一个在线的、关于人类基因和遗传性疾病的数据库。它由约翰·霍普金斯大学（Johns Hopkins University）维护，并得到了美国国立卫生研究院（National Institutes of Health，NIH）的支持。OMIM 提供了关于人类基因突变和遗传性疾病的详细信息，帮助研究者理解这些疾病的遗传基础，并推动相关领域的研究进展。OMIM 数据库的内容主要包括经同行评审的遗传性疾病和基因异常的描述，以及与这些疾病和基因异常相关的参考文献、遗传咨询信息、基因型和表型信息等。这些数据都是经过严格筛选和审核的，具有很高的权威性和准确性。此外，OMIM 还提供了一个强大的搜索和浏览功能，用户可以通过关键词、疾病名称、基因名称等多种方式检索相关信息。同时，OMIM 还提供了与其他遗传学和医学数据库的链接，方便用户获取更全面的信息。

7）GenBank

由美国国家生物技术信息中心（National Center for Biotechnology Information，NCBI）维护和管理的公共数据库，用于存储和共享生物学序列信息，包括 DNA 序列、RNA 序列和蛋白质序列等。它是全球最大的基因序列数据库之一，也是国际核苷酸序列数据库协作组织（INSDC）的成员之一。GenBank 的主要作用是为科研人员提供一个集中存储和查询生物学序列数据的平台。科研人员可以通过 GenBank 找到已经发布的序列数据，从而进行相关研究和分析。GenBank 中的每个序列都有一个唯一的标识号，称为 Accession 号，用于确保数据的唯一性和可追溯性。此外，GenBank 还提供了多种检索和分析工具，帮助用户快速找到感兴趣的序列数据，并进行序列比对、注释和分析等操作。除了序列数据外，GenBank 还包含了与序列相关的各种信息，如序列的描述、来源、参考文献、变异位点等。这些数据都是公开的，任何人都可以免费访问和使用。这为科研人员提供了极大的便利，使得他们能够更好地共享和利用基因序列数据，推动生命科学研究的进展。

此外，还有一些专门用于遗传病研究的数据库，如人类基因突变数据库（HGMD）、临床突变数据库（ClinVar）、人群频率数据库（gnomAD、dbSNP）、位点致病性评判数据库（InterVar）、疾病数据库（GeneReviews）、药物基因组数据库（PharmGKB）等。还有与CNV（拷贝数变异）分析相关的数据库，如基因组变异数据库（DGV）、拷贝数变异数据库（Decipher）、剂量敏感判断数据库（ClinGen）和基因组浏览器（UCSC Genome Browser）。

此外，还有表型库，如人类本体表型库（HPO）和CHPO。这些数据库为医学研究和临床实践提供了重要的支持和帮助。

5. 常用组学数据库

组学数据库的种类繁多，涵盖了基因组学、转录组学、蛋白质组学等多个领域（表3.2、表3.3和表3.4展示了部分组学数据库以及访问链接）。以下是一些知名的组学数据库简介。

表3.2　DNA、RNA、宏基因组和其他基因组序列的大数据库资源列表

数据库	网址
GEO	https://www.ncbi.nlm.nih.gov/geo/
DDBJ	http://www.ddbj.nig.ac.jp/
1000 Genomes	http://www.1000genomes.org
AFND	http://allelefrequencies.net/
dbSNP	http://www.ncbi.nlm.nih.gov/snp
DEG	http://www.essentialgene.org
EGA	https://ega-archive.org/
Ensembl	http://www.ensembl.org
euGenes	http://eugenes.org
GeneCards	http://www.genecards.org
IMG/HMP	https://img.jgi.doe.gov/
JASPAR	http://jaspar.genereg.net
KEGG	http://www.genome.jp/kegg
NCBI RefSeq	http://www.ncbi.nlm.nih.gov/refseq

续表

数据库	网址
PolymiRTS	http://compbio.uthsc.edu/miRSNP
UCSC Genome Browser	https://genome.ucsc.edu/
dbVAR	https://www.ncbi.nlm.nih.gov/dbvar
dbGAP	https://www.ncbi.nlm.nih.gov/gap/
GenBank	https://www.ncbi.nlm.nih.gov/genbank/
Genome Data Wiewer(GDV)	https://www.ncbi.nlm.nih.gov/genome/
LNCipedia	http://www.lncipedia.org
lnCRNASNP	http://bioinfo.life.hust.edu.cn/lncRNASNP
miRbase	http://vww.mirbase.org
miRTarBase	https://mirtarbase.cuhk.edu.cn/~miRTarBase/miRTarBase_2019/php/index.php
piRNABank	https://www.pirnadb.org/
SaccharomycesGenomedatabase(SGD)	https://www.yeastgenome.org/
CEBS	http://cebs.niehs.nih.gov/
Fusion DB	https://ccsm.uth.edu/FusionGDB/
MBGD	http://mbgd.genome.ad.jp/
RNAcentral	http://rnacentral.org
snoRNABase	https://www-snorna.biotoul.fr/
TargetScan	http://www.targetscan.org
OriDB	http://cerevisiae.oridb.org/
PhosSNP	http://phossnp.biocuckoo.org

表3.3 与蛋白质序列和结构相关的数据库资源列表

数据库	网址
RNA-Binding protein DataBase(RBPDB)	http://rbpdb.ccbr.utoronto.ca
Rfam	http://rfam.xfam.org

续表

数据库	网址
CATH	http://cath.biochem.ucl.ac.uk
DIP	http://dip.doe-mbi.ucla.edu
InterPro	http://www.ebi.ac.uk/interpro
MINT	https://mint.bio.uniroma2.it/
ModBase	http://salilab.org/modbase
PANTHER	http://www.pantherdb.org
PDB	http://www.rcsb.org/pdb
PDBe	http://www.ebi.ac.uk/pdbe
Pfam	http://pfam.xfam.org
PROSITE	http://www.expasy.org/prosite
TreeFam	http://www.treefam.org
UniProt	http://www.uniprot.org
Resonance Data Bank	https://bmrb.io
OPM	https://opm.phar.umich.edu/
PDB Lite	https://www.umass.edumicrobiorasmol/pdblite.htm
PDBsum	https://www.ebi.ac.uk/thornton-srv/databases/pdbsum/index.html
PDBWiki	http://www.pdbwiki.org
ProtCID	http://dunbrack2.fccc.edu/ProtCiD/
dmam	http://molmovdb.org/
OCA	http://oca.weizmann.ac.iloca-bin/ocamain

表3.4 与代谢物、脂质、碳水化合物和表观S相关的数据库资源列表

数据库	网址
Golm Metabolome Database（GMD）	http://gmd.mpimp-golm.mpg.de
Glycan Mass SpectraDatabase（GMDB）	https://jcggdb.jp/rcmg/glycodb/Ms_ResultSearch

续表

数据库	网址
LIPID MAPS StructureDatabase（LMSD）	https：//www. lipidmaps. org
Lipid mass ProteomeDatabase（LMPD）	https：//lipidmaps. org/databases/lmpd/browse
MetabolomExpress	https：//www. metabolome‐express. org
HMDB	www. hmdb. ca

1）NCBI 的 Gene Expression Omnibus

GEO（Gene Expression Omnibus）由美国国家生物技术信息中心创建并维护的基因表达数据库，创建于 2000 年。它收录了世界各国研究机构提交的基因表达数据，包括芯片表达数据和高通量测序表达数据等。

GEO 数据库中存放了四类数据。

（1）GSE（GSExxx）：对应的是整个研究项目的系列的数据，可能涉及不同平台。

（2）GDS（GDSxxx）：对应的一个同一平台的数据集，包括从微阵列和高通量序列技术生成的数据。

（3）GSM（GSMxxx）：对应单一样品的数据信息，它只能是单一平台的数据。

（4）GPL（GPLxxx）：对应一个平台的信息，一般不直接接触。

此外，GEO 还提供了数据检索与下载功能，用户可以根据关键字进行搜索，并选择需要研究的数据集进行下载和分析。GEO 数据库为科研人员提供了大量的公开免费的数据，这些数据可以通过生物信息学工具进行再次挖掘，为生物医学研究提供了重要的资源。例如，科研人员可以通过 GEO 数据库找到与某个疾病相关的基因表达数据，进而分析这些基因的功能和相互作用，为疾病的诊断和治疗提供分子依据。

2）Protein Data Bank

蛋白质数据银行（PDB）是一个著名的蛋白质结构数据库，于 1971 年在美国布鲁克海文国家实验室建立。该数据库的主要目的是收集通过 X 射线衍射和核磁共振（NMR）试验测定的蛋白质结构数据，这些数据以三维坐标的形式描述了蛋白质中的原子位置。除了原子坐标外，PDB还包含与蛋白质结构相关的其他信息，如二硫键、螺旋、片层和活性位点。

PDB的存储格式是标准文件格式，每个存放在PDB数据库中的蛋白质分子结构信息都存放在一个独立的文本文件中。这些文本文件采用80列的标准形式，包含了作者、参考文献以及结构说明等信息。这种格式有助于用户理解和使用数据。随着技术的发展，PDB数据库的管理和维护工作也经历了变化。1998年后，PDB由新成立的结构生物学合作研究协会（RSCB）负责维护。目前，PDB主要存储通过X射线晶体衍射技术、多维核磁共振溶液构象等技术测定的蛋白质以及多肽、病毒和核酸等大分子的结构数据。

3）UniProt

UniProt是一个综合、高质量、经过人工校对的蛋白质序列和功能信息数据库。它由欧洲生物信息研究所（EMBL - European Bioinformatics Institute）、瑞士生物信息学研究所（Swiss Institute of Bioinformatics）和蛋白质信息资源（Protein Information Resource）合作开发。UniProt整合了Swiss - Prot、TrEMBL和PIR等蛋白质数据库，形成了两个核心部分。

（1）UniProt/Swiss - Prot：这部分包含完全手动注释的蛋白质条目，提供了丰富的功能和序列信息。

（2）UniProt/TrEMBL：这部分则自动进行分类和注释，覆盖更广泛的蛋白质序列。

UniProt知识库是一个全面、分类完整、丰富且准确的蛋白质注释库，具有广泛的交叉引用。科研人员可以通过在线访问（http://www.uniprot.org）或以多种格式下载（ftp://ftp.uniprot.org/pub）来浏览这些宝贵的蛋白质数据。

这个数据库对于航天医学领域的研究和应用具有重要意义，帮助科学界更好地理解蛋白质序列和功能，为未来的航天医学研究提供了有力的支持。

4）Reactome

Reactome是一个免费、开源、经过编审和同行评审的生物分子通路知识数据库。其主要目标是提供生物分子通路知识的可视化、解释和分析工具，以更好地支持基础研究、基因组分析、建模、系统生物学以及相关教育。

Reactome数据库具有以下特点。

（1）综合性：涵盖了多种生物学过程的数据，包括基因调控、代谢途径、细胞信号传导等。它涉及多个层面的生物学信息，为研究人员提供全面的数据支持。

（2）高质量：数据来自专业的生物信息学研究团队，经过严格筛选和验证，保证了数据的高质量和可靠性。

（3）开放性：Reactome 是一个开放的平台，任何人都可以免费访问和使用其中的数据，为科研工作者和学生提供了方便。

（4）可视化：Reactome 提供直观的可视化工具，帮助用户更好地理解生物学过程中的分子交互和代谢途径，支持用户进行数据分析和挖掘。

（5）更新及时：数据会定期进行更新和维护，以确保其中的信息和知识始终保持最新和全面。

此外，Reactome 数据库目前覆盖了 UniProt 数据库中约 70% 以上的经人工注释的人类蛋白质，对 46 个主要人类生物学研究领域进行了注释，并记录了与 OMIM 疾病表型相关的 1 005 个蛋白质的正常功能。这些丰富的生物学过程数据有助于推动生物医学研究和医学实践的发展。

5）KEGG（Kyoto Encyclopedia of Genes and Genomes）

一个整合了基因组、化学和系统功能信息的数据库资源，旨在理解生物系统的高级功能和实用程序。KEGG 提供的信息主要包括基因序列、化学反应、通路图、疾病、药物和基因组等，是一个综合的数据库系统。KEGG 具有如下的主要特点。

（1）整合性。KEGG 整合了基因组信息、化学信息和系统功能信息，为用户提供了一个全面的生物信息学数据库。这使得研究人员能够从不同角度深入探索生物学领域。

（2）通路分析。KEGG 提供了大量的代谢通路图，包括糖代谢、脂肪酸代谢、氨基酸代谢等。这些通路图帮助用户理解生物体内的代谢过程和信号传导途径，为研究和应用提供了重要的参考。

（3）疾病和药物信息。KEGG 包含了丰富的疾病和药物信息。它不仅描述了疾病的发生机制，还详细介绍了药物的作用机制。这对于药物研发和疾病治疗具有重要意义。

（4）基因组信息。KEGG 提供了多种生物的基因组信息，包括基因序列和基因功能注释。这为基因组学研究提供了有力的支持。

（5）丰富的工具。KEGG 提供了多种生物信息学工具，如基因注释工具、通路分析工具和基因组比对工具。这些工具帮助用户进行生物信息学分析和研究。

6）GO（Gene Ontology）

GO 是生物信息学领域中广泛使用的数据库，涵盖了生物学的三个关键方面：细胞组分（Cellular Component）、分子功能（Molecular Function）和生物过程（Biological Process）。这个数据库将所有的基因按照它们的功能进行分类和描述，形成了一个有向无环图（DAG）的结构。

GO 的主要目的是提供一个统一、标准化的词汇表，用于描述基因和基因产物的属性。通过使用 GO，研究人员可以对基因的功能进行注释和分类，进而分析基因在生物体内的作用机制、参与的生物过程以及所处的细胞位置等信息。

GO 的应用非常广泛。例如，在基因表达谱分析中，GO 常用于提供基因功能分类标签和基因功能研究的背景知识。利用 GO 的知识体系和结构特点，研究人员可以发掘与基因差异表达现象关联的单个特征基因功能类或多个特征功能类的组合，从而更深入地理解基因在生物体内的功能和作用。

7）InterPro

InterPro 是一个综合性的蛋白质数据库，旨在提供蛋白质序列的功能注释和分类信息。它整合了多个蛋白质家族、结构域和功能位点的数据资源，形成了一个非冗余的蛋白质特征数据库。

InterPro 的主要特点如下。

（1）整合性：InterPro 汇集了多个蛋白质数据库的数据资源，提供了丰富的蛋白质家族、结构域和功能位点的信息。这有助于研究人员更全面地理解蛋白质的功能。

（2）非冗余性：InterPro 通过去除冗余信息，避免了不同数据库之间的重复注释，从而提高了注释的准确性和可靠性。

（3）注释工具：InterPro 提供了多种注释工具，包括基于文本的描述、图形化展示和交互式工具等。这些工具帮助研究人员快速获取蛋白质的功能信息。

（4）可扩展性：InterPro 不断更新和完善，添加新的数据资源和注释信息，以满足不断增长的研究需求。

InterPro 在生物学、医学、药物研发等领域具有广泛的应用价值。它可以帮助研究人员快速了解蛋白质的功能和分类信息，深入探究蛋白质在生物体内的作用机制、参与的生物过程以及与其他分子的相互作用。此外，InterPro 还为药物设计和开发提供重要的参考信息，帮助研究人员发现新的药物靶点和药物作用机制。

8）Rfam

Rfam 是一个专注于非编码 RNA（ncRNA）的数据库，由英国帝国理工学院的 Sanger 研究所维护。Rfam 为 RNA 家族提供了详细的分类信息，这些家族基于它们的序列、结构和功能特性进行分组。这个数据库的目标是提供一个全面的资源，以了解 ncRNA 的多样性、保守性和功能。Rfam 的主要特点包括以下几点。

（1）家族分类：Rfam 中的每个 RNA 家族都有详细的描述，包括其序列特征、二级结构、已知的功能以及相关的文献引用。

（2）数据整合：Rfam 整合了来自多个来源的数据，包括 RNA 序列、结构信息、基因注释等。这使研究人员能够在一个平台上获取全面的 RNA 家族信息。

（3）自动注释工具：Rfam 提供了自动注释工具，这些工具可以将 RNA 序列与数据库中的家族进行比对，从而预测 RNA 的家族归属和二级结构。这对于大规模基因组分析中的 RNA 注释非常有用。

（4）更新和维护：Rfam 定期更新，以反映新的 RNA 家族发现和研究成果。这确保了数据库中的信息始终是最新的。

Rfam 在多个领域具有广泛的应用价值，包括基因组学、转录组学、结构生物学和药物研发等。通过利用 Rfam 中的数据和信息，研究人员可以更好地理解 ncRNA 在生物体内的功能和作用，从而推动相关领域的研究进展。

3.5.2 医学数据存储标准

存储标准在信息技术和数据管理领域具有重要作用。通过统一的医学数据存储标准可以确保数据的规范性、一致性、互操作性、安全性和可维护性等，提高数据的效率和性能。

（1）规范性和一致性。存储标准通过制定一套通用的规则和准则，确保了数据存储、访问和管理的一致性和规范性。这有助于减少数据混乱和误解，提高数据的可读性和可理解性。

（2）互操作性。存储标准促进了不同系统、平台和应用程序之间的数据互操作性。这意味着不同系统之间可以无缝地交换和共享数据，提高了数据的可用性和灵活性。

（3）安全性。存储标准通常包括数据保护、加密和访问控制等安全措施，以确保数据的机密性、完整性和可用性。这有助于减少数据泄露、篡改或丢失的风险。

（4）可维护性。通过遵循存储标准，可以更容易地进行数据备份、恢复和迁移等操作。这有助于确保数据的长期保存和可用性，同时减少了数据丢失或损坏的风险。

（5）提高效率和性能。存储标准通常关注数据存储和访问的效率和性能。通过优化存储结构、算法和协议等方面，可以提高数据访问速度、减少延迟和提高整体系统性能。

在医学领域，数据存储的标准和最佳实践对于确保数据质量、可互操作性、安全性和合规性至关重要。以下是一些常用的医学数据存储标准。

1. HL7

HL7（Health Level Seven）是一组国际性的标准，用于医疗保健领域的信息交换、集成、共享和检索。它定义了多种数据格式和通信协议，如 CDA（Clinical Document Architecture）用于临床文档，RIM（Reference Information Model）用于医疗信息的参考模型等。

2. DICOM

DICOM（Digital Imaging and Communications in Medicine）即医学数字成像和通信标准。该标准详细定义了影像及其相关信息的组成格式和交换方法，使得不同的医学影像设备可以通信和交换数据。DICOM 标准在制定时，采用了 OSI 作为主要的网络参考模型，并且其定义位于网络通信协议的最上层，不涉及具体的硬件实现，从而与网络技术的发展保持相对独立。DICOM 标准的应用非常广泛，它不仅可以直接应用于放射学信息系统（RIS）和图像存档与通信系统（PACS），还是研究和开发具有网络连接功能、实现信息资源共享的新型医疗仪器的技术基础。此外，DICOM 标准的推出与实现，大大简化了医学影像信息交换的实现，推动了远程放射学系统、图像管理与通信系统（PACS）的研究与发展，并且由于 DICOM 的开放性与互联性，使得与其他医学应用系统（HIS、RIS 等）的集成成为可能。

3. LOINC

LOINC（Logical Observation Identifiers Names and Codes）即观测指标标识符逻辑命名与编码系统。它是一套通用的代码和名称，用于标识医学检验项目及其他的临床观测指标。其主要作用是在数据交换的时候，为相应的数据贴上一个标准的定义标签，使交换双方的系统能够准确理解所交换数据的准确含义，继而加以恰当处理。LOINC 编码系统的主要目的是促进临床结果的交换与汇集，使其更好地服务于临床医疗护理、患者结局管理以及科学研究工作。LOINC 编码系统广泛应用于实验室、其他医疗测试和文书记录中的各种数据，例如实验室检查结果（如血压、血糖等），药物剂量信息和病人护理记录等。通过使用这个标准编码系统，在不同机构处理的数据可以轻松地汇集到单一的数据库中，大大提高了医疗保健行业的效率和准确性。此外，LOINC 编码系统还可以提高医疗行业的数据质量，并支持全球医疗保健标准化。

4. SNOMED CT

SNOMED CT（Systematized Nomenclature of Medicine – Clinical Terms）即医学系统命名法 – 临床术语，也被称为医学术语系统命名法 – 临床术语。这是一部经过系统组织编排的，便于计算机处理的医学术语集，主要用于临床医疗领域。SNOMED CT 的特点包括：①涵盖范围广泛，它包含超过 32 万个概念，覆盖疾病、所见、操作、微生物、药物等多个临床领域，并且可以在超过 50 个国家使用。②标准化编码系统，SNOMED CT 是一种全球范围内用于医学临床术语的标准化编码系统，主要用于医学信息交流和医学知识管理。③层次化结构，SNOMED CT 中的概念通过层次关系进行连接，允许概念存在于多个层次中，并且每个概念都有唯一的标识，可以存在多种描述。④易于计算机处理，通过采用概念的形式，而不是词条表的方式，SNOMED CT 使得数据更易于计算机处理和分析。此外，SNOMED CT 还采用了三种术语描述类型，即"指定全称"（Fully Specified Name，FSN）、"首选术语"（Preferred）及"同义术语"（Acceptable）。

这些描述类型有助于提高术语的一致性和准确性。在实际应用中，SNOMED CT 可以用于构建医学信息系统、临床决策支持系统、医学知识图谱等医学信息化应用。它可以帮助医护人员更准确地记录和表达临床信息，提高医疗信息的质量和可比性。同时，SNOMED CT 还可以为医学研究和临床实践提供丰富的数据支持，促进医学知识的积累和创新。

5. FHIR

FHIR（Fast Healthcare Interoperability Resources）即快速医疗健康互操作性资源。它是 HL7 组织制定的一套新的医疗数据交换标准。与 HL7 的老版本 v2 和 v3 相比，FHIR 更加注重 RESTful API 的设计，使得数据交换更为简单、快速和灵活。FHIR 的主要特点包括：RESTful API 设计：FHIR 采用 RESTful API 的设计原则，使得医疗数据可以通过 HTTP 协议进行传输和交换。这大大简化了开发者的工作，降低了数据交换的复杂性。易于使用：FHIR 的设计理念是"简单即好"，它避免了 v2 和 v3 版本中过于复杂和冗余的部分，使得开发者和医护人员可以更容易地理解和使用。高度可扩展性：FHIR 允许开发者根据自己的需求进行扩展，可以在不破坏现有系统的基础上增加新的功能和数据元素。互操作性：FHIR 的目标是实现不同医疗系统之间的互操作性，使得不同厂商、不同平台、不同应用之间的数据可以无缝对接和交换。在实际应用中，FHIR 可以用于构建医疗信息系统、实现医疗数据共享、提高医疗服务质量等多个方面。例如，通过 FHIR，医疗机构可以将不同系统的患者数据整合到一个平台上，实现数据的共享和协同工作；医生可以通过 FHIR 访问患者的电子病历、检查结果等信息，提高医疗服务的效率和质量。

6. OMOP

OMOP（Observational Medical Outcomes Partnership）即观测性医疗结果伙伴关系通用数据模型。这是一个为了促进观测性医疗数据科学而开发的通用数据模型。它的目标是提供一个标准化、统一的数据结构，使得来自不同来源和格式的观测性医疗数据能够被整合和分析。OMOP CDM 定义了多个表，这些表用于存储患者信息、就诊信息、诊断信息、药物信息、观察结果等。通过使用这些表，研究者可以方便地查询、分析和比较不同来源的观测性医疗数据，从而更好地理解疾病的发病机制、评估治疗效果以及进行预测模型的构建等。OMOP CDM 的优势在于其通用性和灵活性。它适用于多种类型的观测性医疗数据，包括电子病历、临床试验数据、注册数据等。同时，由于它采用了标准化的数据结构，使得数据整合和分析变得更加简单和高效。此外，OMOP 还建立了一个社区，旨在促进观测性医疗数据科学的发展和应用。这个社区包括了来自全球的研究者、数据科学家、临床医生等，他们共同分享经验、开发工具和方法，推动观测性医疗数据的应用和发展。

7. CDISC

CDISC（Clinical Data Interchange Standards Consortium）临床数据交换标准协会，是一套关于如何收集数据、收集什么类型的数据以及如何将这些数据提交给负责审批新药的机构的标准。该协会的目的是提高临床研究的效率，加强创新，提高数据质量，促进数据共享，降低成本，提高可预测性并简化流程。CDISC 标准涵盖临床研究电子数据的获取、交换、存档、提交的全过程，包括内容（如数据、元数据、术语）和格式（如基于 XML 的格式）标准。其中，SEND 是非临床数据交换标准，用于指定以一致格式收集和呈现非临床数据的方法；而 PRM 是方案表述模型，为研究方案的设计提供标准，用于病例报告表中数据收集字段的内容标准。此外，CDISC 还建立了临床试验方案设计开始，涵盖数据的收集、分析、交换和提交等环节的一套完整标准。这些标准自 2004 年 7 月以来已被 FDA 参照使用，作为通用的电子技术文档，用于提高向药监部门或其他管理部门提交数据的效率，以及为整个临床研究过程提供标准化的规范参考。

8. HIPAA

HIPAA（Health Insurance Portability and Accountability Act）健康保险携带和责任法案。HIPAA 法案起源于 1991 年，旨在通过实现行政简化（Administrative Simplification）以降低日益增长的医疗费用开支。1996 年，美国通过这项法案，用于保护患者敏感的健康数据，包括受保护的电子健康信息（也称为 PHI 或 epHI），防止在未经患者同意或不知情的情况下泄露患者隐私。HIPAA 规则分为几个部分，包括隐私规则、安全规则、交易和代码规则、标识符规则、执行规则、违约通知规则和综合最终规则。其中，HIPAA 安全规则提供了指导，以保护系统以电子形式创建、接收、维护或传输的个人可识别健康信息。这些规则旨在确保个人医疗数据的安全性和隐私性，并规定了处理个人医疗数据的任何服务都必须符合 HIPAA 的要求。HIPAA 法案还规定了医疗保健提供商要承担保护患者传输数据及静止状态下的信息安全的责任，如果数据遭到泄露，将面临高达 5 万美元的罚款，每年最高罚款可达 150 万美元。此外，为了满足 HIPAA 合规性，需要使用数字证书（通常指 SSL/TLS 证书）来保护两个计算机应用程序之间通过网络进行的通信。

第 4 章
航天医学大数据分析实例

4.1 电生理数据分析实例

4.1.1 心电数据分析实例

1. 心电信号的常用分析方法

心电信号非常微弱,其振幅介于 10 uV 和 4 mV 之间,频率小于 100 Hz。心电信号的采集方式是利用皮肤间接接触的方式间接测量心脏的电位活动,这就使得心电信号容易受到外界噪声和检测方式不当的干扰,最终影响到医生对心脏疾病的诊断。心电信号中典型的噪声包括工频干扰、肌电干扰、基线漂移、电极接触噪声和运动伪迹。而 50 Hz 工频干扰、0.7 Hz 以下基线漂移和高频肌电干扰为主要的干扰源。上述的几种噪声通过加性或乘性和心电信号进行叠加,会引起心电信号不同程度的畸变,噪声的存在给检测和判断心电信号造成极大的不便。为了提取出准确的心电信号特征,需要对心电信号进行必要的滤波等预处理,以抑制噪声和伪迹,提升波形鉴定准确度。

心电信号的分析对于诊断和监测心脏健康状况至关重要。以下是一些主要的心电信号分析方法,这些方法从不同的角度提供了关于心脏活动的信息,每种方法都有其独特的优点和局限性,在特定的临床环境和研究背景下,可能需要结合多种方法来全面评估心电信号。随着技术的发展,新的分析方法和算法将继续涌现,进一步提高心电图分析的准确性和效率。

（1）时间域分析：时间域分析关注心电信号在时间维度的特征，包括心率、心率变异性、P波、QRS复合波、T波等的分析。例如心率通过测量R波之间的间隔（RR间期）来计算，为了反映心脏的跳动频率。心率变异性则通过测量连续心拍间RR间期的变化，反映自主神经系统对心脏的调控能力。

（2）频域分析：频域分析通过将心电信号转换到频率空间（例如，使用傅里叶变换），来研究信号中的频率成分，尤其适用于HRV的分析。功率谱密度（PSD）显示不同频率成分对心率变异性的贡献，常用来分析心率波动的频率特征。

（3）非线性分析：非线性分析方法，如混沌理论、分形分析等，能提供心电信号动态复杂性的深入洞察。庞加莱（Poincaré）图是一种用来可视化心率变异性的非线性方法，其可描绘每个RR间期与下一个RR间期的关系。

（4）多尺度熵（MSE）分析：多尺度熵分析是一种评估信号复杂度变化的方法，特别适用于评估心电信号的不规则性和复杂性。

（5）波形特征提取：心电信号的波形特征提取，如P波、QRS复合波、T波的检测和分析，对于评估心脏的电生理状态非常关键。自动波峰检测通过使用算法（如差分算法、波峰跟踪）可以自动识别QRS复合波等关键波形的位置。

（6）机器学习和人工智能方法：机器学习和深度学习方法被广泛应用于心电信号的分析，提供了自动化识别心脏疾病的新途径。通过监督学习，如支持向量机、随机森林等，可以用于分类心电图的正常与异常模式。

深度学习如卷积神经网络也可以被用来自动识别心电图上的复杂模式，无须手动特征提取。

2. 心电信号在航天医学中的应用实例

心电信号采集在航天医学中的重要性不言而喻，它不仅为航天员的心脏健康提供了实时的监控和保护，还为深入研究太空环境对人体心脏健康影响提供了基础。在太空环境下，无重力的状态对人体尤其是心脏功能产生了一系列复杂的影响，这些影响既包括心脏形态的变化，如心室壁变薄、心脏形状的改变，也包括心脏功能的调整，如心率和心率变异性的变化。这些变化对航天员的长期健康和任务的成功完成构成了潜在的风险。通过心电信号的实时采集，可以有效地监控航天员的心脏健康状态，包括但不限于心率、心律和可能的心肌缺血等情况。此外，心电信号采集不仅是对当前心脏状况的记录，它还能够帮助航天医学专家评估微重力对心脏结构和功能长期影响的程度，为航天员提供早期疾病诊断，尤其是在微重力环境下可能出现的心脏问题。

在美国开展空间项目的早期，出舱活动、锻炼及下体负压应用等过程中航天员均进行心电检测。在"和平号"10 年的飞行任务中，共观察到 31 例异常心电图和 75 例心律失常，其诱因不仅有失重，还包括血钾降低、心理生理应激、睡眠不良等。

PRD（周期性复极动力学）是一种用于量化心室复极低频振荡的测量方法（心电图 T 波），特别关注低于 0.1 Hz 的频率，其增加与室性心律失常和心源性猝死的高风险有关。通过 PRD 指数可以评估长时间微重力对心室复极化的影响，微重力暴露会导致 PRD 增加，尤其是对交感神经刺激的反应，这表明复极不稳定和心律失常的风险增加。

4.1.2 脑电数据分析实例

1. 脑电检测的通用场景

脑电信号的应用领域很广泛，包括医学、心理学、神经科学、人机交互、娱乐等，例如：诊断和治疗一些神经系统疾病，癫痫、脑卒中、肢体运动障碍、精神疾病等；研究大脑的功能和认知过程，注意力、记忆、情绪、睡眠等；实现人与机器的交互和通信，脑机接口、脑控假肢、脑控游戏等。下面介绍脑电信号在这些领域中的详细应用。

（1）脑电信号在医学领域的应用。脑电信号可以用于诊断和治疗各种神经系统疾病，如癫痫、脑瘤、脑血管病、脑损伤、昏迷、睡眠障碍等。脑电信号也可以用于评估和改善肢体运动障碍、精神疾病、意识障碍、认知障碍等患者的功能状态。脑电信号还可以用于实现脑机接口，即利用大脑的意图来控制外部设备，如假肢、轮椅、游戏、机器人等。

（2）脑电信号在教育领域的应用。脑电信号可以用于监测和分析学习者的大脑状态，如注意力、记忆力、情绪、兴趣等。脑电信号也可以用于提供个性化的教学环境，如根据学习者的脑电特征来调整教学内容、难度、速度等。脑电信号还可以用于辅助特殊教育，如通过脑机接口技术帮助特殊教育的学习者增强或重建感官功能和肢体功能。

(3) 脑电信号在娱乐领域的应用。脑电信号可以用于创造新颖的娱乐体验，如通过脑机接口技术实现脑控游戏、脑控音乐、脑控电影等。脑电信号也可以用于生成创意的内容，如通过脑电信号的分析和转换来生成诗歌、故事、画作等。脑电信号还可以用于增强社交互动，如通过脑电信号的共享和交流来增进人际关系和情感交流。

(4) 脑电信号在军事领域的应用。脑电信号可以用于提升军事人员的作战能力，如通过脑机接口技术实现对武器、装备、无人机等的远程控制。脑电信号也可以用于监测和保护军事人员的生理和心理状态，如通过脑电信号的分析和反馈来预防和治疗创伤后应激障碍、战斗压力、疲劳等。脑电信号还可以用于提升军事人员的学习和训练效果，如通过脑电信号的神经反馈训练来增强认知、记忆、决策等能力。

(5) 脑电信号在智能家居领域的应用。脑电信号可以用于实现智能家居的人机交互，如通过脑机接口技术实现对电视、空调、灯光等的无线控制。脑电信号也可以用于提供智能家居的个性化服务，如根据用户的脑电特征来调节室内的温度、湿度、音乐等。脑电信号还可以用于增强智能家居的安全性，如通过脑电信号的识别和验证来实现对门锁、报警器等的授权和激活。

2. 脑电信号的分析方法

脑电信号的分析方法主要有以下几类。预处理：对脑电信号进行滤波、降采样、去伪迹等操作，以提高信号质量和降低数据量。时域分析：关注脑电信号的波形变化，如事件相关电位（Event-Related Potential，ERP），可以反映特定任务下的脑电反应。频域分析：关注脑电信号的频率成分，如傅里叶变换，可以反映脑电信号的能量分布。时频分析：关注脑电信号随时间变化的频率成分，如短时傅里叶变换（Short-Time Fourier Transform，STFT）或小波变换（Wavelet Transform），可以提供更好的时频分辨率。机器学习与深度学习：利用传统的机器学习方法（如SVM、决策树等）或深度学习方法（如CNN、LSTM等），对脑电信号进行分类、预测、特征提取等任务。

1) 时域分析

时域分析方法主要关注脑电信号的波形变化，反映特定任务或刺激下的脑电反应。时域分析的常用方法有以下几种。

(1) 事件相关电位：是指在特定时间窗内，与某个事件（如视觉、听觉或认知刺激）相关的脑电信号的平均值。ERP 可以反映不同的认知过程，如注意力、记忆、情绪等。ERP 的计算方法很简单，只需将时域 EEG 与 time = 0 事件对齐，并在每个时间点对所有试验进行平均。ERP 的分析方法包括对波形的峰值、潜伏期、幅度、面积等参数进行量化和统计。

(2) 蝶形图和全局场功率（Global Field Power，GFP）：是一种用于数据质量检查和事件识别的时域分析方法。蝶形图显示了覆盖在同一图中的所有电极的 ERP，可以检测不良或嘈杂的电极。GFP 是所有电极上电活动的标准偏差，可以反映整体场强的变化，突出不同的事件。

(3) 闪烁效应：是一种利用节律性的外在驱动因子产生的脑活动的时域分析方法。例如，如果看到以 20 Hz 闪烁的频闪灯，则视觉皮层中会以 20 Hz 的频率进行有节奏的活动，并与频闪灯的每个闪光灯锁相。这种效应也称为稳态诱发电位，可以用于"标记"特定刺激的处理，在频谱图中观察闪烁频率处的峰值。

2）频域分析

频域分析用于研究不同频率范围内的脑电活动。频域分析可以帮助我们理解脑电信号的频率特征，并揭示不同频率带内的神经活动。常见的频域分析方法包括傅里叶变换、功率谱密度估计（Power Spectral Density，PSD）和小波变换。

(1) 傅里叶变换：将时域信号转换为频域信号，将信号分解为不同频率的成分。在脑电信号分析中，傅里叶变换可以将原始脑电信号转换为频谱图，显示出不同频率范围内的功率密度。

(2) 功率谱密度估计：是一种用于估计信号功率在不同频率上的分布的方法。通过计算信号的自相关函数或傅里叶变换，可以得到信号的功率谱密度。PSD 能够提供不同频率范围内脑电信号的功率分布情况，通常用于研究不同频带内的脑电活动。

(3) 小波变换：可以将信号分解为不同频率和时间分辨率的成分。与傅里叶变换相比，小波变换提供了更好的时频分辨率，可以更准确地捕捉信号中频率随时间变化的特征。小波变换在脑电信号分析中常用于研究事件相关电位和脑活动的时频特征。

通过频域分析，我们可以得到脑电信号在不同频率范围内的功率分布情况。

频域分析方法在研究脑电信号的生理和疾病特征、脑机接口和认知研究等领域中起着重要作用。它们提供了对脑电信号频率特征的详细描述，有助于我们理解大脑的功能和异常情况，并为临床诊断和治疗提供支持。

3) 时频分析

时频分析是一种能够同时考虑信号的时间和频率信息的方法，它可以揭示脑电信号在不同时间和频率上的变化情况，从而分析信号的特征，为诊断、治疗和研究提供依据。时频分析的基本原理是将信号分解为不同频率的正弦波的叠加，然后对每个频率的正弦波进行傅里叶变换，得到其幅度和相位。通过将信号分成若干个小的时间窗，并对每个时间窗内的信号进行同样的处理，就可以得到信号在每个时间窗内的频谱，从而构成时频图。时频图的横轴表示时间，纵轴表示频率，颜色表示幅度或相位。时频分析的常用方法有短时傅里叶变换、小波变换、希尔伯特-黄变换等。这些方法的优缺点和适用场景各不相同，需要根据具体的研究目的和信号特性进行选择。时频分析的应用领域很广泛，如事件相关电位、认知任务、睡眠分析、癫痫检测等。

4) 机器学习与深度学习

机器学习和深度学习是两种基于数据驱动的智能算法，它们可以从脑电信号中学习有用的模式和规律，从而实现对脑电信号的分类、回归、生成、预测等任务。

机器学习是一种利用统计学和优化理论，通过训练数据集来构建数学模型的方法，它可以分为有监督学习、无监督学习和半监督学习三种类型。有监督学习是指根据已知的输入和输出之间的关系来学习一个预测函数，如支持向量机、K近邻、决策树等。无监督学习是指根据没有标签的输入数据来学习一个隐含的结构或分布，如聚类、降维、主成分分析等。半监督学习是指结合有标签和无标签的数据来提高学习效果的方法，如图半监督学习、半监督支持向量机等。

深度学习是一种利用多层神经网络来学习数据的高层抽象表示的方法，它可以分为前馈神经网络、卷积神经网络、循环神经网络、自编码器、生成对抗网络等多种类型。前馈神经网络是一种由输入层、隐藏层和输出层组成的网络，它通过前向传播和反向传播来更新权重和偏置，如多层感知机、径向基函数网络等。卷积神经网络是一种利用卷积核来提取局部特征的网络，它通常由卷积层、池化层和全连接层组成,如 LeNet、AlexNet 等。循环神经网络是一种能够处理序列数据的网络,它通过在时间维度上共享参数来实现对历史信息的记忆,如长短期记忆网络、门控循环单元等。自编码器是一种能够学习数据的压缩表示的网络,它由编码器和解码器组成,通过最小化输入和输出之间的重构误差来训练,如稀疏自编码器、变分自编码器等。生成对抗网络是一种能够生成与真实数据类似的数据的网络,它由生成器和判别器组成,通过对抗训练的方式来提高生成器的性能,如深度卷积生成对抗网络、条件生成对抗网络等。

脑电信号分析中的机器学习与深度学习的分析方法有以下几个步骤。

(1) 数据采集:使用脑电仪或其他设备来记录脑电信号,通常需要根据不同的实验设计或应用场景来设置采样频率、通道数、参考电极等参数。

(2) 数据预处理:对原始的脑电信号进行去噪、滤波、基线校正、伪影消除、归一化等操作,以提高信号的质量和稳定性。

(3) 特征提取:从预处理后的脑电信号中提取有意义的特征,如时域特征、频域特征、时频特征、空域特征等,以降低数据的维度和复杂度。

(4) 特征选择:从提取的特征中选择最有助于区分不同类别或预测目标的特征,如相关系数、信息增益、互信息等,以提高模型的准确性和效率。

(5) 模型训练:使用机器学习或深度学习的方法来构建一个分类器或回归器,如支持向量机、K 近邻、决策树、多层感知机、卷积神经网络、循环神经网络等,以学习数据的内在规律或特点。

(6) 模型测试:使用训练好的模型来对新的脑电信号进行分类或回归,如交叉验证、留一法、自助法等,以评估模型的泛化能力和性能指标。

3. 脑电信号检测与分析在航天领域的实例

脑电信号是反映大脑活动的电生理信号,它可以用来监测和评估航天员的神经功能、认知状态、心理健康等方面。在航天中,脑电信号采集为航天员提供医疗保障,为航天员提供技术支持,为航天员提供交互方式和为载人航天工程的新一代医学与人因保障系统提供关键科学依据。

在太空环境中,航天员可能会遇到各种不利的因素,如失重、辐射、孤独、压力等,这些因素可能会影响航天员的大脑结构和功能,导致神经系统的损伤或异常,如脑水肿、脑血流改变、脑电节律紊乱等。通过定期或实时地采集和分析航天员的脑电信号，可以及时发现和诊断这些问题，为航天员提供必要的治疗和干预，保障航天员的健康和安全。同时在太空中，航天员需要完成各种复杂的任务，如操作、维修、实验等，这些任务对航天员的注意力、记忆力、判断力、反应速度等都有较高的要求。通过采集和分析航天员的脑电信号，可以评估航天员的工作负荷、疲劳程度、情绪状态等，为航天员提供合理的工作安排和休息指导，提高航天员的工作效率和质量。在太空环境中，航天员会受到身体或环境的限制，无法使用传统的交互方式，如键盘、鼠标、触摸屏等，来控制飞船或其他设备。通过采集和分析航天员的脑电信号，可以实现脑机交互技术，即利用航天员的意念或思维活动来控制机器，如小机器人、机械臂、飞船等，从而突破双手操作的限制，提高航天员的操作灵活性和自主性。

脑机接口是大脑和外部设备之间创建的直接连接通路，它既是神经修复最有效的工具，也是全面解析认识大脑的关键核心技术。脑机接口的核心是充分发挥人脑的优势，绕过人体自身器官，大脑直接与外界装备进行高效互动。其核心挑战在于如何在最低限度损伤大脑和最大限度利用大脑之间达到平衡。脑机交互技术的核心步骤是采集脑电、提取特征、识别命令和进行控制，它可以分为视觉刺激、运动想象、P300拼写器等多种方法。中国的脑机接口研发，面临几大挑战。一是安全性和有效性难以兼得，这一问题的待解限制了脑机接口技术的大范围运用。二是脑机接口的有效带宽，即到底植入多少个电极足以基本涵盖大脑重要活动或满足特定功能需求，仍是一个未知数。三是海量神经信号的处理仍是难题。四是社会普遍关注的脑机安全与伦理风险。

在航天领域，脑电信号的研究具有重要的意义，它可以评估和保护航天员的视空间能力，评估和保护航天员的脑力负荷状态，研究太空环境对人类大脑和认知功能的影响。视空间能力是指对空间位置和方向的感知和判断能力，它在航天任务中起着重要的作用。然而，太空环境会对航天员的视空间能力产生负面的影响，导致反应速度和准确性下降，注意力资源减少。通过采集和分析航天员的脑电信号，我们可以及时监测和评估航天员的视空间表现，为航天员的训练和干预提供依据。脑力负荷是指大脑在完成某项任务时所消耗的心理资源，它反映了任务的难度和复杂度。航天员在太空飞行中会面临高脑力负荷的情境，这会影响他们的工作效率和安全性。通过采集和分析航天员的脑电信号，我们可以客观和准确地评估航天员的脑力负荷状态，为航天员的调度和管理提供参考。太空环境是一种特殊的环境，它对人类大脑和认知功能有着重要的影响，但这种影响的机制和后果还不十分清楚。通过采集和分析航天员的脑电信号，我们可以深入探索太空环境对人类脑电节律、脑区间的同步性、脑功能的复杂性和整合性等方面的影响，为未来的深空探索提供科学依据和保障。

2021 年，来自匈牙利、法国和比利时的多位科学家进行了一项关于航天员在太空中视空间能力下降的研究，研究结果发表在 *Scientific Report* 上。该研究在一个大约半年的国际空间站任务前、中、后，调查了航天员的视空间表现和相关的电生理反应（图 4.1）。该研究使用了两种视空间任务，即线条任务和钟表任务，来测量航天员在地球上和太空中的反应速度和准确性。同时，使用脑电图仪记录了航天员在完成任务时的脑电信号，以分析其事件相关脑电位的变化。研究发现，在太空飞行期间，航天员的视空间表现会明显下降，反应速度和准确性都降低，而脑电波反映了注意力资源的减少。具体来说，航天员在太空中的 P1 和 N1 成分的振幅都降低，表明视觉刺激的早期加工受到影响；而 P3a 和 P3b 成分的振幅和潜伏期都增加与延长，表明注意力的分配和工作记忆的更新都变慢。该研究还发现，在太空飞行的初始阶段（约 8 天）和后期阶段（约 50 天）航天员的视空间都有受损表现，没有任何适应的迹象。这说明航天员对太空飞行条件的适应性有限，需要在深空探索之前进行新的研究。

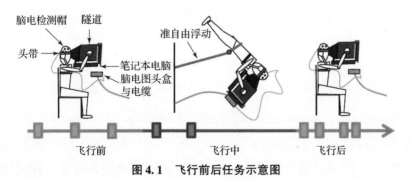

图 4.1　飞行前后任务示意图

2020 年，北京航空航天大学的多位教授和研究生进行了一项基于脑电功率谱密度的作业人员脑力负荷评估方法的研究，发表在《航空学报》杂志上。该研究为了客观评估作业人员的脑力负荷状态，作者基于 MATB – Ⅱ 平台开展了三种不同脑力负荷水平下的航空情境实验，记录了 16 名被试的 NASA 任务负荷指数（NASA-TLX）量表数据和脑电信号。首先作者使用了一种无线脑电图仪，采集了被试在额叶、中央叶、顶叶和枕叶的 32 个脑电通道的信号，采样率为 1 000 Hz，滤波范围为 0.5~100 Hz，参考电极为左耳垂，阻抗控制在 10 kΩ 以下。然后对脑电信号进行了预处理，包括去除眼电、肌电等伪迹，分割为 1 s 的数据段，去除异常值，进行功率谱密度的计算，得到每个通道的 5 个频段（δ、θ、α、β 和 γ）的相对能量值，作为脑电特征。之后作者使用了支持向量机作为分类器，利用网格搜索法确定了最优的惩罚系数和核函数参数，利用四折交叉验证得到可靠稳定的模型，利用测试集评估模型效果。该研究的实验结果表明，随着实验设计脑力负荷水平的增加，被试的主观脑力负荷得分显著提高，这表明该实验任务设计较好地诱发了低负荷、中负荷和高负荷情境。在此基础上，作者的脑力负荷评估模型的测试正确率达到了 0.966 5 ± 0.029 8，宏平均的受试者工作特征曲线下的面积（Macro-AUC）达到了 0.991 0 ± 0.011 4，这表明该模型具有较高的准确性和鲁棒性。该研究得出的结论是：基于脑电功率谱密度和支持向量机的个体脑力负荷评估方法是一种有效的方法，它为作业人员脑力负荷状态的客观和准确评估提供了一种新的办法，为后期作业人员脑力负荷状态的实时判别提供模型基础。

2017 年，NASA 进行了一项双胞胎研究实验，相关研究成果发表在 *Science* 上。为了研究太空飞行对人类大脑和认知功能的影响，作者使用了一种无线脑电图仪，记录了一对同卵双胞胎中的一人在国际空间站执行一年的太空任务，另一人留在地球作为对照的脑电信号。作者对脑电信号进行了分析，包括功率谱密度、相干性、复杂度、熵和网络等指标，以评估太空飞行对脑电节律、脑区间的同步性、脑功能的复杂性和整合性等方面的影响。结果表明，太空飞行会导致脑电信号的显著变化，如 α 波和 β 波的功率谱密度降低，前额叶和枕叶的相干性增强，脑电信号的复杂度和熵降低，脑网络的小世界性和模块化降低等，如图 4.2 所示，在不同负荷水平下，脑部活动的区域和强度有明显的变化。在低负荷下，脑部活动比较分散而且强度较低；而在高负荷下，活动区域更加集中，强度也显著增强，这些变化可能反映了太空飞行对大脑结构和功能的影响。太空飞行会对人类大脑和认知功能产生重要的影响，需要进一步的研究来揭示其机制和后果，为未来的深空探索提供科学依据和保障。

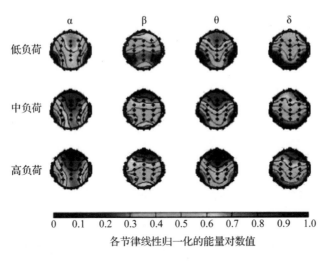

图 4.2 四种节律能量的脑电地形图

脑电信号的采集和分析是一种探索太空对人类大脑和认知功能影响的重要手段,它是航天科学和技术的重要组成部分,也是航天员的重要伙伴,它可以帮助我们了解航天员在太空中的视空间能力、脑力负荷状态、脑电节律和脑网络等方面的变化,为航天员的选拔、训练、医保和任务安全提供科学依据和技术支持。随着航天技术的发展和深空探索的需求,航天员的脑电信号研究也面临着新的挑战和机遇,需要不断创新研究方法和技术,拓展研究领域和应用场景,为人类太空事业的进步做出贡献。

4.1.3 肌电数据分析实例

1. 肌电信号的常用分析方法

肌电信号的分析主要包括原始表面肌电信号分析和处理后的数据分析,数据分析主要集中在时域和频域分析两个方面。信号分析的目的主要是研究表面肌电信号的时、频特征与肌肉结构和肌肉活动状态以及功能状态之间的相关性,探讨表面信号变化的可能原因,进而有效应用 EMG 信号的变化反映肌肉活动和功能。

表面肌电原始信号作为显示肌电活动的发生和静息状况最直接的表现形式,在不考虑振幅的情况下,可分析肌电信号的起始关系,即肌肉活动时原始肌电信号的密集程度和高度,在一定程度上可反映肌肉收缩的幅度和力量。密集程度和高度越高，说明表面肌电信号越强，则收缩越强；处理后的数据分析是对直接记录下的原始表面肌电信号，利用信号处理方法，进行整流、平滑、归一化，再进一步计算分析得出。

这些方法可以大致分为时域分析、频域分析、时频分析和非线性分析几个类别。

1）时域分析

简单统计参数：如平均值、标准差、方差等，反映肌电信号的一般特性。

振幅相关参数：整流平均值（Mean Absolute Value，MAV）、峰值、均方根值（Root Mean Square，RMS）等，用于评估肌肉活动强度。

形状参数：如波形长度（Waveform Length，WL）、零交叉和转折点等，揭示肌电信号的复杂性和肌肉疲劳状态。

积分肌电（iEMG）：是指所测得表面肌电信号经整流平滑后单位时间内曲线所包围的面积总和，表示在一定时间内肌肉参与活动时运动单位的放电总量，反映一段时间内肌肉的肌电活动强弱。iEMG 的值的高低反映运动时参与肌肉收缩时每个运动单位的放电大小和肌纤维数目的多少。通常其幅值越大，疲劳程度越重，是评价肌肉疲劳的重要指标。

均方根：指某段时间内所有振幅的均方根值，描述一段时间内表面肌电的平均变化特征。RMS 的大小决定于表面肌电振幅的高低，可通过比较不同时期的 RMS，确定疲劳发生的时间和程度。一般而言，无论是静力性运动还是动力性运动，从初始态到疲劳态的过程中，表面肌电信号的振幅均会增加，即随着疲劳的增加，RMS 增大。

2）频域分析

功率谱密度：显示信号功率随频率的分布，反映肌肉疲劳时频率成分的改变。

中值频率（Median Frequency，MDF）：指放电频率的中间值，即肌肉收缩过程中放电频率的中间值，一般也是随着运动时间段增大而呈递减的趋势。由于骨骼肌中快慢肌纤维组成比例不同，不同部位骨骼肌的 MDF 值不同。快肌纤维兴奋表现在高频放电，慢肌纤维则在低频。

平均功率频率（Mean Power Frequency，MPF）：指该段时间内频率的平均值。在肌肉疲劳状态下，表面肌电频域指标 MPF 呈递减变化。一般在中高强度运动时，MPF 和 MDF 值会有所下降，频谱左移，则说明局部肌肉出现疲劳，并且导致反应频谱曲线特征的 MPF 和 MDF 产生相应的下降。

3）时频分析

短时傅里叶变换：将信号切割成小片段，对每一段进行傅里叶变换，揭示信号随时间变化的频率成分。

小波变换：使用可伸缩和平移的母小波分析信号，更好地在时间和频率上局部化信号特征，尤其适合非平稳信号的分析。

4）非线性分析

熵度量：如样本熵（Sample Entropy）和近似熵（Approximate Entropy），度量信号的不可预测性和复杂性，常用于评价肌肉疲劳。

分形维数：揭示信号的分形特性，如自相似性和复杂度。

Lyapunov 指数：衡量系统的混沌特性，评估系统动态的稳定性和可预测性。

5）其他分析方法

主成分分析和独立成分分析（ICA）：用于分离混合的肌电信号，提取独立的信号源。

自回归模型（Autoregressive Model，AR）：一种参数建模技术，通常用于信号的特征提取。

互相关和协方差分析：评估多通道 EMG 信号之间的相互关系。

每种分析方法都有其特定的应用领域和优缺点。例如，时域分析通常计算简单，适用于实时监测，而频域分析更能揭示肌肉疲劳的内在机制。时频分析和非线性分析提供了更深层次的信号特征，但计算上更为复杂。在实际应用中，这些方法常常结合使用，以得到更全面的肌电信号分析结果。

2. 肌电信号在航天医学中的应用实例

肌电信号为监控和维护航天员在微重力环境中的肌肉健康提供了重要信息，能够实时反映出肌肉的活动情况和力量变化，这对于理解和对抗失重导致的肌肉萎缩至关重要。其次，肌电信号采集在制订和优化航天员锻炼计划方面也发挥着重要作用。借助肌电图的详细分析，研究人员可以识别哪些锻炼可针对性地激活特定肌肉群，从而使锻炼更加高效和目标化。这样的个性化锻炼方案有助于航天员保持肌肉质量和功能，减少他们返回地球后可能面临的康复问题。此外，肌电信号采集对于评估航天员的疲劳水平也非常有价值。长期任务和紧张的工作环境可能导致航天员过度疲劳，而肌电信号可以提供有关肌肉疲劳程度的直接证据。这些信息对于航天器内工作安排和航天员个人休息计划的合理化至关重要。在航天医学研究领域，肌电信号的采集还有助于深入了解人体在失重状态下的生理适应机制。肌电图数据可以用来研究神经肌肉系统如何响应微重力环境，进而推动相关医学和生物力学的研究进展。

研究表明，在微重力状态下，抗重力肌肉的肌电图活动减少，但当重力水平增加时，这种活动又会恢复。在抛物线飞行的上升阶段，当重力从 $1g$ 升高至 $1.5g$ 和 $2g$ 时，抗重力比目鱼肌的肌电图活动分别增加了 23% 和 67%。当处于微重力环境时，肌电活动相比 $1g$ 重力水平立即下降 72%。在 20 s 的微重力飞行期间，EMG 维持在较低水平，而一旦重力水平升至 $1.5g$ 并最终恢复到 $1g$，EMG 水平也会立即恢复。

通过比较使用训练设备的实验运动和比较重力下的运动之间的肌电电位，研究人员还可以评估设备原型在为反重力肌肉提供类似于重力负荷方面的有效性。此外，肌电图测量还有助于评估肌肉活动水平和对不同姿势的反应，以了解训练设备对反重力肌肉参与运动的影响。

计算肌电图的瞬时中值频率来确定微重力运动训练期间肌肉纤维的潜在变化，可以反映肌肉活动在不同重力条件下的调节情况。另一项研究主要关注踩踏过程中重力对下肢肌肉协调的影响，特别是踩踏行为、运动学和肌肉激活模式如何适应重力和阻力水平的变化。踩踏节奏会自然地根据重力和阻力的变化进行调整，随着重力的增加而增加，随着阻力水平的增加而减少。结果表明，中枢神经系统可以通过微调肌肉协调来应对重力变化，确保稳定的运动输出。该研究揭示了人类运动系统如何响应不同的重力条件，对于理解航天员在执行太空任务后的步态变化具有重要意义。

肌电信号采集通过为研究人员提供关于航天员肌肉活动的关键数据，帮助他们更好地理解和适应微重力环境对人体的影响，从而在航天医学中发挥着至关重要的作用。它不仅对当前的太空任务至关重要，对于未来人类深空探索任务的成功也将提供关键支持。

4.2 生命组学数据分析实例

4.2.1 基因组学数据分析实例

航天飞行过程中会暴露到高电离辐射等多种复杂环境中,电离辐射会导致 DNA 损伤,从而诱导体细胞基因组水平发生 DNA 突变、重复、染色体缺失、倒位等多种基因组上的改变。基因组突变会增加癌症发生的风险。尽管通过细胞染色等证据,已经表明了航天飞行导致体细胞染色体的改变。在太空飞行期间,所有 Inspiration4 民用机组成员的平均端粒长度都有所增加,这与 NASA Twins 研究的观察结果相似。RNA-seq 数据显示,在太空飞行期间,所有航天员的端粒 RNA 都明显增加,这凸显了端粒对 DNA 损伤的独特反应。此外,JangKeun Kim 等通过收集 SpaceX Inspiration4 任务的四名航天员的单细胞多组学数据、细胞外 RNA(cfRNA)、生化数据和血液学数据,发现 18 种与炎症、衰老和肌肉稳态有关的细胞因子/凝血因子在太空飞行后发生了变化。通过 snRNA-seq 和 snATAC-seq 技术发现在太空飞行后,与氧化磷酸化、紫外线响应、免疫功能和 TCF21 途径相关的基因表达发生了显著变化,并且这些变化被定义为"太空飞行签名"。然而,目前对于航天员在航天飞行过程中的基因组改变上的全局整合性分析,还未报道。本书以辐射相关的肿瘤体细胞突变研究为例,为航天基因组数据分析提供案例。

1. 基因组数据质控

基因组常使用二代测序技术进行检测,主要有 Illumina 高通量测序平台和华大高通量测序平台。下机数据均为 FASTQ 文件格式,里面包含各条打断 DNA 的序列信息及相关描述信息等。为了确保突变位点的检出,通常全基因组测序深度在 30× 以上。

下机 FASTQ 文件中每条序列(通常称为 read)由四行信息组成,如下所示:
@A01426:11:H73WJDSX2:1:1101:2329:10161:N:0:GTGAGATC + GAACTAGC
TTTGGGCCCTTGGCAATGAATGTTGCCACCACTGTTCTGGGTGCAGAGGGGAAATGG
+

AA&lt – FJFJ7J&ltJJFFJJFJJJ&ltFJJJJJJJJFJJJJFJJJJJAFJ7FJJJJ

第一行以"@"开头，表示为一条 read 的开始，后面是测序标识符和描述文字，这个字符串是根据测序状态信息转换过来的，中间没有空格，是每一条 read 的唯一标识符，一个 FASTQ 文件中不会重复出现。第二行是测序的序列信息，由 A、C、G、T 和 N 5 种字母组成，N 表示测序时无法确定的碱基，未知碱基过多会对下游数据分析产生影响。第三行通常就是一个 + 号，第四行表示每个碱基对应质量值，描述的是测序碱基的可靠程度，用 ASCII 码（美国信息交换标准代码）表示。原始下机数据中未识别的碱基和低质量碱基等对下游数据分析造成很大影响，因此需要对原始数据进行过滤。

首先对测序数据进行基本检查，包括测序错误率检查（图 4.3）和不同碱基含量分布（图 4.4）。通常测序错误率随着测序序列长度增加而升高，这主要由测序过程中化学试剂消耗导致。而前几个碱基错误率也相对高，主要是因为随机引物和 RNA 模板不完全结合。而碱基含量分布通常在前几个碱基由于随机引物干扰会有一定的序列偏好，随后区域稳定。对于常规测序，理论上测序读段在每个位置的 GC 和 AT 含量分别相等，且整个测序过程基本稳定不变。对于 RNA 链特异性建库的测序，由于只保留了单链信息，可能会出现 AT 分离或者 GC 分离现象。

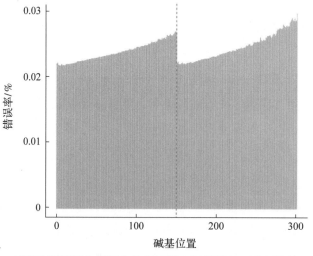

图 4.3 碱基位置的测序错误率分布示例（双端测序，测序长度 150 bp）

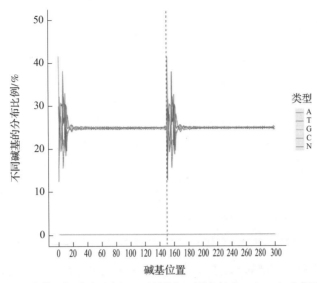

图 4.4　不同碱基比例分布示例（双端测序，测序长度 150 bp）（书后附彩插）

通过数据检查，为了保证下游数据分析的质量和可靠性，需要对原始数据进行过滤，包括：去除带接头的 reads；去除含 N 的 reads；去除低质量 read（Qphred≤5 的碱基数占 read 总长度 50% 以上）。测序数据质量情况通常可以使用 FastQC 软件来查看（https://www.bioinformatics.babraham.ac.uk/projects/fastqc/）。

2. DNA 测序数据预处理

DNA 测序数据主要是对数据基因型进行鉴定，由于建库中 PCR 扩增引入了重复序列，因此需要去除重复序列，参考基因组比对，以及对可能错配的碱基进行校正。

对初步质控完成后的数据，基于基因组分析工具箱（Genomic Analysis ToolKit，GATK）的工作流程 "GATK Best Practices" 进行数据的预处理：①比对参考基因组。使用 Burrows–Wheeler Aligner（BWA）软件得出 reads 与参考基因组初步的比对 BAM 文件。②去除重复序列。使用 Picard Tools（http://broadinstitute.github.io/picard/）的 MarkDuplicates 脚本删除了重复 reads。③局部重比对。使用 GATK 分析工具中的 "RealignerTargetCreator" 和 "IndelRealigner" 对 BAM 文件中邻近 indels 的 reads 进行重新比对，消除 indels 附近碱基错配对变异识别的干扰。④碱基质量的重新校正。使用 GATK 分析工具中的 "BaseRecalibrator" 的已知 indel 和 dbSNP 的 SNVs 校准碱基质量值，以便后续

的精确变异检测。

3. DNA 体细胞突变分析

航天过程由于电离辐射等，容易导致 DNA 错配，因此可以进行体细胞突变 SNVs 的检测。体细胞突变需要同时使用航天过程中或者航天结束后的组织 DNA 和航天前组织 DNA 进行测序，同时与参考基因组进行比较，评估航天过程序列突变特征。由于肿瘤细胞常发生体细胞突变，因此体细胞变异检测方法常用于肿瘤细胞的基因突变研究中，但其方法也适用于航天医学数据。MuTect v2.0 的"tumor - normal"模式可以计算识别全基因组数据中每个样本对体细胞 SNVs。CaVEMan（github.com/cancerit/CaVEMan）算法也可用于体细胞 SNVs 检测。

识别到的 SNVs 使用遗传变异功能注释软件（ANNOtate VARiation，ANNOVAR）相对于 RefSeq 注释对体细胞 SNVs 进行注释。并利用 Integrative Genomics Viewer（IGV）进行人工检查，随后可以进行突变特征等下游分析。

通过体细胞突变分析，Sam 等发现辐射相关肿瘤样本，体细胞突变比例显著上升（图 4.5），辐射会使癌细胞产生独特的突变特征。

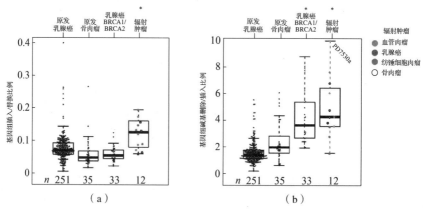

图 4.5 肿瘤中的缺失/代替比例（书后附彩插）

（a）不同肿瘤组织 DNA 插入/替代突变情况；（b）不同肿瘤组织 DNA 碱基缺失/插入突变情况

4.2.2 转录组学数据分析实例

航天员在飞行过程中，会发生一系列生理水平变化，不同组织的转录组水平变化能够关联到认知功能、免疫功能等多种功能，通过转录组水平的分析，可以揭示航天过程影响人体转录水平系统性的变化过程及其可能的影响。接下来会以航天员在航天过程前后的转录组数据，介绍转录组数据分析流程。

1. RNA 测序数据质控与预处理

转录组数据也常采用二代测序技术进行采集。因此其质量控制方法同基因组质量控制方法（见 4.2.1 节）。RNA 测序数据比对可使用 HISAT2 软件实现。RNA 主要位于基因组外显子区域，因此可以对比对后的结果进行统计（图 4.6），可以查看比对在不同区域的分布。随后，使用 Subread 软件中 featureCounts 工具对 RNA 测序数据基因表达进行定量。随后即可对定量数据进行下游分析。

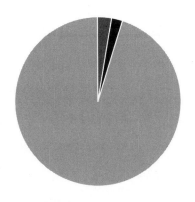

■ 外显子(5 709 675 964，95.27%)
■ 内含子(155 608 935，2.60%)
■ 基因间(127 934 986，2.13%)

图 4.6　read 比对基因组区域结果实例

2. RNA 测序数据下游分析

RNA 定量数据的下游分析包括差异基因表达分析、富集分析等多种方法。由于 RNA 测序数据的定量结果是计数，不符合正态分布的特征，因此通常需要对转录组数据进行一定的处理或者采用非正态的假设检验进行分析。

1）差异基因表达分析

经典的 RNA-seq 差异分析可使用 DESeq2 包，它是基于负二项式分布的模型来确定数字基因表达数据中的差异表达。DESeq2 是一个 R 包，基本的分析代码如下所示。

```
library(DESeq2)
#建立meta信息，行名为样本名称，group_list为分组信息。
```

```
colData <- data.frame (row.names = colnames (counts), group_ list =
condition)
#建立DESeq数据分析格式，counts为定量矩阵，
dds <- DESeqDataSetFromMatrix (countData = counts, colData =
colData, design = ~group_ list)
#进行差异表达分析
dds <- DESeq (dds)
####提取差异分析结果
res <- results (dds)
```

通过 DESeq2 差异表达分析，Francine 等对双胞胎样本航天和地面组以及飞行前/飞行中/飞行后的不同血液细胞转录组数据进行分析，鉴定到了一系列显著改变的差异基因，揭示了航天飞行对人体血液免疫细胞的转录组宏观改变（图4.7）。

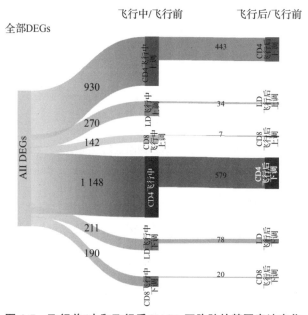

图 4.7　飞行前/中和飞行后 NASA 双胞胎的基因表达变化

2）功能富集和网络分析

对于航天和地面组的差异基因表达分析，表明了这些差异基因在两组之间表达上发生了改变，暗示着航天过程可能影响了这些基因的变化。但是，其参与的生物学功能还不清楚。因此，利用已经注释的基因本体论（GO）数据库或者其

他生物功能数据库，对差异基因进行富集分析，即可分析航天过程对人体生物学功能的潜在影响。功能富集分析可采用 clusterProfiler 进行。而网络分析，可以对转录组基因表达进行相似性检测，识别潜在参与共同作用的基因簇，常用的方法有 WGCNA 和 DDPNA（github.com/liukf10/DDPNA）。Jiwoon Park 等通过对 Inspiration4 机组人员 RNA 测序和皮肤活检分析，发现飞行后样本中与炎症反应和 KRAS 信号通路相关的基因表达显著上调。这些变化在皮肤的所有区域都有所体现，且与特定的细胞反应相关，如干扰素反应、DNA 损伤、上皮屏障破坏、T 细胞迁移和再生受阻等。Kirill Grigorev 等通过长读取、直接 RNA 纳米孔测序和 Ultima 高覆盖率 RNA 测序，对四名 SpaceX Inspiration4 航天员在七个时间点（包括飞行前、返回当天和飞行后恢复期）的全血样本进行了分析，研究了太空飞行对航天员血液样本的直接影响，包括红细胞调节、应激诱导和免疫变化，揭示了太空飞行相关的 m6A 修饰水平增加和造血转录反应的变化。Francine 等通过整合转录组和其他组学数据，发现了航天过程对免疫炎症过程、线粒体功能的影响，这能帮助我们更好地理解航天过程对人体的影响以及可能带来的长期效应。

4.2.3 蛋白质组学数据分析实例

航天环境中的微重力、辐射和其他因素对航天员的影响是一个极其重要的研究领域，蛋白质组学可以帮助研究人员更深入地了解人体在这种特殊环境下的生理变化。利用蛋白质组学技术不仅可以帮助研究人员分析航天环境下人体细胞中的蛋白质组成和表达水平的变化，发现与微重力、辐射等因素相关的蛋白质，进而揭示这些因素对人体细胞功能的影响机制，还可以发现在航天环境中可能出现的生物标志物，从而预警和诊断潜在的健康问题。这对于航天任务的顺利进行、保障航天员的身体健康和安全具有重要意义。本书以小鼠骨骼肌（三种肌肉为比目鱼肌、EDL 和 VL 肌）在太空中一个月的差异蛋白质组研究为例，为航天蛋白质组数据分析提供案例。

1. 蛋白质组学数据检索

蛋白质组学数据通常是样本经由 LC – MS/MS 进行数据采集后得到原始数据，即包含所有谱图的 Raw 文件，数据采集模式可分为数据非依赖（DDA）和数据依赖（DIA）。首先需要对 Raw 文件进行数据检索，一般可以采用 pFind 或

MaxQuant 软件进行检索。本案例使用 MaxQuant（版本 1.5.3.30）进行数据处理，数据库使用小鼠的蛋白库（2014 年 11 月下载版本）。MaxQuant 软件设置如下：碎片离子质量耐受性设置为 20 ppm；两种肽谱匹配的最大缺失裂解数和错误发现率（FDR）为 1%；固定修饰为 Carbamidomethyl（C），可变修饰为 Oxidation（M）；归一化和蛋白质丰度定量采用 label – free（LFQ）选项，在保留时间对齐后使用一分钟时间窗口启用"match between runs"选项；MaxQuant 中的其他参数被设置为默认值，进行三种肌肉太空与地面对照的差异蛋白质组学分析（图 4.8）。

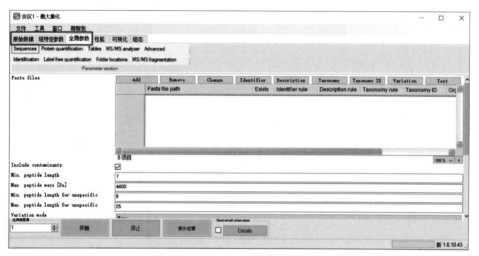

图 4.8　MaxQuant 检索设置界面

2. 数据统计和功能分析

本案例通过 MaxQuant 检索，在比目鱼肌、EDL 和 VL 肌中分别鉴定到了 2 029、1 709 和 1 413 个蛋白。之后需要对鉴定到的不同组的蛋白进行差异分析，本案例首先基于蛋白质组学数据的 Bonferroni – Holm（$p < 0.05$）对 p 值进行调整，然后使用单因素方差分析来比较组间的差异，若总体方差分析显示有显著性差异，则使用 Fisher 的 LSD（最小显著差异）检验进行事后（两两）比较，如果 $p<$ 值为 0.05，则认为差异显著，所有的统计数据都在 R（v3.0.2）中进行。

我们研究中还会用到另外一种方法来得到差异蛋白，即将 MaxQuant 检索结果导入 Perseus 软件进行生信分析，主要包含绘制主成分分析图、聚类热图来检验数据质量，再根据 p_value 的值、两组间对比的 Foldchange 来进行火山图的绘制（参数设置 S0 = 1，FDR = 0.05），火山图中即可显示出两组间的显著差异蛋白,以便进行后续功能分析。

接下来本案例采用 DAVID 在线分析软件对蛋白质组学检索结果进行了基因/蛋白质富集和功能注释分析。按照富集的 GO 通路只考虑宽松分数低于 0.1、Benjamini p 值低于 0.05、富集分数高于 2 的参数对富集结果进行过滤。本案例富集到的 GO 分析结果见图 4.9。除此之外,还可以采用 STRING 软件绘制基于 KEGG 通路的差异蛋白质互作网络图,从而对差异蛋白与各通路之间的联系进行完整的阐述和深入的分析。

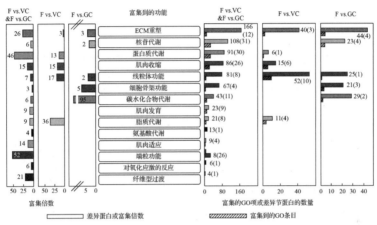

图 4.9 蛋白质组学实例 GO 分析结果

本案例的蛋白质组学数据显著表明,线粒体功能障碍、代谢和纤维类型向糖酵解 II 型纤维转换、结构改变和钙信号相关缺陷是飞行小鼠肌肉性能下降的主要原因。蛋白质平衡、mTOR 通路、肌发生和细胞凋亡的改变可能会导致肌肉萎缩。此外,太空飞行还造成了一些有害影响,如一些反映端粒维持、氧化应激和胰岛素抵抗有改变的迹象。Irina M. Larina 等通过质谱定量蛋白质组分析方法分析 18 名俄罗斯航天员血液中的 125 种蛋白质,结果表明,太空飞行虽然对 85%的蛋白质的血浆浓度没有显著影响,但受影响的蛋白质则参与了多种生物过程,包括氧化应激、细胞增殖、细胞损伤和修复反应、细胞凋亡、钙/胶原蛋白代谢、脂蛋白运输、细胞功能、蛋白质降解、信号转导和细胞能量代谢等过程。D. Martin 等使用高灵敏度的多维蛋白质鉴定技术,定性定量分析了航天员在太空飞行前、中、后收集的血浆蛋白质组的变化。研究发现有 19 种蛋白质的表达因太空飞行而显著改变,这些蛋白质涉及炎症反应、细胞骨架系统和代谢过程。深入的蛋白质组学分析揭示了长期空间飞行过程中骨骼肌结构和功能的复杂和多因素重构，这将有助于定义飞行前、飞行中和飞行后的组合对策。

4.2.4 代谢组学数据分析实例

代谢组学技术是一种研究生物体代谢产物组成和变化的方法，可以帮助科研人员全面了解航天环境对人体代谢的影响。在航天环境中，微重力、辐射、真空等因素都会对人体代谢产生影响。通过代谢组学技术，研究人员可以分析航天员在太空环境中的尿液、血液等样本中的代谢产物，发现与微重力、辐射等因素相关的代谢变化。这种分析可以帮助科研人员深入了解航天环境对人体代谢的影响机制，为保障航天员的身体健康提供科学依据。本书以暴露于三种不同类型低剂量辐射（γ射线、^{16}O 和^{56}Fe）的小鼠脾脏代谢组学研究为例，为航天代谢组数据分析提供案例（总体分析流程图 4.10）。

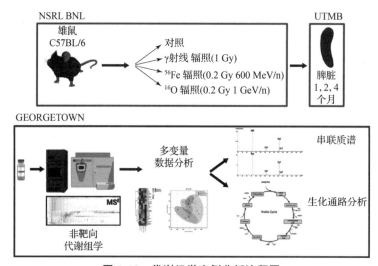

图 4.10　代谢组学实例分析流程图

1. 代谢组学数据检索

代谢组学数据通常经过色谱质谱分析，分别采用电喷雾电离（ESI）正离子和负离子模式进行检测，得到原始数据文件。原始数据文件使用软件 Progenesis QI 进行数据检索，基于软件选择的 QC 色谱进行峰比对，并使用"归一化"函数进行归一化。使用 METLIN MS/MS 经验库、人类代谢组数据库（HMDB）和脂质 MAPS 数据库进行代谢物的定性定量分析，误差 < 10 ppm。

2. 数据统计与功能分析

对 ESI + 和 ESI − 下的数据分别通过 MetaboAnalyst 4.0 进行多变量数据分析。缺失值大于 70% 的特征被排除，采用分位数范围（IQR）进行数据滤波。PLS−DA 评分图、热图和富集分析都是基于通过 MS/MS 验证的代谢物的聚合值。本案例中共鉴定到 40 个代谢物，其中 ESI + 模式下 23 个，ESI − 模式下 17 个，牛磺酸和还原性谷胱甘肽在两种电离模式下均被鉴定出来。26 个代谢物在暴露后 1 个月有统计学意义。

本案例使用非靶向代谢组学方法分析了暴露于三种不同类型低剂量辐射（γ 射线，^{16}O 和 ^{56}Fe），暴露时间分别为 1、2、4 个月，雄性 C57BL/6 小鼠脾脏代谢的影响，鉴定到 40 种差异代谢物，代谢物的显著途径富集包括嘌呤代谢、三羧酸循环等，并对嘌呤代谢与 TCA 循环/线粒体代谢物之间的联系进行了可视化展示（图 4.11）。研究结果表明，脂肪酸和 Purine_metabolism_A（腺嘌呤，ADP，AMP，GMP，5 − 磷酸核糖）的辐射响应最强。在这两种情况下，单位剂量中的 ^{16}O 离子似乎比 γ 射线引起更强的响应，而 ^{56}Fe 离子则倾向于产生负的非显著响应。这些发现可能反映了代谢物反应对例如辐射 LET 以及测试剂量下每个细胞的电离轨道穿越次数等因素的依赖性；同时结果表明，鉴定出的脂肪酸含量与时间呈正相关，与 γ 射线呈负相关，而嘌呤的降解途径与时间呈正相关。而代谢组学也确定了辐射影响脾脏中嘌呤调节异常、能量和脂肪酸代谢方面的反应。

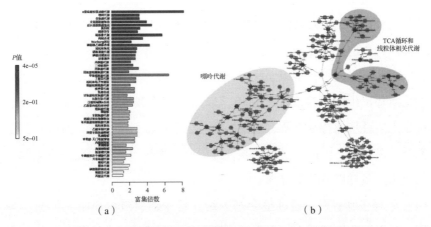

图 4.11　代谢组学实例代谢物通路富集结果（书后附彩插）

(a) 代谢物富集分析图；(b) 嘌呤代谢与 TCA 循环/线粒体代谢物之间的联系（深红色的六边形表示本实例鉴定到的代谢物）

4.2.5 多组学联合分析实例

多组学联合分析（Multi-Omics Analysis）是一种生物学研究方法，它整合了来自不同组学如基因组、转录组、蛋白质组、代谢组、微生物组、糖组和脂质组等的批量数据，进行整合处理、比较分析以及相关性分析等统计学分析。这种方法结合了相关生物信息学分析手段，如 GO 富集分析、KEGG 分析、代谢通路富集等，以建立不同层次组学数据之间的关系，挖掘单一组学不能反映的更多有意义的数据。

多组学联合分析的优势在于它能够整合多个组学水平的信息，为生物机制提供更多证据，并从深层次挖掘候选关键因子。通过对基因、mRNA、调控因子、蛋白、代谢等不同层面之间信息进行整合，构建基因调控网络，从而更深入地理解各个分子之间的调控及因果关系，认识生物进程和疾病过程中复杂性状的分子机理和遗传基础。

在生物医药领域，多组学联合分析通过对基因组、转录组、蛋白组、微生物组和代谢组实验数据进行整合分析，可获得应激扰动、病理生理状态或药物治疗疾病后的变化信息，反映出组织器官功能和代谢状态，从而对生物系统进行全面的解读。此外，随着微生物组学研究的不断发展，越来越多的研究者开始将微生物组学与转录组学、蛋白组学及代谢组学联合起来，通过两种或两种以上组学研究方法从物种、基因以及代谢产物等水平共同解释科学问题，更好地理解病变过程及机体内物质的代谢途径。

在航天医学研究中，多组学联合分析可以发挥重要作用。航天医学主要关注人类在太空环境中的生理和心理健康，以及如何在长期太空旅行中实现健康保障。由于太空环境的特殊性质，包括微重力、宇宙辐射等因素，对人体产生的影响是复杂而多样的。因此，多组学联合分析可以为航天医学研究提供更深入、更全面的视角，包括以下几个方面。

（1）生理机制解析：通过整合基因组、转录组、蛋白质组、代谢组等多组学数据，可以系统地解析人体在太空环境下的生理机制变化。例如，研究微重力对骨骼、肌肉、心血管系统等的影响，以及这些变化背后的分子机制和基因调控网络。

(2）疾病风险预测：多组学联合分析有助于预测航天员在太空环境下患疾病的风险。通过对基因、蛋白质、代谢物等生物标志物的综合分析，可以识别出与太空环境相关的高风险基因和生物途径，从而为预防和治疗太空疾病提供有力支持。

(3）个性化健康保障：多组学联合分析可以为航天员提供个性化的健康保障方案。通过分析个体的基因组、转录组、蛋白质组等数据，可以评估其太空环境下的生理适应能力和健康风险，从而制订针对性的健康干预措施，提高航天员的健康水平。

(4）药物研发与疗效评估：多组学联合分析还可以为航天医学中的药物研发与疗效评估提供有力支持。通过对药物在太空环境下的作用机制和生物效应进行深入研究，可以加速新药的研发进程，并为航天员提供更有效的治疗方案。

多组学联合分析在航天医学研究中具有广泛的应用前景。它可以为解析人体在太空环境下的生理机制、预测疾病风险、提供个性化健康保障以及加速药物研发与疗效评估等方面提供有力支持。随着多组学技术的不断发展和完善，相信其在航天医学领域的应用将会越来越广泛和深入。

太空飞行中有多种复杂的混合环境源影响，除了微重力和辐射之外，周围气体成分变化和饮食的改变等因素都会对航天员造成影响。因此，除了单因素以外，多种因素影响和多组学研究也应被纳入讨论中。

在一项利用多组学的系统生物学方法对 NASA 的 GeneLab 的组学数据库进行的综合分析中，涉及了 4 种人类细胞模型、13 种不同的组织（11 种小鼠和 2 种人类）、2 种小鼠品系（C57BL/6 和 BALB/C）以及 2006 年至 2017 年的太空任务和来自 NASA Twin 研究的转录组数据。最终的分析结果表明，空间飞行效应在孤立的细胞中引起的变化比在整个器官更明显，其中肝脏相比于其他器官表现出更多的差异蛋白质和基因表达，该研究也证实了太空飞行会发生线粒体功能的系统性变化，从而可能会影响小鼠和人类的先天免疫、脂质代谢和基因调控等过程。

在美国亚特兰蒂斯号航天飞机任务中，有研究报道了其搭载的 C57BL/6J 雌性小鼠脾脏的细胞表型分布和吞噬功能、肾上腺的儿茶酚胺和皮质酮水平，以及肝脏的转录组学/代谢组学。基因表达和代谢组学的功能分析表明，功能的改变不是由于氧化或心理应激，其中与活性氧代谢相关的基因没有相应的增加，并且与脂肪酸氧化相关的表达谱增加、与糖酵解相关的表达谱减少，这些结果表明太空飞行可能会导致吞噬细胞种群的优先级从抗原加工转向脂质加工。

除此之外，Hammond 等使用基因阵列分析在太空中飞行 12 天的小鼠肾和肝组织以确定全基因组的基因表达，结果发现在肝脏和肾脏在相同的四个区域存在过表达基因，其中涉及细胞对肽、激素和氮化合物的反应、凋亡和细胞死亡、脂肪细胞分化、蛋白激酶负调控。Beheshti 等利用 NASA 基因实验室存储库的公开数据，对啮齿类动物的先天全局转录组模式进行了深入研究。他们旨在确定与肝脏、肌肉和乳腺组织中的啮齿动物环境栖息地（航天匹配的活体动物笼子）相关的关键生物学差异。研究结果显示出显著的转录组差异，包括代谢减少、免疫反应改变以及可能的致瘤途径的激活，同时这些发现提示太空飞行中的二氧化碳浓度水平是一个潜在的环境压力源。Overbey 等对在国际空间站飞行 35 天的成年 C57BL/6 雄性小鼠和地面对照小鼠的眼组织进行 RNA 测序研究以确定太空飞行是否会改变基因表达谱并诱导视网膜的氧化损伤，结果 RNA 测序在小鼠视网膜中检测到 600 个差异表达基因，这些基因与视觉、光转导途径以及众多视网膜和感光表型类别相关。差异表达的转录因子表明染色质结构发生变化，而免疫荧光测定显示视锥细胞感光细胞降解并增加了视网膜氧化应激。太空飞行后总视网膜、视网膜色素上皮和脉络膜层的厚度明显降低。这些结果表明，在长时间的太空飞行中，视网膜性能可能会下降，并导致视力障碍。Paul 等对小鼠进行了后肢悬吊模拟微重力环境，并在 NASA 太空辐射实验室利用最新开发的 5 种不同离子的简化公式来模拟银河宇宙射线和太阳粒子射线辐射，用来评估地面模拟航天飞行条件下小鼠的免疫反应。血浆的 microRNA 序列分析显示参与免疫系统失调的基因表达发生变化，并且不同的实验条件对应不同的免疫反应，每种应激源均会导致独特的循环免疫反应。

除了上述研究外，长期处于太空环境下的航天员免疫功能可能会下降，这增加了微生物对航天员的致病风险。同时太空环境可能影响微生物的生长特性和致病性，刺激微生物的生长和增殖，致病菌在空间环境中的变化研究也同样值得关注。研究表明太空环境会降低病原微生物对抗菌剂的敏感性，一项研究采用全基因组测序和圆盘扩散抗生素耐药性试验，对国际空间站分离的 9 种 2 级生物安全微生物的耐药性进行了评估。利用靶向测序技术和宏基因组学方法对在国际空间站在一年内的 3 个不同采样点中采集的 24 个表面样本进行抗生素耐药性基因的分子分析，通过该研究检测与抗生素耐药性有关的基因，发现了 123 个抗生素耐药基因，在这些基因中对 β-内酰胺和甲氧苄啶产生耐药性的基因最为丰富和广泛。Singh 等分析了连续 3 次飞行中从 8 个国际空间站环境位置采集标本的宏基因组序列，来评估微生物群落的继承和持久性、抗生素耐药性和毒力特性。结果显示采集的样本中抗生素耐药性和毒力基因因子均有增加，进而对国际空间站与地球类似物的微生物组成进行比较分析，发现国际空间站环境表面微生物组成不同。Barrila 等使用转录组学和蛋白质组学分析的方法，研究了当宿主和病原体都暴露于航天环境时，航天培养如何改变人肠上皮细胞（HT-29）对沙门氏菌感染的反应。研究结果显示，太空飞行改变了未感染和感染宿主细胞的转录和蛋白质组学特征。在未感染细胞的航天培养中，与 IFN-1 信号传导相关的基因出现上调，而多种生物能途径的表达则降低。这表明相对于地面培养而言，太空中的细胞增殖潜力可能降低。同时，在受感染的飞行样本和地面样本之间观察到的趋势表明，太空飞行期间宿主细胞对沙门氏菌感染的增强反应是一致的，这包括扩增诱导编码促炎介质和伤口愈合的基因。在另一项研究中，Mastroleo 等整合了转录组和蛋白质组数据，在地球上模拟了微重力和空间电离辐射环境，以探究红螺菌属深红红螺菌 S1H 对空间飞行的特殊响应。实验结果表明，低剂量电离辐射（2 mGy）可以在转录组水平上发生显著改变，但显著差异表达的蛋白质较少。同时，红螺菌在微重力环境下出现了核糖体蛋白质含量的变化，并且对电离辐射更为敏感。这些基于组学的研究结果对于深入了解太空环境对生物体的影响具有重要意义，并为未来的太空探索提供了重要的生物学依据。

4.3 智能医学影像分析

4.3.1 核磁共振成像数据分析实例

1. 核磁共振成像通用应用场景

人体不同器官的组织与病理组织的结构各有特点，可以通过调节 T1 与 T2 的参数来评判被检查组织的各种参数，得到特征参数图像。例如，心血管的血液流速较快，使发射 MR 信号的氢原子核在接收范围之外，无法检测到 MR 信号，利用这一特点可以实现血管显影。与其他成像方式相比，MRI 具有高分辨率，可以清晰地显示骨骼的形状、密度和骨骼关节的情况，可以在多个平面（如横向、纵向、矢状面）上进行成像，以全面观察骨骼和关节的情况。当骨髓内脂肪成分有改变或被病变组织取代，则 MRI 的信号强度将发生变化。成人正常骨髓在 T1WI 和 T2WI 上均呈高信号，和邻近皮下组织及盆腔脂肪相等或略低。改变骨髓内脂肪成分或取代脂肪的病变，在 T1WI 上信号减弱。T2WI 上信号强度的改变取决于病变的组织类型。坏死组织、血肿和炎性碎屑其信号较肿瘤组织高，而纤维或硬化组织在 T1WI 和 T2WI 上均呈低信号。骨髓瘤、淋巴瘤和骨肉瘤在 T1WI 上均表现为低信号，MRI 可确定其范围，但确定其病理性质仍有困难。再生障碍性贫血由于正常骨髓脂肪化，在 T1WI 上呈高信号。同时，MRI 对骨骼软组织有很好的对比度，可以显示骨骼周围的软组织，如肌肉、关节软骨和韧带。这对于评估关节损伤、软组织肿瘤和退行性疾病等具有重要意义。在膝关节，MRI 主要用于检查外伤所致的半月板断裂和韧带撕裂。半月板断裂多发生在后角，以矢状面 T1WI 最为敏感，于断裂处信号增高，T2WI 可帮助显示关节内积液和出血。MRI 诊断的准确率可超过 90%，比关节造影和关节内镜敏感。膝关节外伤引起胫、腓副韧带撕裂可在冠状面 T1WI 上显示十字韧带撕裂，在矢状面 T1WI 上则表现为外形不整断裂，这些疾病在 X 射线或 CT 上是难以显露的。在髋关节，MRI 主要用于早期诊断股骨头缺血性坏死和观察疗效，征象出现早于 X 射线、核素成像和 CT，且具有一定的特异性。在冠状面 T1WI 和 T2WI 上，股骨头内出现带状或半月状低信号区，其关节侧还可见强度不等的信号。MRI 能清楚地显示脊椎、椎管和椎间盘，并能显示椎管内软组织，包括韧带、硬膜囊、脑脊液和脊髓等结构。对诊断椎间盘变性、膨出和脱出，椎管狭窄，脊柱外伤和感染价值很高。由于可行三维成像和多参数成像并能显示硬膜囊和脊髓，所以，解剖结构和病变的显示以及了解病变与椎管内结构的关系优于 CT。与 X 射线和 CT 扫描不同，MRI 利用强磁场和无线电波，适合需要反复进行成像的患者，如儿童和孕妇。此外，MRI 还可以用于评估骨骼的功能性特征。例如，功能性 MRI（fMRI）可以检测脑骨，以了解脑区活动和功能。这些信息在神经外科手术和神经疾病的诊断和治疗中非常有价值。当与其他临床成像方式结合使用时，特别是正电子发射计算机断层扫描（PET），MRI可以揭示疾病之间的相互作用，如动脉粥样硬化和免疫疾病（例如，骨髓代谢的变化如何影响动脉粥样硬化斑块的水平）。

2. 核磁共振成像在航天医学领域应用

影像技术在航空航天等微重力和辐照环境下对人体的应用主要集中在骨骼和肌肉健康监测、心血管评估、神经影像学研究和生物学实验等方面。骨骼和肌肉健康监测：在长期太空探索任务中，由于钙的流失和运动的限制，航天员可能会面临骨质疏松和肌肉萎缩等健康问题。可以监测和评估航天员骨骼和肌肉组织密度、形态和功能，以便及早发现和处理健康问题。心血管评估：在微重力的辐射环境下，血液的重新分布可能会导致心血管问题的风险增加，如心脏重量的减小和心脏功能的变化。需要评估航天员的心脏结构和功能，包括心腔的大小、心肌的收缩和舒张功能等。神经影像学研究：长时间的外太空环境加上身体活动的限制，可能对航天员的神经系统产生影响。需要评估大脑的灰质和白质组织的密度和连接性，了解航天员神经系统功能的变化，并为未来的太空探索任务提供参考。生物学实验：航天中的微重力和辐照环境对细胞和生物体产生一系列的影响。需要动态监测生物体的一些变化，如细胞活动、代谢和物质运输等，获得关于微重力和辐照对生物体的影响的信息，从而进一步研究其生物学机制和开展适应性研究。

安徽医科大学金真教授通过使用西门子3.0T磁共振扫描仪，采集模拟微重力环境下的志愿者实验前后的高分辨率全脑解剖成像数据，比较脑组织灰质密度，实验结果显示志愿者们在实验后其双侧丘脑、双侧舌回、右侧缘上回的灰质密度减小，而这些区域分别与躯体的感觉、运动、视觉、记忆等功能密切相关。主要由灰质构成的丘脑在保持和调节意识、警觉和注意力方面起重要作用，同时还与感觉经验等情绪有关。作者认为这是由于在模拟微重力实验中，志愿者的活动受限肢体活动减少，进而大脑接收外界的刺激减少，导致脑内部分区域灰质密度减小。右侧海马区灰质密度显著增大，可能与神经系统的调节有关。

中国人民解放军的韩浩伦课题组通过发现短期失重环境豚鼠的听阈升高，内耳淋巴液容积增大，进而探讨长期微重力环境对大鼠听力和内耳淋巴容积的影响。其于实验前后分别对两组实验大鼠进行耳内MRI扫描，结果显示实验组动物听力阈值升高，耳内淋巴液容积在实验后两周达最大值。其结论就是微重力环境会损伤大鼠听觉功能，但随着时间延长，耳内淋巴液容积可以逐渐恢复正常。

大鼠内耳磁共振成像如图 4.12 所示。

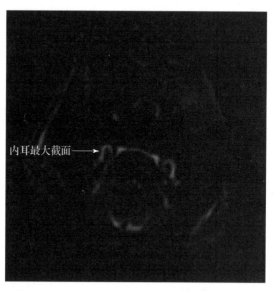

图 4.12　大鼠内耳磁共振成像

4.3.2　计算机断层扫描数据分析实例

航空航天等微重力和辐照环境对人体健康有很大影响，特别是对长期在太空中生活的太空飞行员。CT 技术可以用于监测和评估太空飞行员的身体健康状况。在微重力和辐照环境下，太空飞行员可能会经历骨质疏松、水潴留、肌肉失去和发生生理变化等状况。CT 扫描可以通过获取人体骨骼结构和组织密度的准确信息，帮助医生进行精准诊断，识别可能出现的生理异常情况。例如，检测骨密度变化和骨骼有无损伤；评估内脏的构造和组织病变；检测和评估辐射损伤和肿瘤；评估可能涉及气体交换和水分平衡的肺部结构和功能等，以帮助医生更好地控制太空飞行员的健康状况。

为了分析微重力环境下穿模拟重力服对人体腰椎的影响，同济大学医学院生物力学实验室模拟微重力环境进行两组对照试验。建立 L4、5 脊柱的有限元模型分析腰椎间盘的生物力学效应，通过采用 64 排螺旋 CT 连续扫描获得腰椎的影像资料。实验结果显示，微重力下腰椎间盘长期保持较高的内压，而穿戴模拟重力服组腰椎间盘中心孔压减小了11%，说明微重力环境下航天员穿戴模拟重力服具有对椎间盘孔压增大的作用；穿戴重力服组轴向应力和无干预组相比减小64%，说明穿戴重力服会减小椎间盘长期处于微重力环境造成的拉应力。微重力环境导致的腰椎退变等一系列问题，可以通过穿戴模拟重力服在一定程度上缓解。

中国人民解放军军事医学科学院的张新昌建立小鼠尾悬吊模拟微重力模型，从基因层面研究微重力环境下小鼠骨质疏松的机理。其对小鼠股骨进行 Micro-CT 扫描仪扫描，通过三维重建，比较骨微结构相关参数的变化，以观察小鼠的骨质疏松状况。实验结果表明股骨的骨小梁数目减少，分离度增加，小鼠表现出明显的骨质疏松症状。但 KO 小鼠的骨质疏松症状较 WT 小鼠轻一些，证明 CKIP-1 敲除可以部分对抗微重力对小鼠骨质疏松的影响。

4.3.3 正电子发射断层扫描数据分析实例

1. 正电子发射断层扫描通用应用场景

作为无创、高敏感度、高特异度的分子成像技术，PET 现已广泛用于肿瘤、神经系统及心血管系统等，动态定量观察人体生理生化变化。PET 除了能观察大脑中不同区域的代谢活动，用于研究神经系统疾病如帕金森病、阿尔茨海默病（AD）等的诊断和病理生理机制，还能检测肿瘤细胞的代谢活动水平，提供肿瘤的诊断和分期信息，帮助医生确定治疗方案；评估心肌代谢和血流情况，检测心脏病变、心肌缺血等心血管疾病。PET 扫描在心脏病学、免疫学、肾脏病学、内分泌学等研究领域还在不断扩展。

PET 能够在活体无创条件下由细胞内葡萄糖的摄取情况反映机体分子水平活动，实时监测葡萄糖代谢的变化，已用于多种神经系统疾病的诊断。浙江大学的某个团队通过研究不同的时间点（14月龄和18月龄）对衰老小鼠进行年轻小鼠肠道菌群移植，利用行为学、microPET 分子影像、Western blotting、RT-qPCR 和免疫荧光等手段评估了年轻小鼠肠道菌群对延缓认知老化的作用。结果显示，14月龄年轻小鼠肠道菌群移植5月后能够通过降低血液炎症、降低血脑屏障通透性、降低脑内炎症、减少脑内激活的小胶质细胞数量，提高脑内葡萄糖代谢，从而延缓认知老化。而18月龄年轻小鼠肠道菌群移植仅在移植完成时提高了脑内葡萄糖代谢，而对认知老化没有显著改善作用。

由于脑内神经元的受损等一系列其他问题引发的阿尔茨海默病是继癌症、心脑血管疾病后致死率最高的疾病之一。PET 能够将正电子核素标记的化合物作为分子探针，利用分子探针与人体中的某种组织、细胞或分子特异性结合的特点。郑州大学团队通过结合多探针 PET 数据分析和机器学习的相关算法筛选出与 AD 病理学相关的信号，为进一步深入研究提供有利的分析工具。

此外，具有特异性高、渗透能力强、分子量小、清除快等优势的放射性标记多肽 ^{18}F 可以作为 PET 探针标记肿瘤的一些靶点，都能很好地特异性结合，并且在体内稳定表达展示了被标记的肽类用于 PET 成像的优势。

2. 正电子发射断层扫描在航天医学领域应用

在航空航天等微重力和辐照环境下，前面提到的 PET 技术也可以用于评估人体对这些极端条件的适应性和生理变化。例如通过注射放射性示踪剂观测细胞代谢活动和 DNA 损伤程度。通过评估细胞代谢活动的变化，可以推测细胞对辐射的敏感程度；还能用来评估骨骼的新陈代谢状况，了解骨质疏松的程度，帮助制订骨骼健康的预防措施；同时还可以观测心脏血流和肺血流的通气情况，评估血管功能和肺功能变化，以便做出预防措施，更好地了解他们的生理适应能力和健康状况。

4.3.4　荧光成像数据分析实例

1. 荧光成像通用应用场景

荧光成像技术是一种基于荧光探针和荧光显微镜相结合的生物成像技术，已被广泛应用于生物学、医学、环境监测等领域。荧光成像技术作为一种非侵入性的检测手段，在生物医学领域被广泛应用。例如在肿瘤领域，荧光成像技术可以通过标记癌细胞、抗体或药物，实现对肿瘤的早期检测和治疗。同时，荧光成像技术可以在显微镜下直接观察细胞、组织的生物学过程，包括细胞增殖、分化和凋亡等。荧光成像技术还可用于食品安全检测中。例如荧光成像技术可以检测食品中可能存在的细菌、病毒、真菌或其他微生物污染，使食品安全得到更好的控制。

2. 荧光成像在航天医学领域应用

微重力作为空间特殊环境会对人体健康产生负面影响，研究其机理对航天员的健康保障十分重要。微重力可引起氧化应激，使过氧化氢浓度发生异常。因此探索一种能够在（模拟）微重力条件下，对活细胞氧化应激中内源性过氧化氢进行可视化检测和监测的探针具有重要意义。北京理工大学医学技术学院设计并制备了一种用于 SMG 条件下活细胞内源性过氧化氢成像的荧光探针 ASCPB。ASCPB 对过氧化氢具有较高的选择性和敏感性，可用于活细胞的长期染色。它可以靶向线粒体，由于分子内运动效应的限制，显示出强烈的红色荧光。ASCPB 与过氧化氢反应，形成 ACP 聚集体发出绿色荧光。在双轴倾斜器构建的模拟微重力环境下，该探针可以在双色模式下直观检测和监测不同类型活细胞中的内源性过氧化氢（图 4.13）。

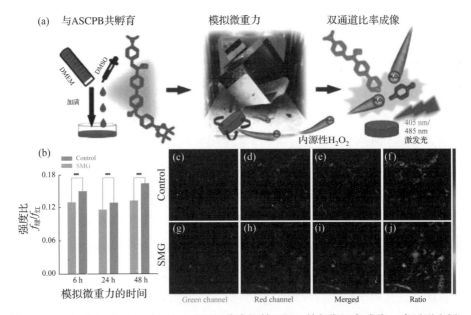

图 4.13 SMG 下 ASCPB 对 U87 - MG 细胞内源性 H_2O_2 的长期双色成像（书后附彩插）

（a）ASCPB 成像 U87 - MG 细胞内源性 H_2O_2 的过程示意图和双轴随机旋转器的照片。（b）模拟微重力刺激（SMG）和不刺激（Control）6、24、48 小时的 ASCPB 染色 U87 - MG 细胞的绿色/红色。模拟微重力刺激（g-j）和不刺激（c-f）48 小时的 ASCPB 染色 U87 - MG 细胞的共聚焦激光荧光图像来自绿色（c）和（g）以及红色（d）和（h）通道。（e）（c）和（d）的合并图；（i）（g）和（h）的合并图。（f）（c）和（d）的比值图；（j）（g）和（h）的比值图。条件：[ASCPB] = 1 μmol/L；绿色通道：λ_{ex} = 405 nm，λ_{em} = 500 ~ 550 nm；红色通道：λ_{ex} = 485.7 nm，λ_{em} = 620 ~ 720 nm；标尺 = 50 μm。

自 20 世纪 80 年代初以来，微重力条件已被用于使用先进的结晶设备和方法来改善蛋白质结晶。早期的微重力结晶实验证实，最小的对流和无沉积环境有利于晶体的生长，在某些情况下，其具有更高的内部秩序和更大的体积。然而，人们认识到，由于生长速度较慢，晶体在微重力下生长需要额外的时间。通过国际空间站的空间研究进展提供了一个类似实验室的环境来进行长时间的无对流结晶实验。为了深入了解微重力下的大分子转运现象，并假设在生长晶体中减少不利杂质的掺入，Arayik Martirosyan 等设计了三种不同蛋白质的微重力和单位重力控制实验。为了确定晶体中杂质的含量，制备了荧光标记的蛋白质聚集体。研究结果为微重力培养的蛋白质晶体通常表现出更高的质量提供了一种解释。此外，这些实验的结果可以用来预测哪些蛋白质可能从微重力结晶中获益更多。

为了研究在胚胎发育过程中微重力对基因表达的影响，Gillette-Ferguson 等利用在 β-actin 启动子影响下表达 GFP 基因的转基因斑马鱼，检测了模拟微重力对心脏中 GFP 表达的影响。将 18~20 岁的斑马鱼胚胎暴露在模拟微重力环境中 24 小时。然后用荧光显微镜测定与心脏相关的 GFP 荧光强度。结果表明，模拟微重力诱导心脏中 GFP 相关荧光增加 23.9%。相比之下，尾端脊索显示 17.5% 的增加，而整个胚胎仅显示 8.5% 的 GFP 相关荧光增加。这说明对心脏有特定的影响，导致了更剧烈的增长。因此，微重力可以影响基因表达，通过这种"报告基因"体内表达模型可以有效地研究微重力影响。

微重力或明显失重的状态会导致航天员在太空飞行后出现骨骼、肌肉和免疫系统功能障碍。这些器官和系统水平的功能障碍与地球上模拟微重力以及外层空间（如国际空间站）的微重力条件在单细胞水平上引起的变化有关。已报道的单个骨细胞、肌肉细胞和白细胞的变化包括结构/形态异常、基因表达、蛋白质表达、代谢途径和信号通路的变化，表明细胞对微重力产生了某种反应或调整。然而，这种调节对许多细胞功能和反应的影响尚不清楚，主要是因为动物细胞中重力感应的主要机制尚不清楚。如图 4.14 所示，Devika Prasanth 等使用 NASA 开发的旋转细胞培养系统（RCCS），该系统是一种生物反应器，配备 10 mL 或 50 mL 一次性高宽高比容器（high aspect ratio vessel，HARV），一侧有硅膜，提供气体交换，设计用于提供低剪切细胞培养系统。RCCS 通过垂直旋转产生整个 HARV 和细胞培养基的固体旋转，随机化重力矢量以模拟微重力。将白血病和红白血病癌细胞置于微重力环境下 48 小时，然后使用生物物理参数和开发的基于量子点的荧光光谱来量化它们对常见抗癌药物的先天免疫反应。实验发现，与地球正常重力（$1g$）相比，用柔红霉素处理的白血病癌细胞在模拟微重力（μg）

下显示出增加的趋化迁移（$p<0.01$）。然而，用柔红霉素处理的细胞在 $1g$ 和 μg 后都显示出增强的迁移。研究结果表明，微重力以药物依赖的方式调节癌细胞对化疗的反应。这些结果表明，利用模拟微重力作为一种免疫调节工具，可为空间和地面医学开发新的免疫疗法。

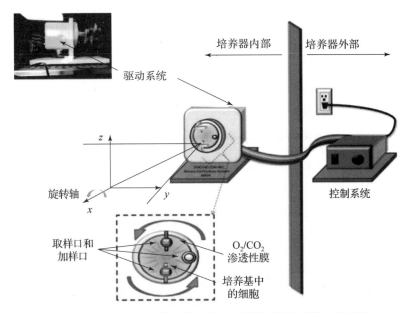

图 4.14　利用 RCCS 旋转细胞培养系统模拟细胞培养箱内的微重力

注：驱动系统的图片以及原理图显示了旋转产生时间平均微重力条件的 10 mL 细胞培养容器。

了解细菌对这种失重或微重力环境的反应，对航天员和他们的生物生命维持系统的健康至关重要。化合物通过扩散和主动转运穿越细胞质膜的能力取决于细胞质膜的流动性。膜流动性可通过脂质模拟荧光膜探针和荧光光谱仪进行评估。L. S. England 等利用 HARV 模拟 RMG，研究了 RMG 对铜绿假单胞菌 UG2 生长及其膜极化的影响。在随机微重力（RMG）和 $1\times g$ 条件下，铜绿假单胞菌 UG2 细胞在 HARV 中生长和膜极化，并在 Erlenmeyer 摇瓶中以 12 rpm 和 150 rpm 混合分批培养。采用荧光探针 1，6-二苯基-1，3，5 己三烯（DPH）测定膜极化。三种培养条件下的生长曲线和膜极化值均无差异（约 0.300）。然而，RMG 在单细胞水平上的净效应可能仍然未知。

为了研究微重力对细胞骨架蛋白的影响，Cora Sandra Thiel 等开发并进行了人类原代巨噬细胞的实时成像实验。使用 4 种不同的活细胞染料（核紫、钙素、溶酶体、SiR-actin）和激光波长（405、488、561、642 nm）同时成像 4 种不同的细胞结构（细胞核、细胞质、溶酶体、肌动蛋白细胞骨架），并研究了微重力（$10^{-5} \sim 10^{-4}g$）下约 6 分钟的细胞形态，与 $1g$ 对照相比。为了在太空飞行中对细胞骨架进行实时成像，Cora Sandra Thiel 等将共聚焦激光显微镜与 SiR-肌动蛋白探针相结合，SiR 是一种荧光硅罗丹明（SiR）偶联的栀子内酯探针，与 f-肌动蛋白结合，毒性最小，并测定了三维细胞体积和表面、核体积和肌动蛋白细胞骨架的变化，这些细胞在微重力 4~19 s 后迅速响应微重力环境，SiR-actin 荧光显著减少，并随后适应微重力 126~151 s。结果表明，微重力诱导了原代人巨噬细胞的几何细胞变化和潜在的重力转导细胞骨架的快速反应和适应。

L. Sciola 等在探空火箭飞行中研究了微重力对 Jurkat 细胞（一种 t 淋巴细胞系）的影响。自动预编程仪器允许在给定时间注射荧光标记的刀豆蛋白 A（Con A）、培养基和/或固定液。结果表明，Con A 与 Jurkat 细胞的结合不受微重力的影响，而 Con A 受体的贴合则明显降低。微重力条件下，波形蛋白结构发生改变的细胞数量明显增多。最明显的是大束的出现，在微重力样品中明显增加。与有丝分裂原结合后，肌动蛋白的结构没有变化，肌动蛋白与 Con A 受体在细胞膜内侧的共定位也没有变化。

李琦等构建 pCDNA3-Trx 等多个 Trx1 真核表达载体，通过脂质体转染 SH-SY5Y 细胞，发现回转模拟失重引起 SH-SY5Y 细胞微丝骨架排列紊乱，呈弥散不规则分布，Trx1 可以保护模拟失重环境导致的微丝骨架的紊乱；回转引起细胞内 ROS 升高达到对照组 2.8 倍，而过表达 Trx1 的细胞回转后 ROS 的产生仅为对照组的 1.7 倍。这说明了 Trx1 作为一种新的分子参与了骨架的氧化还原调控，在回转模拟失重条件下通过降低细胞水平，调节的残基使其处于还原状态，抑制回转导致的微丝解聚，从而保持了骨架形态和功能的完整性。

微重力降低成骨细胞活性，诱导肌动蛋白微丝断裂，抑制成骨细胞对细胞因子的反应，但其机制尚不清楚。为了研究微丝参与介导微重力和 BMP2 诱导对 Cbfa1 活性的影响，Zhongquan Dai 等构建了具有 Cbfa1 活性的荧光报告细胞系（OSE-MG63），该报告细胞系由 OSE2 的 6 个串联复制和增强绿色荧光蛋白（EGFP）上游的最小 mOG2 启动子组成。OSE-MG63 的荧光强度表现出对骨相关细胞因子（IGF-I、维生素 D3 和 BMP2）的响应性，并与碱性磷酸酶（ALP）

活性呈一致趋势。研究表明，肌动蛋白微丝参与了 BMP2 对 Cbfa1 活性的诱导，并且它们的破坏可能是微重力抑制 BMP2 成骨诱导的重要因素。

4.4 生物力学数据分析实例

Piezo1，一种对各种生物过程至关重要的真正机械换能器，在骨形成中起着关键作用。成骨细胞谱系细胞中 Piezo1 的敲除会破坏成骨细胞的成骨，并严重损害骨骼结构和强度。机械卸载诱导的骨质流失在基因敲除小鼠中减弱，且模拟微重力治疗通过抑制 Piezo1 的表达来降低成骨细胞的功能（图 4.15）。

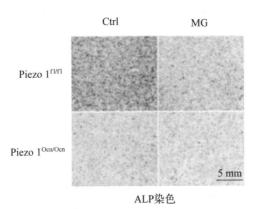

图 4.15　模拟微重力对 Piezo1$^{fl/fl}$ 细胞的影响

微重力会引起细胞形态的惊人改变。形状变化在微重力暴露后早期发生，并在 6 小时后清晰可辨。在微重力调节 24 小时后，自发出现两种不同的形态学表型，并且细胞几乎平均地（49%对51%）分为两个表型不同的群体（图 4.16）。暴露于失重后出现的细胞表型已被证明在很长一段时间内（>72 小时）是稳定和可行的，并且两个形态簇的相对比例在整个观察期间保持不变，这表明两个群体之间的内在动态正在接近平衡。

层粘连蛋白上生长的人神经干祖细胞（hNSPC）在贴壁培养条件下的形态会随着模拟微重力不同时间发生变化。暴露于模拟微重力 24 小时的低细胞密度培养物显示细胞聚集体的形成和参与黏着斑，细胞骨架调节和细胞周期控制的几个基因的显著调节。通过相差显微镜对培养物进行形态分析。尽管在时间为 0 时的所有培养物中没有观察到细胞分离的迹象，但在模拟微重力条件下孵育会引起细

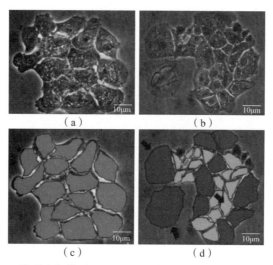

图 4.16 微重力条件对 MCF10A 细胞的分裂情况（书后附彩插）

光学显微镜下的 MCF-10A 显微照片。MCF-10A 细胞系在地面对照条件下（a，c）和暴露于微重力条件下（b，d）24 小时。放大倍率×320。图像已被剪切（c、d），以突出面积和细胞轮廓的差异。裁剪后的图像显示，在微重力条件下，出现了两个不同的群体（蓝色和浅蓝色），显示出不同的分形维度和圆度值示。比例尺为 10 μm。

胞剧烈的形态变化，导致"漂浮细胞团块"的形成。这些团块在 6 小时后几乎不可见，但在 24 小时后较为明显（图 4.17）。

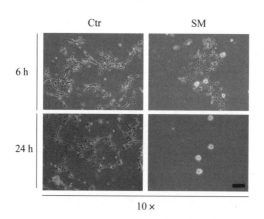

图 4.17 hNSPC 在正常条件下或暴露于模拟微重力 6 小时或 24 小时的相差显微镜图像

国际空间站航天员在为期 6 个月的太空任务后皮肤弹性下降。造成这种健康问题的主要物理压力因素是宇宙辐射和微重力。此外，这一发现表明，暴露在太空中真实微重力下的人类皮肤可能发生了形态和结构改变。一项研究表明，暴露于 RPM 的幼年正常人真皮成纤维细胞（NHDF）表现出细胞骨架、黏着斑分子、细胞外基质和生长的变化。RPM 暴露的细胞以贴壁单层和 3D 聚集体的形式生长，显示没有死细胞。以前观察到类似的结果。小鼠胎儿成纤维细胞的 RPM 暴露和照射 24 小时导致细胞凋亡减少。图 4.18 为暴露于 RPM 24 小时的 NHDF 获得的结果。使用末端脱氧核苷酸转移酶 dUTP 缺口末端标记（TUNEL）测定法通过标记细胞凋亡双链 DNA 断裂特征中的 3′-羟基末端来检测 DNA 片段化。成纤维细胞保持健康，未检测到细胞凋亡迹象。

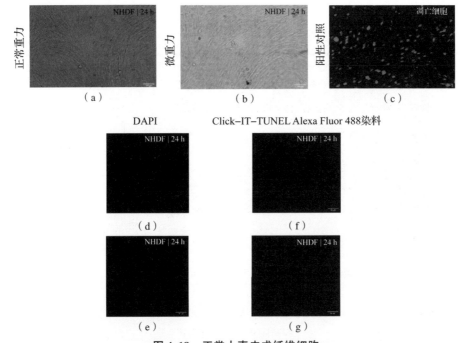

图 4.18　正常人真皮成纤维细胞

（a）在静态 1g 条件下培养的 NHDF；（b）暴露于 RPM24 小时下的 NHDF；（c）在阳性对照中，样品已用 DNase 预处理以诱导 DNA 片段化，这可以通过细胞核中荧光团的富集来可视化，绿色染色的细胞核存在凋亡细胞；（d）蓝色染色（DAPI）突出显示静态 1g 条件下培养的 NHDF 的细胞核；（e）蓝色染色（DAPI）突出显示暴露于 RPM 24 小时下的 NHDF 的细胞核；（f）和（g）Click-IT 末端脱氧核苷酸转移酶 dUTP 缺口末端标记（TUNEL）测定在暴露于 1g 的 NHDF 和暴露于 RPM 的 NHDF

注：染色结果表明，应用的任何实验方法（1g 和 RPM）均未诱导细胞凋亡。评估是使用 Leica DM 2000 显微镜完成的，该显微镜配备了校准放大倍率为 ×400 的物镜，并连接到外部光源 Leica EL 6000。

细胞长期暴露于模拟微重力改变了细胞的生长行为。使用三组样本（1g，RPM-AD 和 RPM-MCS）进行免疫荧光染色（IFS），并在第 35 天收集。通过

IFS 可视化纤维连接蛋白,发现与 $1g$ 对照细胞相比,第 35 天时 AD 细胞中纤维连接蛋白的含量降低,MCS 细胞中纤维连接蛋白的含量升高 [图 4.19(a)]。这一结果得到了 qPCR 测定的 FN1 基因表达 [图 4.19(b)] 的支持,并经 Western blot 分析证实 [图 4.19(f)]。此外,我们通过 IFS 研究了转化生长因子 β1 (TGFβ1) [图 4.19(d)]。虽然暴露于 RPM 的 ECs 中 TGFβ1 的染色稍微更浓,但 Western blot 未显示细胞蛋白含量的任何变化 [图 4.19(g)]。所有组的 TGFβ1 基因表达均未发生改变 [图 4.19(e)]。COL4A1 的 mRNA 表达也检测到类似的结果 [图 4.19(c)]。

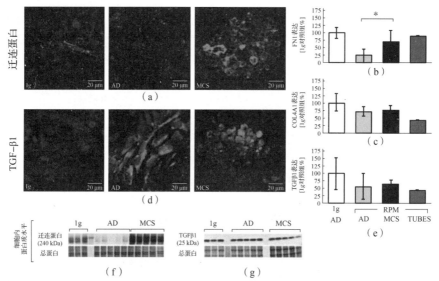

图 4.19 暴露于 RPM 对 EC 细胞外基质的影响:35 d 后 ECM 相关蛋白含量和基因表达的定量变化

(a) $1g$ 对照细胞、RPM – AD 和 RPM – MCS 的免疫荧光图像;(b) FN1 的表达;(c) COL4A1 的表达;(d) $1g$ 对照细胞、RPM – AD 和 RPM – MCS 的 TGF – β1 免疫荧光图像;(e) TGF – β1 的表达;(f) 细胞内纤维连接蛋白;(g) TGF – β1 水平通过 Western 印迹测定

注:$*p<0.05$。比例尺:20 μm。

4.5 智能医学决策

机器学习和深度学习在第 3 章已经提过,在此不赘述。总的来说,AI 是尝试让计算机具有人类智能特征的算法。人工智能的成功得益于计算能力和可用数据的显著增长。

自20世纪70年代开始，人工智能方法被引入医疗领域，以提高疾病诊断和治疗效率，从而催生了医学人工智能（Artificial Intelligence in Medicine，AIM）。目前，医学领域已广泛应用人工智能技术，自动化研究临床实践的不同环节，为医生提供决策支持。AI方法在各医学领域中的应用有助于提升诊断的精准度，同时缩短了时间、降低了人力成本。借助AI的最新发展，智能筛查、智能诊断、风险预测以及辅助治疗等领域正在经历深刻的变革。智能医学决策便是其中最有前途和最被赋予期待的方向之一。

智能医学决策结合先进计算机科学、人工智能技术和医学知识的方法，将分散的医学信息知识和人工智能相融合，更有效地应对决策知识分布广泛、决策环境复杂、决策时效性强、决策角色范围变化等多方面挑战，旨在提供精准、个性化的医学决策支持。基于大量医学数据的分析和处理，运用机器学习、深度学习、专家系统等技术，以协助医疗专业人员在诊断、治疗规划、疾病预测等方面做出更为准确和有效的决策。

在航天工程中，无论是地球外还是返回地球后，都对航天员身体提出严峻的考验。在太空中，航天员身处微重力环境、辐射暴露、生理不适、感染病毒、受伤，大数据用于监测航天员的健康状况，及时发现异常，并提供必要的医疗干预。这对于保障航天员的安全和任务的成功至关重要；通过对航天员在太空中和返回地球后的长期生理和心理数据进行分析，科学家可以研究人体在极端环境中的适应性和恢复过程，以及可能的长期影响，航天员的健康保障需要大数据的辅助支撑，同时太空之旅检测航天员的身体数据也为航天医学大数据提供了丰富信息。

这些医疗大数据蕴藏着庞大的医学知识和疾病规律，借助知识工程、数据科学、人工智能和医疗群智等多重手段，我们能够更深刻地探索医疗数据中蕴含的法则和不同知识之间的关联。通过基于医学认知计算的方法，我们能够更加精准地管理、控制和治疗重大疾病。在医学大数据的支持下，临床决策得以远程传递，可应用于远程医疗、临床治疗和医学教育培训，成为推动证据医学诊治与个性化、精准医疗的重要技术。为了解决疾病因素复杂耦合等挑战，我们将构建认知计算与智能诊治决策系统。基于多源数据的综合和知识汇聚，研究挖掘致病时空规律的方法,通过统计分析、数据挖掘、归纳推理等手段,多角度揭示疾病成因和相关因素。对医学大数据的研究旨在发现各种致病因素、表现型和发病过程的内在关联机制,建立可行的临床决策支持。借助机制发现、关联推理、虚拟仿真等知识计算方法,生成个性化精准的诊疗决策,推动智能医学决策向前发展。

当然,这些数据信息是对航天医学数据分析、模型预测和医学决策等的有力支撑。首先,其利于数据驱动的决策。航天医学大数据的收集和分析产生了大量的生理、医学和心理信息。这些数据可以被应用于智能医学决策系统,以支持医生、研究人员和医疗团队在太空任务中做出更准确、及时的决策。例如,在面对航天员健康问题时,智能系统可以利用历史数据和模型来提供更好的诊断和治疗建议。其次,其在健康监测与预测上也有辅助作用,航天医学大数据的分析有助于建立模型,用于监测航天员的生理状况,并预测潜在的健康风险。这种模型可以被智能医学决策系统采用,以提前发现潜在的健康问题,采取相应的预防或治疗措施。同时,其有助于发展个性化医疗,航天医学大数据的分析也有助于理解个体在不同环境下的生理差异。这为智能医学决策系统提供了个性化医疗方案的基础,以确保医疗措施更加适应个体的特定需求和反应。

4.5.1 航天医学

在未来的星际航行中,随着人类探索宇宙的脚步越发深入,我们将面临更为严峻的挑战。在这漫长的航程中,航天人员将置身于极端的宇宙环境之中,承受着前所未有的压力和风险。其中不乏空间辐射、微重力、孤立环境以及心理压力等多种因素,这些因素都可能对航天人员的健康状况造成影响,甚至引发潜在的医疗问题。

而面对这些挑战,由于地球与航天器之间的巨大距离和电信延迟,传统的地面支援将会受到严重限制。在这种情况下,航天人员将需要具备高度自主的医疗决策能力,能够在无法及时获得地面支援的情况下,独立应对各种医疗情况,并做出准确、及时的处理。然而,幸运的是,随着人工智能技术的迅速发展,我们拥有了一种全新的解决方案。在地球上,人工智能已经在医疗保健领域取得了巨大的成功,它可以通过数据分析、模式识别和智能推理等方式,为医生提供临床决策的支持,并弥补医疗知识和经验的不足。这种技术的应用不仅可以提高医疗保健服务的水平，还可以为偏远地区和医疗资源匮乏的地方带来医疗支援。同样地，将人工智能技术应用于太空任务中，也将成为一种创新的解决方案。通过在航天器上部署人工智能工具，可以为航天人员提供即时的医疗支援和辅助诊断。这些人工智能系统可以通过监测航天人员的生理参数、分析医疗数据和提供诊断建议等方式，帮助航天人员及时应对各种医疗情况，保障他们的健康和安全。

在航天领域，医学决策扮演着至关重要的角色，这是由多方面的因素共同驱动的。

首先，航天任务所涉及的数据量庞大，这源自先进的航天技术以及多种传感器的广泛应用。航天器上收集到的数据包括宇宙辐射水平、航天员的生理参数、医学影像等，这些数据的数量和复杂性都超出了人类传统处理的范围。在航天任务中，航天医生需要及时分析这些数据，并做出准确的医学决策，以保障航天员的健康与安全。

其次，航天医学决策还需要考虑到多模态数据的整合。航天任务中涉及的数据源多样，包括生物学、物理学、医学等多个领域。航天医生需要将这些不同来源的数据整合起来，形成一个全面的患者资料，以便做出综合性的医疗决策。例如，航天医生可能需要同时考虑航天员的生理参数、心电图数据以及医学影像结果，这就需要智能医学决策系统的支持，来帮助医生更好地整合这些多模态数据。

另外，航天环境的复杂性不可忽视。航天任务中，航天员可能会面临微重力、辐射、孤立等多种不利因素，这些因素都可能对航天员的健康产生影响。航天医学决策需要考虑到这些复杂因素，并针对性地制订相应的医疗方案。例如，在面对航天员的骨密度下降问题时，航天医生需要考虑到微重力环境对骨骼的影响，并制订相应的运动和营养方案，以减缓骨质流失的进程。每个航天员的身体状况和生理特征都有所不同，因此医学决策需要根据个体差异来进行个性化的制定。例如，在给航天员制订药物治疗方案时，航天医生需要考虑到航天员的个体差异，并选择最适合他的药物类型和剂量。这就需要智能医学决策系统能够根据航天员的个体特征，为其提供个性化的治疗建议。

空间探索的特殊环境给航天人员的健康带来了独特的挑战，如改变的重力场、隔离封闭环境、敌对环境、空间辐射以及与地球的极远距离，这些因素都导致了一系列特定于空间的医疗问题。这些医疗条件限制了航天人员的疏散机会和地面远程医疗支持，增加了对航天医学决策的迫切需求。而令问题更加复杂的是，空间医疗条件可能会涉及需要立即医疗护理的紧急情况，比如败血性休克、继发性骨质流失性骨折或飞行后立位耐力不足等。在面对这些挑战时，机组人员必须具备高度自主的能力，能够在几乎无法进行实时通信的情况下，做出准确、及时的临床决策。

地面上有医院，我们也希望太空中有"太空医院"，众所周知，传统的医学影像检查设备 CT、磁共振等，因为体积大、移动难、辐射系数高、高磁场等弊端，无法实现空间搭载。而超声机虽然有在轨工作的先例，但其图像质量难以达到临床的诊断要求。有人认为，太空医院一体化的医学影像检查平台首先要具备便携式、轻体量、超低磁场等特征，同时还需要集成优化的扫描成像系统、数据自动采集系统以及远程操控系统，这样在空间站或者是在地面的医务人员，就可以实时获取清晰而全面的影像资料，再结合人工智能辅助诊断系统来实现对可疑病灶的自主识别和标注，进一步提高病情判断的准确程度。

在地球上，人工智能技术已经在医疗保健领域展现出了巨大的潜力。基于计算机的知识和数据解决方案，已经被证明可以支持和改进临床医生的决策。例如，重症监护中的死亡率预测模型、糖尿病视网膜病变的自动分类或急性肾损伤的预测工具等，都可以为医生提供宝贵的辅助信息。将这些技术应用于太空环境中，可以为航天医生提供更多的支持，帮助他们做出更为准确和有效的医疗决策，从而保障航天人员的健康和安全。

4.5.2 具体应用

如上文提到的机器学习、深度学习，我们可以使用各种监督技术，其中最常见的是逻辑回归、决策树、神经网络。当然还有无监督技术，旨在建立高维数据集中的基本结构或隐藏模式，以主成分分析、K - 均值聚类和层次聚类为代表。在不同的综合征中识别同质表型，如败血症或急性呼吸窘迫综合征，可以进行更有针对性的治疗和/或将患者纳入临床试验。每种方法都有优点和局限性。最后，强化学习感兴趣的是优化顺序决策过程，以最大化某种形式的预定义结果。例如，它已被应用于败血症康复、血糖控制或机械通风控制的问题。所有这些算法都可以形成复杂临床图像的决策支持工具的基础，或者在条件缺乏的情况下提高医疗专业知识。在太空中，人工智能技术有可能增强航天员的生存能力、自主性。

1. 保证心理健康的人工智能手段

2001年，美国国家科学院委托撰写了一份报告，将心理健康列为航天员在火星任务中最大的风险之一。报告中指出：航天员暴露在许多应激源之下，包括长期的社会隔离和近距离禁闭、开展高素质工作带来的长期压力、在地面几乎没有帮助的情况下解决意外紧急情况，以及微重力和电离辐射引起的脑部结构变化。因此，如以往在和平号上进行的长期飞行任务和类似的地面模拟研究所显示的那样，可能会出现抑郁和焦虑症等情况。为短期任务和国际空间站任务开发的大多数对策都涉及保持机组人员与家里的联系，如与家人、任务控制和医疗保健专业人员举行视频会议，以及重新补给信件、食物和惊喜的货物。但是，随着机组人员前往火星，通信延迟增加到22分钟，这些措施将受到限制，甚至完全不可用。为了这种挑战，各种人工智能系统正在不断开发，以应对这种不寻常的"乡愁"形式。例如，闭环通信系统集成了行为监测和实时反馈功能，旨在提供全面的支持。自2018年以来，航天员互动移动陪伴系统已经在国际空间站上部署，为航天员提供人工陪伴和工作辅助。该系统配备了自然语言处理和计算机视觉能力，能够准确地翻译语音和面部表情。此外，NASA和Ejenta合作开发了一种对话式人工智能，旨在为任务人员提供情感支持。

在地球上，针对心理健康状况开发的AI聊天机器人也受到了前所未有的关注。研究人员进行了系统回顾，并确定了41个独特的精神健康聊天机器人和14个随机对照试验。这些试验评估了聊天机器人对精神健康的有效性。一些针对航天引起的心理应激的聊天机器人也正在临床试验中得到验证。其中包括Woebot为抑郁和焦虑提供个性化的心理治疗，TESS教授应对技能并为社交孤立提供支持。Welch等开发的面试式对话系统应对由于新冠肺炎混乱而造成的心理和健康压力。

2. 航天智能预测疾病实现治疗决策

随着航天员离开地球磁层进入深空，他们将暴露在背景星系宇宙辐射和高能太阳粒子事件产生的空间辐射中。两者都会对人体造成高水平的氧化应激。在相关的健康影响中，最严重和最不可预测的是与太阳粒子事件有关的急性辐射病。而早期死亡的发生率取决于辐射暴露水平，一旦暴露发生，常见的原因是胃肠道黏膜受损，导致大量呕吐和腹泻，进而造成液体丢失。此外，骨髓衰竭也是一个常见的导致早期死亡的因素，其表现为严重贫血、血小板减少和免疫抑制。在应对急性生理支持方面，积极控制呕吐、补充液体和电解质、使用抗生素和输血产品都是至关重要的。

然而，要实现适当的治疗，必须通过准确量化暴露水平和临床标记物。虽然在国际空间站上辐射剂量计和辐射传感器十分常见，但通过量化染色体结构和分子特征的变化，可以更准确地估计人体吸收的辐射剂量。这种方法可以提供更加精准的信息，有助于医疗人员更准确地评估患者的辐射暴露情况，并采取相应的治疗措施，以最大限度地减小对航天员健康的影响。然而，这些技术通常需要大量的人力和专业知识来实施。Jang 等提出了一种新的深度学习系统，其在黄金标准测量方法中能够与 1~4 Gray 的剂量的测量结果在 99% 的可信区间内达成良好的一致性。在综述中，Ainsbury 等强调了人工智能预测辐射暴露个性化风险和反应的潜力，以及将这种技术转化为航空航天研究的重要性。全血细胞计数的护理点自动量化在 ISS 和地球上都是有限的，可能是因为从小体积样本中推断不佳。为了克服这一点，已经开发并验证了纳入人工智能的新系统。例如，由 Bachar 等开发的 Sight OLO 系统，一个立方英尺大小的设备，被证明达到了与临床血液学分析仪相当的准确性；由 Gasparin 等开发的 Hilab 系统也提供了对全血细胞计数参数的低成本和准确的分析。

太空环境独特的健康风险主要来自两方面：一是无重力环境带来的生理变化；二是高水平的辐射暴露。无重力环境会导致身体流体分布不均、骨质丢失和肌肉萎缩，而辐射暴露则可能引起细胞损伤甚至癌变。此外，封闭的太空舱环境可能导致各种心理和生理上的压力，进而影响航天员的健康状态。为应对太空环境中的这些挑战，开发了基于人工智能的太空条件下的智能诊断系统。这些系统通过分析临床数据，如血液检测结果和医学影像，辅助医生诊断疾病。人工智能算法能够从大量数据中快速识别模式和异常，从而为特定于太空环境的健康问题提供准确的诊断。例如，AI 可以用来分析影像数据，帮助识别辐射引起的组织损伤，或是通过血液分析来监测免疫系统的变化。

远程医疗技术的应用使地面医疗团队能够实时监控航天员的健康状况,并提供必要的医疗建议和支持。通过将太空舱内的医疗设备连接到地面医疗中心,医生可以远程查看医疗数据和测试结果,实时进行诊断和治疗建议。这种即时通信和数据共享至关重要,特别是在处理紧急医疗情况时。

在国际空间站的一个实际任务中,智能诊断系统被用来监测航天员的健康状况。在一次特定事件中,一名航天员出现了头晕和恶心的症状。通过利用远程医疗技术和 AI 支持的诊断工具,地面医疗团队能够快速分析其生命体征和医疗检测结果,最终诊断出航天员是由于身体对无重力环境的适应性反应导致的轻度脱水。基于这一诊断,地面团队迅速提供了治疗建议,包括补充水分和休息,使得航天员很快恢复了正常状态。此外,智能诊断系统还帮助监测航天员恢复过程中的生理变化,确保其迅速、安全地返回工作状态。这一案例展示了智能医疗系统在及时诊断和处理太空环境中出现的健康问题中的关键作用。该系统的高效运作不仅保障了航天员的健康,也确保了空间任务的顺利进行。这一成果不仅是技术创新的胜利,也是对太空医疗的重要贡献,证明了即使在极端条件下,通过先进技术,我们也能有效管理和维护航天员的健康。

3. 航天员体能监测和评估

空间环境,特别是缺乏重力的状态,对航天员的生理造成了深远的影响。最显著的影响是肌肉萎缩和骨质疏松,这是由于在无重力环境下,肌肉和骨骼不再像在地球上那样经受常规的压力和负重。此外,生命体征也会发生变化,包括心率和血压的调节,这些变化需要通过持续监测来管理。为应对这些挑战,现代技术,特别是生物传感器技术的发展,为航天员健康监测提供了新的可能性。这些传感器能够实时监测航天员的各种生理参数,如心率、血氧饱和度和血压,从而实现对其健康状况的持续评估。此外,随着远程医疗技术的发展,这些生命体征数据可以实时传输回地面控制中心,实现对航天员健康状况的实时监控。

在收集到大量生理数据后,人工智能和机器学习算法在处理与分析这些数据方面发挥着关键作用。通过这些先进的分析工具,可以对航天员的健康状况进行更深入的了解,预测潜在的健康风险,并提供数据驱动的决策支持,以改进太空任务的安全性和效率。这些预测模型能够分析复杂的数据集,从而提供关于航天员健康状况的详细见解。

在一个具体的太空任务中,这些体能监测技术被用来持续评估航天员的健康状况。通过生物传感器收集的数据实时传输回地面控制中心,并由人工智能系统进行分析。这些系统能够及时警告地面医疗团队关于任何可能的健康问题,使及时介入、防止潜在的医疗状况恶化成为可能。例如,在某个任务中,这些系统成功识别了一名航天员早期的心律不齐,并及时进行了干预。

技术的应用不仅帮助保持了航天员的健康,而且优化了任务执行。实时监测确保了航天员的生理状态始终处于最佳状态,减少了由于健康问题导致的任务中断或延迟的风险。此外,这些技术的应用也为太空医疗研究提供了宝贵的数据,这些数据有助于未来太空探索任务的规划和准备,特别是对于长期或更深入太空的任务。我们可以看到智能体能监测系统在提高航天任务安全性和效率方面的巨大潜力。这种技术的进步不仅为航天员在太空中的健康和安全提供了更强有力的保障,而且为地面医疗团队提供了实时数据和洞察力,使他们能够更有效地支持太空任务。

4. 航天辐射监测

太空环境中的高能辐射暴露对航天员构成了严重的健康威胁,使开发高效的辐射监测系统成为维护航天员安全的重中之重。太空环境特有的健康风险主要源于无重力状态和高水平的辐射暴露。无重力环境对人体的肌肉和骨骼产生负面影响,而太空辐射则可能导致更严重的健康问题,如细胞损伤和癌症。太阳粒子事件和银河宇宙射线是太空中最常见的辐射来源,它们可以穿透航天器壁,直接影响航天员的健康。为了应对这些风险,辐射监测技术的发展至关重要。近年来,传感器技术和远程监测设备已经取得了显著进步,我们已经能够更精准地测量和分析太空环境中的辐射水平。

现代传感器技术能够实时监测和记录航天员所受到的辐射剂量。这些传感器通常非常小巧,可以集成到航天服或航天舱内,不断收集辐射数据。例如,个人辐射剂量计能够实时记录个体的辐射暴露水平,帮助科学家们了解航天员在特定任务中的辐射暴露情况。

远程监测技术允许地面控制中心实时接收来自太空的辐射数据。这些数据随后通过先进的分析软件进行处理,以评估航天员面临的健康风险。例如,通过模型和算法,科学家们可以预测特定水平的辐射暴露对航天员造成的健康影响,如

DNA损伤或癌症风险。除了监测外，预警系统也是保护航天员安全的重要工具。这些系统可以在辐射水平达到危险阈值时立即发出警报，通知航天员采取防护措施。例如，在发生太阳耀斑或其他高辐射事件时，预警系统可以指导航天员采取遮蔽措施或进入航天器的特定防护区。

当然，航天器的设计和航天员的个人防护也至关重要。使用特殊的材料和设计策略可以显著降低航天器内的辐射水平。此外，为航天员提供个人防护设备和防辐射药物是另一个重要的防护措施。国际空间站提供了一个实际应用辐射监测技术的示例。在ISS上，使用了一系列传感器和监测设备来实时跟踪航天员的辐射暴露。这些设备收集的数据被用来评估航天员的健康风险，并制订相应的防护措施。例如，当检测到异常高的辐射水平时，航天员会被指示进入航天器的防护区域，以减少辐射暴露。

在以上案例中，我们看到了现代航天医学决策的实际应用和效果。智能诊断系统的发展为这些挑战提供了创新的解决方案，特别是在太空这样的独特环境中。人工智能在这一领域的应用已经证明了其在处理复杂医疗数据、提供准确诊断以及支持远程医疗决策中的巨大潜力。随着这些技术的不断完善和应用，未来的太空任务将更加安全有效，航天员的健康管理也将更加可靠。

通过结合现代信息技术和医疗创新，我们不仅可以在地球上提供更好的医疗服务，也为人类在太空中的长期生存和探索打下了坚实的基础。智能医疗系统在太空环境中的成功应用预示着在未来太空任务中对此类技术的依赖将日益增加，同时也为地球上的遥远地区或极端环境中的医疗服务提供了可行的示范。

这种技术的持续发展和创新将使太空探索更加安全，同时为地球上的医疗科技提供新的见解和方法。随着我们对航天医学和人工智能的理解不断深化，我们将更好地保护那些前沿的探索者——航天员，确保他们在探索未知领域时的健康和安全。

第 5 章
医学大数据的难点与挑战

确保太空中人类的健康与安全，揭示空间环境对生命健康的影响及其机制，以及制订有效的防护措施，一直是航天医学的核心任务。围绕长期载人航天飞行中与"人系统风险"密切相关的医学、技术问题开展研究，始终是国内外航天医学的重点和热点。随着载人航天技术的发展，人类对航天特殊环境适应能力有了更深入的认识，也获得了航天飞行对人体生理心理影响的客观证据。现在我们基本明确了失重对心血管功能、骨代谢、肌肉结构和功能的生理效应，并积累了对辐射、狭小隔离环境对血液学、免疫学、心理学等方面影响的认识。然而，面对长期甚至星际的飞行，人类仍然面临着许多未解决的挑战。人类在太空环境中的综合生理响应特征，即在不同环境条件下，"时序-多维"信号的动态关联，是航天医学研究的关键焦点。随着组学技术的蓬勃发展，我们获得了有效的工具来解析空间环境对生命有机体的影响。2001 年，高德纳分析员道格·莱尼在一份与其 2001 年的研究相关的演讲中指出，数据增长有三个方向的挑战和机遇：量（volume），即数据多少；速（velocity），即资料输入、输出的速度；类（variety），即多样性。在莱尼的理论基础上，IBM 提出大数据的 4V 特征，得到了业界的广泛认可。第一，数量，即数据巨大，从 TB 级别跃升到 PB 级别；第二，多样性，即数据类型繁多，不仅包括传统的格式化数据，还包括来自互联网的网络日志、视频、图片、地理位置信息等；第三，速度，即处理速度快；第四，真实性，即追求高质量的数据。虽然不同学者、不同研究机构对大数据的定义不尽相同，但都广泛提及了这四个基本特征。目前可用的生物和医学数据集都基本符合这些特征。自从人类基因组计划开始，新的技术发展迎来了组学的时代。现在，利用新的高通量捕获技术，我们能够获取 DNA（遗传数据）、随时间转录的 RNA（表达和共表达数据）、蛋白质（蛋白质谱和蛋白质相互作用数据）、代谢和表观基因组（DNA 甲基化数据）等多种类型的数据。另外，环境因素也被考虑在内（例如，营养组学和宏基因组学分别考虑营养和细菌环境）。目前，组织病理学和医学成像数据仍受到高通量捕获和分析方法的限制。在后基因组时代，生命科学研究已进入系统、全面、动态的功能探索阶段。基因组学、蛋白质组学、代谢组学、转录组学、脂类组学、免疫组学、糖组学和 RNA 组学等多种高通量研究策略产生的海量数据，用于综合解析同一科学问题。这些数据能够从整体的角度研究人体组织细胞的功能，基因蛋白质及其分子间的相互作用，从而全面反映机体的状态。由于大数据在数量、速度、种类、可变性、准确性、波动性和价值等方面的特性，集合大数据计算分析是未来航天医学发展的新趋势。

信息技术的进步提高了获取大容量、高速度数据以及连续存储数据的能力，使高通量组学分析成为可能，但是这也带来了计算上更大的挑战。自人类首次进行载人航天飞行以来，全球进行了 1 000 余次航天飞行任务，积累了大量关于人类对空间环境和飞行任务的响应数据。挖掘这些特色数据之间的内在联系，发现新的知识增长点，揭秘人体系统动态变化规律，服务大众健康是航天医学的重要研究内容。同时，个体化健康数据在维持航天员在轨健康、判定航天员个体功能状态、验证与鉴别航天员健康维护措施的有效性，以及增强航天员选拔培养的针对性方面具有十分重要的作用。因此，建立个体化航天医学健康预警体系并将其应用于任务中是迫切需要的。

大数据技术在航天医学中的核心应用是建立系统生理表型与分子组学之间的有机桥梁，以探索环境因素对"时序 – 多维"生理信号的动态关联数据的影响。通过理论建模描述各个层次间生物信息的定性及定量关系，可以发现特定生理表型的响应、适应调控规律以及个体化的适应特征，从而揭示生命系统对特殊环境的响应适应本质规律，实现健康预警和预测。航天医学数据的特征是小样本事件，但同时也具有时序目标清晰、信息维度高、环境边界可控的优势。运用"大数据"思维方法来解决"小样本"困境，重视实验设计，并通过挑战人类极限与潜能的创新性设计获取独特的数据资源，可以推进原始创新。尽管航天医学数据是社会各界都高度关注的话题，但时下航天医学数据从底层的处理系统到高层的分析手段都存在许多问题，也面临一系列挑战。这些挑战既源于航天医学数据自身的特征，也与当前基于航天医学数据建立的分析模型与方法有关，还包括航天医学数据处理系统所隐含的挑战。本章将对这些问题与挑战进行梳理。

5.1 数据复杂性

组学技术的发展使得现代高通量技术在生命科学和医学研究的各个领域具有广泛的适用性。这些技术能够在大规模的临床队列中生成大数据集，从而将复杂的疾病与相关的基因组特征联系起来。然而，大数据的分析需要使用复杂的生物信息学算法来区分数据中的噪声和生物信号。生命科学中的大数据分析通常从原始数据的分析开始，以数据可视化和分析产生的模式数据的解释结束。获取并处理动态信息会导致计算空间急剧增大，这对于以海量数据集为代表的大数据分析是一个巨大的挑战。将计算方法应用于大数据有助于新的生物、临床发现，并推动相关生物学和医学的发展。

现代生物医学数据集包含数万个样本和字节的原始数据，这一类数据通常都能满足大数据的定义，被认为是大生物医学数据。大多数与健康有关的特征在本质上是复杂的，它们是在生命周期中多种内部特征与多种外部条件相互作用的结果，通过对这些特征和条件进行建模，再结合具体的数据对模型进行优化，使用数学语言来描述这些过程，以此来理解生命活动中的各种复杂系统。

高通量组学技术的快速发展，如全基因组测序，外显子组测序 RNA 序列，长非编码 RNA（lncRNA）测序，环状 RNA（circRNA）测序 CRISPR（定期聚集空间短回文的重复序列），核糖核酸干扰（RNAi），微阵列和质谱等，会带来更多类型的组学数据，每种类型的数据都有自己的属性，需要特定的分析方法和工具。更重要的是对多组学数据进行整合，以描绘生物过程的整体图景。生命科学研究的目标是识别构成生命系统（G1）的组成部分，并了解它们之间导致系统（失调）功能的相互作用（G2）。因此，生物数据是对生命要素进行分类的一种方法，但系统地理解需要将这些数据整合到数学和关系模型下。这些模型可以机械地描述其组成部分之间的关系，从而更好地理解生物过程的复杂性。

一些数据集有数百或数千个参与者，这种大容量的数据集可以精确估计细微改变带来的影响,特别是一些罕见条件下产生的疾病。但是这种数据集的收集也与研究人员获取和测量最相关数据的频率或间隔有关。这个频率可以跨越许多数量级,从以毫秒为时间尺度收集的生理测量到跨越数年或数十年的纵向研究。大容量数据可用于估计人们内部和人与人之间的趋势多样性,这包括在发展研究中使用的测量类型的范围,涵盖了生物、行为、上下文以及文化、历史、进化等方面,同时也涉及使用不同类型的测量来探索相同的潜在结构。

5.1.1 数据集成

数据集成技术是指把不同性质的数据在逻辑或物理上有机地集中,从而提供全面的数据共享的技术。如图 5.1 所示的数据集成系统的基本结构。图 5.1 上方的人物代表用户或数据分析人员,下面的数据源 1、数据源 2、数据源 3 分别代表不同的数据来源。通过用户的操作,能够从多个数据源中获取数据,实现数据的汇集和处理。数据整合和交互是一组用于数据集成中有效管理和交换数据的方法和工具,其目标是将分散的、异构的数据源整合成一个一致的、易于访问和分析的数据集。

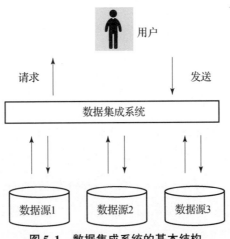

图 5.1 数据集成系统的基本结构

对于给定的系统,有多个数据源以及可能的类型可用,希望对它们进行集成研究来提高知识发现度。要理解数据集成的挑战,首先需要定义这个术语的含义。它的提出是出于获得更全面的数据,因此需要访问具有内容重叠的不同数据库并将这些内容无冗余地表示出来，即多人信息系统的集成旨在将选定的系统结合起来，使它们形成一个统一的新整体，并给用户一种与单一信息系统交互的错觉。数据库集成的目标是使数据更全面可用，并通过允许对现有数据进行以前比较困难的查询来增加现有数据的价值。

数据挖掘是数据库集成的主要受益者。然而，这个定义只考虑数据的访问，而不考虑数据的利用。因此，这个数据集成的定义并不完全适用于生命科学研究。在生命科学研究中，数据集成定义为使用多个信息源（或数据）以便更好地理解一个系统情况、关联。因此，数据集成不仅是大多数人每天执行的一项行动，也是研究中的一个关键元素。考虑到当前的数据爆炸背景下，生命科学中的数据集成变得更加复杂。这一增加的挑战已经得到了充分的认可。2010年，美国国家科学院的国家研究委员会组织了一个研讨会，探讨对联邦政府至关重要的领域实现大规模数据集成的替代方案。可以得出，数据集成相关的两个主要挑战：数据发现和数据挖掘。接下来的部分将围绕这两个挑战展开。

5.1.2 数据发现

数据源发现被定义为对相关数据源的识别。发现公开可用的生物数据源通常相对容易（只需"百度一下"），尽管有一些例外情况，但大多数时候这是一个简单有效的方法。然而发现合适的数据是一个更复杂的任务。一个问题是现有数据类型和格式的多样性，每种类型和格式都符合不同的标准，这导致了数据的多样性。过去10年中，专业网络数据库的出版蓬勃发展，这主要归因于其相对容易创建和维护，以及给开发人员带来的声誉。虽然专门的平台可以满足研究社区的特定需求，但它们的引入也可能给数据分析带来新的影响。通路和miRNA数据库是这一问题的两个例子。21世纪初是多路径数据库生成的开始，此后多路径数据库的数量一直在增加，但在21世纪10年代趋于稳定。2013年，Pathguide报告了547个生物通路和分子相互作用相关资源。这些资源不是简单的互补，但定义了通常具有不同边界和成分的类似信号和代谢途径。因为许多基因组分析方法都是基于通路的，会受到这些通路的定义方式的影响，所以规则的定义是非常重要的。另一个例子是关于miRNA信息的存储：该领域已经出现了通用数据库（如miRBase和miRNAmap），专业数据库（如miRWalk、mirDB和Tarbase等），甚至是 miRNA 注释标准的发展。为了应对这种多样性，人们开发了更多的资源，如对所有可用资源进行整合的目录（如 pathway 中的 Pathguide），以及许多早期 miRNA 数据库开发人员共同开发的新型更大的数据库（如 macentral）。

可以预见两种未来可能的场景：在第一种场景中，新型数据资源的开发人员将从以前的经验中学习，在早期阶段联合起来整合数据并创建标准；在第二种场景中，可以接受冗余的存在，但能通过使用数据集成和知识管理方法来解决它们。

数据库资源的增加有助于但不能完全解决访问相关数据的问题。一个例子是基因表达组合（Gene Expression Omnibus，GEO）：GEO 是一个微阵列和 NGS 数据存储库，它要求数据生产者按照微阵列实验的最低信息量标准（Minimum Information About a Microarray Experiment，MIAME）提交数据。MIAME 最初的设计目的是提供微阵列数据共享标准，以确保数据易于解释，分析结果能够独立验证，GEO 要求原始数据和规范化数据都可用，样本被注释（包括实验设计等内容），并描述实验室和相关数据处理的协议。实施 MIAME 让许多研究人员能够从新的角度重新探索数据集，但是现在越来越多的研究建立在研究人员自己没有收集到的数据分析之上，这也导致许多现有的数据没有被充分利用。GEO 中实验数据的标注仍然很少使用受控词汇（如本体等），而这对于特定大规模研究的相关数据集的自动检索是必要的。因此，在一个特定的条件下找到数据集是可能的，但是缺乏人工管理的情况下使用与该条件相关的所有样本仍然是不可行的。

5.1.3 数据挖掘

数据挖掘是指有效利用集体信息来获得新的见解。可以根据使用的数据类型（类似或异构的数据类型）或考虑的信息（所有研究的所有数据点或单个研究的汇总结果，即 Meta 分析）对数据开发进行分类。现在越来越多的研究人员通过开发混合方法来优化数据分析结果，使得分类的边界逐渐模糊，所以没有一种分类能够完全描述当代研究。接下来我们将展示其中的一些例子。

异构数据集成是一个重要的研究领域，在航天医学数据分析中，它需要生物统计学家不断提出混合方法来提高数据利用和科学发现。异构数据不仅指不同的数据库系统之间的异构，还包括不同结构数据之间的异构，如结构化的数据库数据和半结构化的数据。数据集成是对各种异构数据提供统一的表示、存储和管理，以实现逻辑或物理上有机用户的集中。集成后的异构数据对用户来说是统一的和无差异的，用户能够透明、有效地对数据进行操作，进而实现全面的数据共享需求。实现数据集成的系统称为数据集成系统，它为用户提供统一的数据源访问接口，执行用户的访问请求。

将数据分类为"相似"（similar）或"异构"（heterogeneous）需要取决于具体问题的背景。Hamid 等定义，如果数据来自相同的基础来源（如所有基因表达），则视为相似的；如果涉及至少两个根本不同的数据源（如 SNP 和基因表达），则视为异构的。Reverter 等提出了一种核主成分分析方法，首先为每个数据类型选择适当的内核，然后为给定的统计任务组合来自不同数据类型的内核。此外，生物学研究中的数据发掘不仅包括实际的数据集，还包括以往的知识（有时也被称为生物领域数据），这些知识被捕获在知识数据库中，如基因本体或许多生物途径数据库（如 KEGG 或 Reactome）。基因集合富集分析（Gene Set Enrichment Analysis，GSEA）是一种流行的整合生物学知识的方法，已从转录组学扩展到了各种组学数据分析上，如 GREAT（Genomic Regions Enrichment of Annotations Tool）是一个特别适用于基因组区域功能富集分析的工具。有趣的是，新的方法仍在出现，将生物领域的知识也纳入异构数据集的分析。这些方法通过整合基因组和通路的形式的先验知识来提升高通量的转录组学、蛋白质组学、代谢组学等数据的整合。

研究表明，复杂疾病的发生和发展通常涉及多种遗传或非遗传因素之间的相互作用，而不是单个基因的突变或单一层次的变化。这些相互作用是由一系列分子反应组合而成的。随着测序技术的飞速发展，基因研究人员对基因的认识已不限于单个基因的序列变异、基因转录和翻译，而是延伸到全基因组、转录组、蛋白质组、代谢组，甚至宏基因组水平。多组学数据的整合可能会导致前所未有的努力，以表征分子变化，这些变化是广泛的复杂人类疾病的发展和进展的基础。

多组学数据的综合分析已成为当今亟须解决的问题。人工智能技术为多组学分析提供了强大的工具。人工智能技术涉及机器学习、深度学习等多个领域，在全面理解数据方面发挥着至关重要的作用。例如，深度学习利用深度人工神经网络学习不同组学特征之间的内部线性或非线性关系，如转录组、蛋白质组和代谢组等特征。聚类方法则是一种无监督学习方法，旨在整合在不同组学平台上识别出的模式。此外，人工智能还在许多层面上改进了药物发现，如设计和制造新的分子，预测脱靶效应和毒性，预测实验药物的正确剂量。总的来说，人工智能方法在识别分子预后标志物、药物发现和疾病亚型方面发挥着重要作用。多组学数据的增加和人工智能方法的发展，将为基因治疗带来许多新的思路和人工智能方法。综上所述，人工智能方法与多组学数据的结合将对人类健康发挥越来越重要的作用。

5.2 计算复杂性

大数据的特性，如多源异构、规模巨大、快速多变，使得传统的机器学习、信息检索和数据挖掘等计算方法难以有效支持大数据的处理、分析和计算。特别地，大数据计算不能像小样本数据那样依赖于对全局数据的统计分析和迭代计算，需要突破传统计算对数据的独立同分布和采样充分性的假设。在求解大数据的问题时，需要重新审视和研究它的可计算性、计算复杂性和求解算法。因此，研究面向大数据的新型高效计算范式，改变人们对数据计算的本质看法，提供处理和分析大数据的基本方法，支持价值驱动的特定领域应用，是大数据计算的核心问题。然而，大数据样本量充分，内在关联关系密切而复杂，价值密度分布极不均衡，这些特征对研究大数据的可计算性及建立新型计算范式提供了机遇，同时也提出了挑战。

5.2.1 计算资源

分析大组学数据所需的计算资源因分析步骤的不同而有显著差异。处理原始数据通常需要大量的计算资源与空间来执行基本任务和存储输出数据。分析大组学数据通常只能在高性能集群上进行。例如，基于 RNA-Seq 数据的差异表达基因分析从测序产生的原始序列开始，并以相应基因表达倍数变化的差异表达基因列表结束。分析和存储分析结果所需的计算资源和存储量因分析步骤的不同而显著不同。例如，存储一个样本的原始测序数据所需的空间为 15 G。这样的数据可以存储在一个普通的工作站，而不需要一个大型的高性能计算（HPC）环境。然而，成千上万个样本组成的队列规模使在一个常规的工作站上存储数据变得不切实际。此外，普通工作站缺乏处理数千个样本的计算能力。因此，需要大量计算资源和空间来存储数据的分析步骤只能在高性能集群上或使用云计算执行。降低云计算的成本使其成为成熟的高性能集群是一个有吸引力的替代方案。在未来，云计算将会是大数据分析的重要保障。对于一些需要较少资源的步骤，可以在个人电脑上本地执行。通常，在本地机器上执行的分析不需要命令行技能。此类分析通常涉及各种统计分析和可视化步骤，这些任务可以使用广泛流行的统计语言 R 来执行。例如，在高性能的计算环境中通过对 RNA – Seq 数据进行聚类获得基因表达水平，就可以将它们转移到个人电脑上，并使用可用的 R 包在本地进行差异表达分析。

5.2.2 再现性

每年都有数量惊人的生物信息学软件工具被开发出来，以适应越来越大、越来越复杂、越来越专业化的生物数据集。随着计算和数据支持方法在生物医学研究人员中越来越重要和流行，确保所开发的软件可用和在线分析网站的稳定变得越来越重要。它们为已发表的生物医学研究的可重复性提供了坚实的基础。通过运行相同的计算工具对研究产生的数据进行复制，是评估这类工具可靠性的重要标准。

开放数据、开放软件和可重复研究是生命科学大数据分析的重要方面。通过发布所有研究对象（如原始数据）和公开可用的、归档稳定的、可安装的计算机代码，可以重现之前发表的结果。然而，由于缺乏对期刊资源共享政策的严格执行，一些作者拒绝共享数据或源代码，从而损害了期刊的严谨性和可重复性。即使在代码和数据共享的情况下，通过计算再现发表的论文的结果仍然具有挑战性。一种实现计算可重复性的方法是搭建允许读者通过生成包含代码、叙述、图形和表格的输出的文档来理解研究结果是如何获得的平台。

尽管存在诸多挑战，使用持续可用和可访问的软件以提供严格和可重复的数据是密集型生物医学研究的必要基础。此外，软件工具的可用性和用户友好性也很重要，它会影响科学实用性。目前，约 74% 的计算软件资源可以通过发表在原始论文中的 URL 访问。但还是有许多已开发的工具很难安装，或者是不可能安装的。维护或执行不力的工具将阻碍大数据驱动领域的发展。现在，许多期刊要求在论文发表时共享已发表研究产生的组学数据，这是我们在提高计算可重复性方面迈出的重要一步。然而，生物信息学社区仍然缺乏全面的政策，确切地说，应该提供如何使用公开共享的代码来执行分析和生成数据。

针对不同数据类型与应用的大数据处理系统是支持大数据科学研究的基础平台。对于规模巨大、结构复杂、价值稀疏的大数据，其处理亦面临计算复杂度高、任务周期长、实时性要求强等难题。大数据及其处理的这些难点不仅对大数据处理系统的系统架构、计算框架、处理方法提出了新的挑战，更对大数据处理系统的运行效率及单位能耗提出了苛刻要求，要求大数据处理系统必须具有高效能的特点。对于以高效能为目标的大数据处理系统的架构设计、计算框架设计、处理方法设计和测试基准设计研究，其基础是大数据处理系统的效能评价与优化问题研究。这些问题的解决要考虑大数据处理系统设计、实现、测试与优化的基本准则，是构建能效优化的分布式存储和处理的硬件及软件系统架构的重要依据和基础，因此是大数据分析处理所必须解决的关键问题。

大数据处理系统的效能评价与优化问题具有极大的研究挑战性。其解决不但要求厘清大数据的复杂性、可计算性与系统处理效率、能耗间的关系，还要综合度量系统中如系统吞吐率、并行处理能力、作业计算精度、作业单位能耗等多种效能因素，更涉及实际负载情况及资源分散重复情况的考量。为了解决系统复杂性带来的挑战，需要结合大数据的价值稀疏性和访问弱局部性的特点，针对能效优化的大数据分布存储和处理的系统架构。这意味着大数据计算准则应该融合大数据感知、存储与计算，在性能评价体系、分布式系统架构、流式数据计算框架、在线数据处理方法等方面展开基础性研究。此外，对于作为重要验证工具的基准测试程序及系统性能预测方法也需要进行深入研究。通过设计、实现与验证的迭代完善，最终实现大数据计算系统的数据获取高吞吐、数据存储低能耗和数据计算高效率。

5.3 系统复杂性

人体系统的测量与工业系统中的物理、化学参数的测量有所不同。由于人体生理系统的复杂性,测量受到各种因素的限制。这也导致了航天医学数据分析系统的构建需要考虑的方面非常广泛。

5.3.1 生理数据可测量性

在生命系统的测量中,受到传感器的尺寸、环境要求限制,对许多重要生理变量是无法直接进行测量的。例如,目前还没有合适的传感器能用来对脑内神经的动态化学活动进行测量。当传感器的尺寸与被测量的有效空间相当,或者不能在预测部位放置传感器时,就不能进行直接有效的测量。在这种情况下,唯一的解决办法是采用间接测量。使用间接测量法需要确保两个变量之间的关系稳定,并对所测数据进行必要的修正。难以接近的生理量,如可通过染料稀释法、热稀释法或阻抗法等间接测量染料和热的浓度或阻抗的变化,并通过这些量的改变推测心排血量的大小。

5.3.2 生理数据稳定性

人体上测出的生理变量即使在许多可控因素不变的条件下仍会随时间而变化,这主要是因为该变量还与其他不确定的变量有关。生理变量通常不能认为是严格的定值,更准确的评价方法应该是使用统计或概率分布的形式来体现。换句话说,在相同的条件下,不同时刻的测量结果不会完全相同。

5.3.3 生理系统复杂作用机制

人体的重要生理系统中存在大量的反馈环节,因此各个主要生理系统间有着密切的联系。例如,刺激已知系统某一部分的结果,一般也会以某种未知方式影响该系统的其余部分,同时还可以影响到另外的系统。因此,这会使起因和效应关系变得模糊不清、难以确定。更复杂的情况是,当断开系统中的反馈环路时,却出现了新的旁系环路,致使这种反馈形式依然存在。当某一器官或组织失去作用时,会有别的器官或者组织来接替这一功能维持着系统的稳定。这种情况在大脑或其他部分的神经系统中经常可见。

5.3.4 生理系统关联性认识缺乏

目前，人们尚未完全掌握体内各生理系统之间的相互关系，这导致由某一生理量的改变引起的其他生理量的变化难以得到完整的解释，也就无法准确地掌握和调整变量。因此，在许多医学研究中，医生允许生理参数具有较大范围的测量容差。为了更好地了解各种生理量之间的相互关系，在航天系统中也允许使用间接测量方法代替无法直接测量的情况，这有助于工程技术人员更好地将仪器与生理学系统结合起来。

5.3.5 传感器测量缺陷

对人体参数进行测量时，任何类型的传感器都能对任何形式的测量产生不同程度的影响，而在活体系统中，这样的影响将更大。特别是在很多情况下，传感器的存在会显著改变被测生理量的读数。例如，放在血流中的传感器将会局部堵塞血管，并改变系统的压力流量特性。同样，如果要测量细胞内的电化学电位，就需要使用针形电极刺入细胞，这样的穿刺如果不慎完成，可能会损伤细胞甚至致其死亡。细胞损伤或死亡后就不再具有正常功能。此外，在某一系统中测量使用的传感器也会影响另外系统的改变。例如，在评估血液循环时，冷却局部皮肤引起的反馈机制会改变血液的循环模式。另外，测量的生理学效应也会影响所得到的结果，长期测量血压的记录表明，具有正常血压的人，如果在医生办公室进行血压测量，其读数相较于平时会有部分提高，这属于一部分人的恐惧反应。所以在设计测量系统时，应力求将测量装置对病人的影响降至最小。最后，很多生理变量在体内可用的能量有限，所以应注意避免测量系统给被测量的信号源造成过大的负载。

5.3.6 电生理参数伪迹

在生物学和医学研究中，被测信号以外的任何成分都被称为伪迹，这包括测量仪器内所产生的噪声、电器干扰（包括 50 Hz）、串音和其他在信号中所有不应出现波动的物理量。在活体测量中，伪迹的出现主要来自人体的移动。很多传感器对移动很敏感，往往导致输出信号发生变化。这些变化有时难以将其与被测量区分开来，使得有用信息和干扰混淆。如果采用麻醉来避免移动产生的痕迹，又可能导致在系统中出现新的无用的变化。

5.3.7 干扰信号的复杂性

许多活体系统的生理变量进行测量时都需要依赖外部的能量引入测量系统中。例如，阻抗法测量时，就需要使高频电流通过组织和被测血液，电流通过组织时会产生热量，在多数情况下，这部分能量的引入对于被测量不会引致显著的影响；但是在处理活体细胞时，就必须注意能量过于集中的情况，因为它极有可能会破坏细胞而影响测量。所以，电流流经人体组织产生的热量对于不同研究对象而言有着不同影响，是一个必须加以考虑和限制的因素。同理，在一些成像过程中，X射线的剂量、超声功率的剂量等也是必须加以考虑和限制的因素。

5.3.8 测量过程安全性

在进行人体生理变量测量时，首要考虑是不能干扰人体的正常功能或对生命造成威胁。此外，还需要确保操作者在执行测量过程中的安全。因此，在设计或研制任何医学仪器系统时，都必须特别关注病人和操作者的安全。同时，在进行测量时，除非是为了拯救病人生命且无法避免的情况下，也应尽量避免引起病人的疼痛损伤或不舒服感。此外，在航空航天环境下使用的测量系统还要添加更多的条件限制，如必须工作可靠、便于操作以及经得起滥用和耐化学物质腐蚀等。

5.4 航天医学大数据的整合分析

将医学数据转化为有意义的信息是至关重要的，但这需要具备高质量数据集、无缝通信的跨IT（信息技术）系统以及可由人和机器处理的标准数据格式。然而，从目前的标准来看，大部分医疗数据实际上并不具备这些特征，它们被孤立在不兼容的系统中，难以交换、处理和解释。当前医疗领域看起来更像是大量互不关联的小数据，而不是真正意义上的大数据。对于推动医疗创新的数据驱动技术而言，这并非最理想的条件。

要充分发挥数字医学的潜力，需要建立快速、可靠和安全的数据接口，制定国际标准化的数据交换规范，并明确定义医学术语以促进医疗信息的交流。简言之，航天医学大数据需要具备良好的互操作性。尽管交互性医学 IT 系统的重要性日益被认识到，但医学研究人员对此的认识仍相对较低，与人工智能、大数据或移动技术等被视为数字医学创新主要驱动因素的情况相比，医学数据的交互性进展较为缓慢。然而，具备良好交互性的医学数据是实现大多数航天医学设想的先决条件。

5.4.1 交互性

交互性可以广范地定义为两个或多个系统或组件交换信息和使用已交换的信息的能力。大多数定义进一步区分了不同的组件、层或互操作性级别。尽管这些组件在不同的定义之间可能略有不同，但它们通常遵循较低级别的技术组件和较高级别的组织组件之间的区别。

技术交互性为系统之间基本的数据交换能力提供了保障，如将数据从 USB（通用串行总线）移动到计算机。这需要数据传输的通信通道和协议。有了今天的数字网络和通信协议，实现技术互操作性通常相对简单。然而，仅仅将数据从 A 移动到 B 是不够的。为了处理数据并提取有意义的信息，还需要语法和语义的操作性。

语法交互需要指定数据的格式和结构，如 XML 文档。健康数据的结构化交换由国际标准开发组织支持，如 Health Level Seven International（HL7）或 Integrating the Healthcare Enterprise（IHE），这些组织制定了健康信息标准及其在系统中的使用。健康数据通信的一个新兴标准是 HL7' Fast Healthcare Interoperability Resources（FHIR），它定义了大约 140 个常见的医疗保健概念即可以使用现代 Web 技术访问和交换 FHIR 资源，这越来越多地被医疗行业采用，因为它适合于在不同信息系统上运行。另一个旨在改进健康数据的结构化交换的倡议是 openEHR。openEHR 允许医学专业人员和医学 IT 专家使用基于底层参考模型的原型（临床概念）定义临床内容。openEHR 包括一种可移植的查询语言——原型查询语言（Archetype Querying Language，AQL），以及用于定义和发布原型的工具。

虽然 FHIR 和 openEHR 等标准已经定义了健康数据的基本语义，但语义交互实际上是涉及了医学术语的命名和定义领域。它们确保医学概念的含义跨系统共享，并提供了一种数字通用语，一种理想情况下全世界的人类和机器都能理解的医学术语的通用语言。有超过34万个医学概念的术语SNOMED CT似乎特别适合作为一种通用语言，用于推进医学和医疗保健领域的语义交互。它还可以由更特定领域的术语进行补充，例如实验室观察的逻辑观察标识符名称和代码（Logical Observation Identifiers Names and Codes，LOINC）、药物的药品标识符（Identification of Medicinal Products，IDMP）、HUCO基因命名委员会（HCN）对基因的命名或人类表型本体（Human Phenotype Ontology，HPO）对表型异常的命名。结合以上讨论的标准，使用这些术语可以确保健康数据具有清晰的结构和明确的语义。

组织交互位于最高层次，涉及组织、立法和策略。跨医疗系统交换数据本身并不是目的，但最终应该帮助医疗保健专业人员更有效地工作并改善患者的健康。这需要通用的业务流程和工作流程，以跨机构无缝提供医疗保健服务。由于医疗保健领域的不同利益相关者有着不同的利益（这些利益并不总是以最大化交互为目标），因此需要制定激励交互数据交换的策略，并在必要时通过法律法规来实施交互。不幸的是，当今的数字医疗基础设施使得跨IT系统的大规模数据处理仍然存在许多困难。当前的医疗系统使用各种各样的数据格式、自定义规范和不明确的语义。存储越来越多的非结构化数据的趋势，如非关系数据库和所谓的"数据湖"，加剧了这种情况。尽管这些非结构化数据比现有数据要好，而且现代算法甚至可以从难以处理的非结构化数据中部分提取有用的信息。因此，在分析之前通常需要耗时的数据清理和预处理程序。此外，在非结构化、非标准化数据上运行算法可能会引入错误，从而扭曲分析结果。例如，用于从非结构化文本中识别糖尿病患者的人工智能算法可能会错误地选择有糖尿病家族史的患者而不是真正的糖尿病患者（更不用说容易混淆的不同类型和糖尿病亚组）。这样的错误很难在大型数据集中发现，因为数据的绝对数量使预测、检测和纠正所有可能的错误变得困难。这可能会引入系统性偏差，损害分析结果的有效性，并最终破坏对数字健康技术的信任。考虑到人工神经网络和深度学习算法的兴起，这个问题变得更加重要。虽然这些算法可以越来越多地与人类专家竞争（甚至胜过），但驱动其决策的机制通常隐藏在网络中。由于这些方法基本上是人类用户的黑盒，因此它们的计算必须有一个坚实的基础。这要求数据具有清晰的结构和明确的语义。否则，现代人工智能算法可能弊大于利，不是因为它们的计算是错误的，而是因为它们依赖有问题的输入。

一般来说，如果医学数据的结构符合国际标准，数据就更容易分析，数据清理和预处理所需的工作也会减少。这可以加快研究过程，也使分析脚本的开发更加灵活：如果研究人员和数据科学家知道数据将符合特定的格式与语义，分析不再需要通过直接访问数据来编码。相反，分析可以远程开发，然后转移到数据站点来计算结果。这可以解锁在其他情况下不获取的数据源。它还可以提高研究质量，因为分析可以由世界各地的专家编程，而不仅仅是那些直接接触数据的人（以及那些碰巧知道他们的数据的人）。可交互数据可以确保分析跨许多不同的数据源进行，包括来自不同机构或国家的数据。这使对需要跨不同机构汇集的领域稀疏数据进行研究成为可能。总之，互操作性可以产生新的医学见解，使更有效地分析现有数据源成为可能。这可以推进医学转化，并将研究发现迅速从实验室转移到临床研究中。在更大的范围内，它可以推动医学中的循证实践，并加速将其落实到公共卫生政策中。

可交互标准术语使医学数据可以在不同系统、机构和国家之间进行交换和比较。这对跨机构和国际合作有明显好处。如前所述，当数据稀缺或需要非常大的数据集时，如在罕见疾病研究、精确医学或药物开发中，跨不同 IT 系统交换健康数据尤其重要。例如，在罕见疾病的情况下，患者的数量往往非常少，甚至大型卫生机构可能只能接触到特定疾病的少数几个病例（有时只有一个患者）。因此，为了更好地了解这些疾病并改善诊断和治疗，各机构之间的数据交换至关重要。诸如美国的 Undiagnosed Diseases Network（UDN）、欧洲的 European Reference Networks（ERNs）等。国家和国际网络已经致力于改善治疗罕见疾病的临床医生之间的合作。采用标准数据格式和术语，有助于协调国际努力，优化这一领域的研究。

重要的是，互操作的医疗 IT 系统不仅促进了数据的交换，而且促进了算法、应用程序和技术的交换。如果各组织将其数据标准化，就可以向全世界的患者和医生提供为这些标准化数据开发的尖端健康应用程序。智能手机和移动应用程序的广泛使用可以促进数字卫生技术的传播。这可以帮助医学民主化，使卫生技术在全球范围内可获得,并改善世界贫困地区的卫生保健。可交互健康数据有助于实现人工智能和大数据的全部潜力,提高医疗信息的交流,使医学研究更高效,促进国际合作。由于互操作性需要医疗保健专业人员、研究人员、IT专家、数据工程师和政治家的协作努力,因此将互操作性作为医学和医疗保健领域的一个突出主题很重要。最终,改进互操作性的努力将带来巨大的好处:有了国际标准和医学术语,互操作性可以为互联的数字卫生基础设施铺平道路,从而克服个人、组织和国家之间的障碍。这将使数字医疗数据转化为有意义的信息成为可能,并改善全世界患者的健康和福祉。

5.4.2 易操作性

航天医学大数据是一个跨学科的研究领域,其中一个主要的障碍便是来自不同专业学术领域的研究人员相互之间缺乏一种共同的沟通方式。大数据项目要求生命科学研究人员要么学习如何使用命令行工具,要么将数据分析外包给计算专家。

积极参与分析生命科学研究人员产生的数据是推进生物科学跨学科研究的必要条件。然而,生物学家和医学研究人员往往缺乏专业的计算技术培训。为了解决这一问题,一些平台已经被开发出来,旨在支持生物医学研究人员从 UNIX 命令行过渡到使用图形用户界面(GUI)(如 Microsoft Excel),以使他们能够更快速地开展大数据分析。开发成套完整的 GUI 分析平台,使具有有限计算背景的研究人员能够轻松创建、运行完成分析,并避免在这一过程中遇到的各种问题。尽管这些界面对计算背景有限的研究人员有用,但与高性能计算相比,这些界面的计算能力有限,可能不适合分析从一些大规模临床队列生成的大组学数据。

另外,生物医学研究人员也可以将大规模数据分析委托给生物信息学核心。然而,外包分析也会面临很多问题。对大组学数据在分析过程中免不了遇到一些难以预测的复杂的问题。在这种情况下,生命科学和生物医学研究人员如果得到充分培训并继续参与分析工作,就可以优化分析工作。另外,随着研究的深入,项目的内容很容易从最初的提议移至其他的方向。

高通量技术已经彻底改变了生物医学领域的培训、研究和教育的格局。这些技术在大规模临床队列中产生的大数据,有可能使研究人员将复杂的疾病与相关的组学特征联系起来。随着我们对科学验证的疾病-特征匹配认识的增加，新的诊断和治疗工具也应运而生。然而，大数据的分析需要使用复杂的生物信息学算法，这些算法通常打包为命令行驱动的软件工具。想要使用这些工具的研究人员必须具备特定的计算技能，而这些技能在传统生命科学课程中并不包含。

随着生物和医学领域大组学数据集的规模和复杂性不断扩大，研究人员面临着花费大量时间获取关键计算技能或将分析外包给专业人员的困境。计算训练模型为个体研究人员和科学界都提供了好处。生命科学和生物医学研究人员通过学习在命令行环境下进行分析，获得了具有竞争力的技能。如今，由组学数据生成的文件太大，无法在个人电脑上打开。这些计算研究新手通常必须使用命令行工具在高性能计算集群上执行分析。在此过程中，研究人员会熟悉编程和基本的系统管理任务，这些宝贵的技能可以用来促进研究项目。

第6章
展　　望

　　人工智能是大数据时代的新兴工具，且被认为是医疗保健和生命科学领域"未来"工具的关键方面。人工智能和大数据的结合可用于决策、数据分析和结果预测。就在最近，人工智能和空间技术的进步令人鼓舞。迄今为止，人工智能已被航天员用于太空探索。然而，我们可能只是触及了人工智能潜力的表面。在医学研究领域，人工智能技术可用于增强远程医疗服务、提高预测准确性和减少健康风险，以及提高诊断和介入任务的绩效。

6.1　分子方面

　　由于航天环境的复杂性和稀有性，可以获得的航天生物医学样品较少。以现有水平的航天技术，开展类似地面常规的生物化学与分子生物学研究极为困难。虽然人们已经建立了一系列地面模拟装置和方法用于模拟太空环境的部分要素，开展分子生物学研究，但这些方法仍然不能完全模拟复杂太空环境对生物体造成的分子水平变化，仅能从模拟环境的角度为太空环境的分子生物学效应提供一定的参考。

　　面对珍贵且稀有的航天医学样本，生命组学在航天医学的分子生物学水平研究中发挥着重要的作用。不同于传统生化与分子生物学手段仅能针对个别基因和蛋白质进行功能研究，多组学技术可以全景全息地揭示太空环境对生物体造成的基因、转录、蛋白和代谢水平变化，对于筛选反映太空环境下人体健康程度的生物标志物具有不可或缺的意义。利用生命组学技术研究太空环境的分子生物学效应，不仅有助于了解复杂太空环境下各种生命活动调节的机制，也可以为长期载人飞行任务中航天员的健康监测提供基础性研究参考。

然而需要注意的是，受到样品情况、技术状态以及不同研究者的习惯的影响，生命组学所产生的大数据同样会对航天医学研究造成一定的困扰，且无法独立判断生物学过程的上下游分子，对于生物学机制无法进行深入研究。组学鉴定到的关键基因和蛋白质，仍然需要进行后续实验验证才能够证实其功能。因此，组学研究并不是终点，仍然需要更多有效的新的研究技术用于航天医学的分子水平研究。

生命功能最重要的承担者蛋白质，在太空中可能会出现有别于地面的结构或功能变化，因此可以基于已有的太空环境下蛋白质结构和功能研究数据，开发用于预测太空环境下蛋白质结构变化的类 AlphaFold 机器学习模型，通过蛋白质结构进一步推测可能的蛋白质相互作用或蛋白质功能，辅助关键生物大分子功能和生物学机制的深入研究。甚至在未来可以整合已有研究成果，尝试利用人工智能对生物学过程进行数字化仿真，定量描述生物体面对复杂太空环境的应激与稳态调节，构建"数字生命"，这对于降低航天医学研究成本、提高实验研究效率，实现单一生物个体的个性化诊疗，具有重要的意义。

6.2 生理生化

航天任务期间，航天员面临着严酷的环境条件，如微重力、辐射等，这些条件可能对其生理功能和健康状况产生影响。通过收集大量的生理监测数据，如心电图、脑电图、血压、呼吸等，结合大数据技术进行分析，可以实时监测航天员的生理状态，并评估其健康状况。

太空环境对人体的生理适应性有着独特的影响，如骨密度减小、肌肉萎缩等。通过大数据技术分析长期太空任务中收集的生理监测数据，可以深入了解人体在太空环境中的生理适应过程，为未来的太空探索提供重要参考。

生理生化参数在评估健康状态和疾病风险方面具有重要意义。航天任务中可以收集大量的生物标志物数据，如血液中的蛋白质、代谢产物等。通过大数据技术分析这些数据，可以发现与太空环境相关的生物标志物，为预防和治疗太空旅行中可能出现的健康问题提供依据。

大数据技术可以帮助建立航天员的个性化健康管理模型。通过分析航天员的生理生化数据、基因组数据以及环境因素等多方面信息，可以为他们量身定制个性化的营养方案、运动训练计划等，提高其在太空环境中的适应性和健康水平；同时，可以帮助识别航天员可能面临的健康风险和潜在疾病。通过分析大量的生理生化数据，可以及早发现健康问题的迹象，并采取相应的预防和治疗措施，保障航天员的健康和安全。随着人类计划在月球和火星等地开展长期探索任务，了解人体在长期太空环境中的生理生化变化至关重要。通过收集并分析大量的生理生化数据，可以识别潜在的健康风险和适应变化，并为未来长期太空任务的规划和执行提供科学依据。

此外，航天医学大数据技术还有望为地面医学领域提供重要的启示。通过比较太空环境下的生理生化数据与地面实验数据，可以深入了解人体在不同环境条件下的生理机制和适应规律，从而为地面医学研究提供新的视角和思路，推动医学科学的发展。

6.3 医学影像技术前景

医学影像技术在临床诊断、疾病监测和治疗方案制订中发挥着至关重要的作用。随着科学技术的不断进步和医学领域的不断创新，医学影像技术也将迎来更为广阔的发展前景，未来可能的潜在发展方向主要有以下六个方面。

1. 技术创新和进步

医学影像技术的发展离不开技术创新和进步。随着科学仪器和成像设备的不断更新，医学影像技术将不断提升其分辨率、灵敏度和速度。新一代的 MRI、CT 和 PET 设备将具备更高的成像质量和更快的扫描速度，为医生提供更准确、更可靠的影像数据。

2. 多模态影像融合

未来的医学影像技术将越来越注重多模态影像融合。通过将不同类型的影像数据相结合，如 MRI、CT、PET 等，可以获得更全面、更准确的信息。多模态影像融合技术将帮助医生更全面地了解患者的病情，提高诊断的准确性和效率。

3. 人工智能和机器学习

通过大数据和深度学习算法，利用人工智能和机器学习技术对医学影像数据进行智能分析和诊断。在太空环境中，医学影像技术可以用于监测航天员的心率、呼吸率、血压等生理参数，以及检测任何潜在的健康问题。结合人工智能和机器学习技术，可以开发自动诊断系统，对医学影像数据进行智能分析和诊断。

4. 个性化医疗

通过对患者的个体特征和病情进行全面、精准的分析，可以制订针对性的治疗方案，结合进一步发展的医学影像学技术提升治疗效果和患者生存率。个性化医疗将成为未来医学影像技术的重要应用方向之一。

5. 远程医疗服务

随着信息通信技术的不断发展，远程医疗服务将成为未来医学影像技术的重要应用方向。在长期太空任务中，航天员可能会遇到各种健康问题，包括创伤、疾病和急性病情。利用医学影像技术，地面医生可以远程监测航天员的健康状况，并进行远程诊断和治疗支持，在必要时，甚至可以通过远程手术支持系统，进行远程手术治疗。

6. 与航天医学的结合

在航天医学领域，医学影像技术的发展将发挥重要作用。在长期太空任务中，航天员可能面临着各种健康问题，如骨骼肌肉萎缩、神经系统变化等。医学影像技术可以帮助监测航天员的健康状况，及时发现并诊断潜在的健康问题。

此外，医学影像技术还可以用于航天员的营养监测和代谢研究。通过对航天员的体内结构和功能进行全面、准确的分析，可以更好地了解航天员在太空环境中的生理变化和适应能力。

6.4 大数据分析技术

随着信息技术的飞速发展，大数据分析技术已经在各领域中得到广泛应用。作为一种能够处理海量数据并从中提取有价值信息的强大工具，大数据分析技术正在深刻改变着我们的生活方式和工作模式。特别是在医疗领域，结合大数据分析技术实现的临床辅助决策、药物研发和健康管理等应用已取得了显著成果。

航天医学作为医学领域的一个特殊分支,面临着诸多独特的挑战。例如,长期太空飞行会导致航天员出现一系列生理和心理变化,如骨质疏松、肌肉萎缩、心血管功能减退、免疫功能下降等;太空环境也会对人体产生复杂影响,使得传统的医学诊断与治疗方法难以直接应用;在微重力环境下,人体的骨骼、肌肉和循环系统都会发生显著变化,这要求必须对航天员的健康状况进行持续、精确的监测;太空环境中的疾病诊断与治疗也面临着如缺乏有效的诊断手段、药物供应受限等诸多难题;此外,由于太空环境的封闭性和特殊性,一旦有疾病暴发,其传播速度和影响范围都可能远超地面。因此,如何借助现代科技手段提升航天医学水平,保障航天员的身心健康,成为航天医学领域亟待解决的问题。

大数据分析技术的出现为航天医学的发展提供了新的契机。通过收集和分析航天员在太空飞行过程中的生理、心理数据,以及太空环境中的各种医学数据,我们可以更加深入地了解太空飞行对人体健康的影响,并及时发现潜在的健康问题,进而制定出更加科学的健康监测和预防策略。同时,大数据分析技术还可以应用于药物研发领域,通过分析药物在太空环境下的作用机制和效果,为航天员提供更加安全有效的药物治疗方案。

未来,大数据分析技术在航天医学领域的应用将更加深入和广泛。一方面,随着数据收集和分析技术的不断进步,我们将能够获取更多、更准确的航天医学数据,为深入研究提供有力支持。另一方面,随着人工智能、机器学习等技术的不断发展,大数据分析在航天医学中的应用将更加智能化和自动化,为航天员的健康保障提供更加高效、精准的服务。

然而,我们也必须清醒地认识到,大数据分析技术在航天医学中的应用还面临着诸多挑战和困难。例如,如何确保数据的准确性和可靠性、如何保护航天员的隐私、如何防止数据泄露等问题都需要我们认真思考和解决。首先,数据来源的多样性和复杂性是一大难题。航天医学涉及的数据类型众多,包括生理数据、心理数据、遗传信息、环境数据等,这些数据的收集、整合和分析都需要高度专业化的技术和方法。同时,由于航天环境的特殊性,数据的质量和准确性也面临着巨大的挑战,任何微小的误差都可能影响到最终的分析结果。其次,数据的安全性和隐私保护问题也不容忽视。航天医学数据往往涉及航天员的个人隐私和敏感信息,如何在保障数据安全的前提下进行有效的数据分析和应用,是大数据分析技术需要解决的重要问题。同时,随着数据量的不断增加,数据存储和处理的成本也在不断提高,这对航天医学的发展也构成了一定的压力。此外,技术标准和规范的不统一也是大数据分析在航天医学中应用的障碍之一。由于缺乏统一的数据标准和处理规范,不同机构和研究团队之间的数据共享和交流变得困难,这不仅影响了数据分析的效率和准确性,也制约了航天医学领域的整体发展。最后,人才缺乏也是大数据分析在航天医学中应用面临的一大挑战。目前,既懂航天医学又懂大数据分析的专业人才非常稀缺,这导致很多有价值的数据无法得到有效的分析和应用。

针对大数据分析技术在航天医学应用中面临的诸多挑战和困难,以下是一些可能的解决措施。

(1) 优化数据收集与整合技术。为了解决数据来源多样性和复杂性的问题,可以进一步研发和优化数据收集与整合技术,确保各类数据准确、高效地收集并整合到一个统一的分析平台中。同时,应建立严格的数据质量控制机制,确保数据的准确性和可靠性。

(2) 加强数据安全和隐私保护。对于数据安全和隐私保护问题,应建立完善的数据加密和访问控制机制,确保只有授权人员访问相关数据。同时,增强数据备份和灾难恢复能力,以防止数据丢失或损坏。此外,还可以通过法律法规的制定和执行,对涉及个人隐私的数据进行严格的监管和保护。

(3) 统一技术标准和规范。为了解决技术标准和规范不统一的问题,可以推动建立航天医学领域的大数据分析技术标准和规范,促进不同机构和研究团队之间的数据共享和交流。这有助于提高数据分析的效率和准确性,推动航天医学领域的整体发展。

(4) 加强人才培养和引进。针对人才缺乏的问题,应加大对相关人才的培养和引进力度。可以通过设立专项基金、建立人才培养基地等方式,培养既懂航天医学又懂大数据分析的专业人才,为航天医学领域的发展注入新的活力。

(5) 建立合作与共享机制。加强国际的合作与交流,共同推动大数据分析技术在航天医学中的应用。通过建立合作与共享机制,可以实现数据资源的共享和优势互补,加速航天医学领域的发展进程。

航天医学是以研究特殊航天环境对人类健康的影响,保障人类在航天探索中的安全、健康和有效工作为主要目标的特种医学学科。近年来，随着高通量测序技术的发展和普及，以多组学数据为代表的生物医学大数据极大地推动了生命科学的研究。与空间环境相关的分子组学数据的出现，使得航天医学研究进入了多组学时代。多组学分析为系统解析空间环境影响人体健康的分子机制、风险评估及药物研发提供了新的研究思路和方法。

在航天医学领域，多组学大数据的应用变得日益重要。多组学数据的整合和分析不仅为基础研究及临床应用提供可供参考的数据信息，还可以为人们提供更为广阔的视野，加深人们对生物现象及疾病发生发展的全面认知。通过从大数据集中提取有价值的信息，多组学分析可以帮助科研人员更深入地理解生物系统的完整状态、预测生物组分和分析其功能等。

多组学分析涉及基因组学、转录组学、蛋白质组学、代谢组学等多个层面的数据整合与分析，这些数据不仅数量庞大，而且类型多样，包括文本、图像、序列等。大数据的引入为多组学分析提供了强大的数据处理和分析能力，使研究人员能够更全面地理解生物系统的复杂性和动态性。首先，大数据的容量特性能够满足多组学分析对数据量的需求。随着技术的进步，现在的研究能够产生越来越多的数据，而大数据技术能够有效地存储和管理这些数据，为多组学分析提供充足的数据资源。其次，大数据的多样性特性使多组学分析能够整合多种类型的数据。不同类型的数据可以提供不同的信息，而将这些信息综合起来可以得到更全面、更准确的分析结果。此外，大数据的分析技术也为多组学分析提供了强大的支持。通过机器学习、深度学习等算法，大数据分析技术可以对多组学数据进行深度挖掘和分析，发现数据之间的关联和规律，揭示生物现象的内在机制。多组学分析需要大数据的支持，大数据的容量、多样性和分析技术为多组学分析提供了有力的保障，共同推动生物医学研究的深入发展。

但是多组学大数据的分析也面临着诸多方面的挑战。首先，数据整合与标准化是一个显著的问题。由于多组学数据来自不同的组学层次，如基因组学、转录组学、蛋白质组学等，它们的数据格式、结构和质量差异很大。因此，如何对这些数据进行有效的整合，形成完整且一致的数据集，是一个巨大的挑战。同时，标准化也是一个需要解决的问题，以确保不同数据集之间的可比性和可靠性。其次，数据的质量和噪声问题也是多组学大数据分析的难点。由于数据来源的多样性，数据可能存在不完整、冗余、错误等问题，这直接影响到分析结果的准确性和可靠性。因此，如何对数据进行有效的清洗、去噪和质量控制，是多组学大数据分析的重要任务。此外，多组学大数据的分析还需要考虑到计算能力和存储资源的限制。随着数据量的不断增加，对计算能力和存储资源的需求也在迅速增长。因此，如何设计高效的算法和工具，以处理和分析大规模的多组学数据，是一个需要解决的问题。同时，多组学大数据的分析还需要跨学科的合作。多组学大数据分析涉及生物学、医学、计算机科学等多个领域的知识，需要不同领域的专家合作才能取得突破。

针对多组学大数据分析的挑战，以下是一些可能的解决方案。

（1）数据整合与标准化。通过制定统一的数据格式和接口标准，不同来源、不同组学层次的数据能够方便地进行整合。利用现有的数据转换工具或开发新的工具，将不同格式的数据转换为统一格式，便于后续分析。

（2）建立标准化的操作流程。制定详细的数据处理和分析流程，确保每一步操作都符合标准化要求，提高数据的可比性和可靠性。

（3）数据质量与噪声处理。在数据采集、处理和分析的每个阶段都进行质量控制，确保数据的准确性和可靠性。采用先进的降噪算法：利用机器学习、深度学习等算法对数据进行降噪处理，提高数据的质量。通过统计学方法对分析结果进行验证，确保结果的可靠性。

（4）计算能力与存储资源限制。通过云计算和分布式计算技术，将大规模的数据处理和分析任务分散到多个计算节点上，提高计算效率。针对多组学大数据的特点，优化现有的算法和工具，提高数据处理和分析的速度和准确性。采用数据压缩和存储优化技术，减少数据的存储空间占用，提高存储效率。

（5）跨学科合作。组建包括生物学、医学、计算机科学等多个领域的专家在内的跨学科研究团队，共同开展多组学大数据的分析工作。通过举办学术会议、研讨会等活动，促进不同领域之间的学术交流与合作，推动多组学大数据分析的发展。

大数据分析技术对航天医学的帮助是极为显著且深远的。大数据分析技术为航天医学带来了前所未有的精准性和效率。传统的医学数据分析方法往往受限于数据量、处理速度和准确性，而大数据分析技术则能够处理海量的生理、心理和环境数据，从中提取出有价值的信息。这使航天医学人员能够更快速、更准确地了解航天员的身体状况，及时发现潜在的健康风险，为航天员的健康管理提供了强大的支持。大数据分析技术有助于航天医学的科研进步。通过对大量的航天医学数据进行深度挖掘和分析，科研人员可以发现新的生理机制、疾病预测指标以及健康管理策略。这些发现不仅有助于提升航天员的健康水平，也为航天医学领域的科研发展提供了新的思路和方向。大数据分析技术还能够帮助航天医学制定更为科学、合理的决策。在航天员选拔、任务规划、健康保障等方面，大数据分析技术能够提供有力的数据支持，使得决策更加客观、准确和有效。这有助于优化航天任务的设计和执行，提高航天员的工作效率和任务完成率。大数据分析技术有助于优化航天医学实验设计。在航天医学领域，为了研究太空环境对人体的影响，常常需要进行各种实验。大数据分析技术可以通过对实验数据进行深度挖掘和分析，发现实验中的关键变量和影响因素，为实验设计提供优化建议。这有助于减少实验成本，提高实验效率，加速航天医学领域的研究成果产出。大数据分析技术还有助于提升航天医学的应急响应能力。在太空任务中，航天员可能会面临各种突发状况，如紧急医疗事件、设备故障等。大数据分析技术可以通过对实时数据进行快速分析，为应急响应提供决策支持。这有助于及时采取有效措施，保障航天员的生命安全和任务的顺利进行。大数据分析技术还有助于促进航天医学与其他学科的交叉融合。航天医学是一个涉及生物学、医学、物理学、工程学等多个学科的综合性领域。大数据分析技术可以将不同学科的数据进行整合和分析，发现学科之间的关联和互动，推动航天医学领域的跨学科研究和创新。

总之，大数据分析技术在航天医学领域的应用具有广阔的前景和巨大的潜力。随着技术的不断进步和应用领域的不断拓展，我们有理由相信，在未来的航天探索中，大数据分析技术将发挥更加重要的作用，为航天员的健康保障提供更加全面、深入的支持，为人类探索宇宙的征程提供更坚实的健康保障。

6.5 基于多组学数据分析的飞行员选拔

在航空航天飞行领域，飞行员的选拔和训练是一个耗费大量时间和金钱成本的过程，并且对飞行员的身体素质和心理素质都有着严格的要求。通常情况下，培训的飞行员会接受多项心理研究测试来检查其抗压能力，然而这些测试并没有考虑到生理应激反应中的自然遗传变异。

随着组学技术在筛选生物标志物上的优越表现，多组学数据分析也可能应用到飞行员的选拔。基于多组学数据的飞行员选拔是一个复杂的过程，通过评估候选人的基因、代谢和蛋白特征来预测其在高空、低氧和微重力环境下的适应性。除了生理指标（如心率、血压、肺功能等）和行为特征（如心理适应性、决策能力等）外，基因组学分析可以帮助识别候选人的基因变异，这些变异可能影响其对太空环境的适应性，例如某些基因变异可能影响个体的氧气运输和利用效率，这对于在高空环境中生存至关重要。代谢组学分析可以揭示候选人的生化过程和营养状况，有助于评估个体在高空和微重力环境下的能量代谢、氧化应激和免疫反应等方面的能力。综合多组学数据分析的结果，可以建立一个预测模型来评估候选人在太空环境下的适应性，并选拔出最能适应太空环境的飞行员。

2009年，Cooksey等将蛋白质组学技术应用于筛选与心理应激相关的血清生物学指标，并用来选拔具有良好飞行能力的飞行员。经过深入研究，研究人员发现331种蛋白质在飞行能力高评分与中低评分飞行员之间存在表达差异。这些蛋白质主要涉及先天免疫、凝血功能、心血管功能和血脂代谢这四大基本生理过程。其中，先天免疫过程涉及22个血浆急相蛋白（APP）和急性期反应所必需的三种调节蛋白质：IL-1、磷脂酰肌醇-3-激酶（PI3K）和核因子-κB（NFκB）；凝血功能相关蛋白中，飞行能力中低评分的飞行员在凝血和纤溶途径上均表现出增加的趋势；心血管功能相关蛋白中，飞行能力中低评分的飞行员在β-肾上腺素能信号传导系统、一氧化氮信号和肌动蛋白细胞骨架信号通路的上调程度更高；血脂代谢相关蛋白中，中低分表现者中LXR/RXR激活途径的几种蛋白质有所增加，包括载脂蛋白A1、APOC1、APOC4、视黄醇结合蛋白4、血管紧张素原、血红素结合蛋白、铜蓝蛋白和中间α-球蛋白抑制因子H4等。这些蛋白质和通路的鉴定为未来快速量化人类的心理应激反应提供了可能，也为航空航天飞行员的选拔提供了更为可靠的依据。

参考文献

[1] VERNIKOS J. Human physiology in space [J]. Bioessays, 1996, 18 (12): 1029-1037.

[2] 孙永彦, 张紫燕, 黄晓梅, 等. 微重力环境人体健康效应研究进展 [J]. 军事医学, 2018, 42 (4): 317-320.

[3] LI J, LIU C, LI Y, et al. TMCO1-mediated Ca^{2+} leak underlies osteoblast functions via CaMKII signaling [J]. Nature communications, 2019, 10 (1): 1589.

[4] CAPRI M, CONTE M, CIURCA E, et al. Long-term human spaceflight and inflammaging: does it promote aging? [J]. Ageing research reviews, 2023, 87: 101909.

[5] 邢文娟, 邢长洋, 凌树宽, 等. 长期航天飞行心血管保护: 问题与挑战 [J]. 中国科学: 生命科学, 2022, 52 (2): 190-203.

[6] 邓子宣, 阴子维, 郝晓婷, 等. 失重/模拟失重对中枢神经系统影响的研究进展 [J]. 航天医学与医学工程, 2019 (1): 89-94.

[7] LIAO Y, ZHANG J, HUANG Z, et al. Altered baseline brain activity with 72 h of simulated microgravity-initial evidence from resting-state fMRI [J]. Plos one, 2012, 7 (12): e52558.

[8] CRUCIAN B E, CUBBAGE M L, SAMS C F. Altered cytokine production by specific human peripheral blood cell subsets immediately following space flight [J]. Journal of interferon & cytokine Research, 2000, 20 (6): 547-556.

[9] KVETNANSKY R, MACHO L, KOSKA J, et al. Effect of microgravity on plasma catecholamine responses to stressors during space flight [J]. Journal of gravitational physiology: a journal of the International Society for Gravitational Physiology, 2001, 8 (1): P129 - P130.

[10] WILSON J, OTT C, ZU BENTRUP K H, et al. Space flight alters bacterial gene expression and virulence and reveals a role for global regulator Hfq [J]. Proceedings of the National Academy of Sciences, 2007, 104 (41): 16299 - 16304.

[11] NICKERSON C A, OTT C M, MISTER S J, et al. Microgravity as a novel environmental signal affecting salmonella enterica serovar typhimurium virulence [J]. Infection and immunity, 2000, 68 (6): 3147 - 3152.

[12] PRASAD B, GRIMM D, STRAUCH S M, et al. Influence of microgravity on apoptosis in cells, tissues, and other systems in vivo and in vitro [J]. International journal of molecular sciences, 2020, 21 (24): 9373.

[13] FU S, DING Z, ZHANG Y, et al. First report of a solar energetic particle event observed by China's tianwen - 1 mission in transit to Mars [J]. The astrophysical journal letters, 2022, 934 (1): L15.

[14] DUTTA S M, HADLEY M M, PETERMAN S, et al. Quantitative proteomic analysis of the hippocampus of rats with GCR - induced spatial memory impairment [J]. Radiation research, 2018, 189 (2): 136 - 145.

[15] BRITTEN R A, JEWELL J S, DAVIS L K, et al. Changes in the hippocampal proteome associated with spatial memory impairment after exposure to low (20 cGy) doses of 1 GeV/n^{56}Fe radiation [J]. Radiation research, 2017, 187 (3): 287 - 297.

[16] KENNEDY E M, POWELL D R, LI Z, et al. Galactic cosmic radiation induces persistent epigenome alterations relevant to human lung cancer [J]. Scientific reports, 2018, 8 (1): 6709.

[17] LAIAKIS E C, SHURYAK I, DEZIEL A, et al. Effects of low dose space radiation exposures on the splenic metabolome [J]. International journal of

molecular sciences, 2021, 22 (6): 3070.

[18] MCDONALD J T, STAINFORTH R, MILLER J, et al. NASA GeneLab Platform utilized for biological response to space radiation in animal models [J]. Cancers, 2020, 12 (2): 381.

[19] MATTIMORE V, BATTISTA J R. Radioresistance of deinococcus radiodurans: functions necessary to survive ionizing radiation are also necessary to survive prolonged desiccation [J]. Journal of bacteriology, 1996, 178 (3): 633-637.

[20] DALY M J, LING O, MINTON K W. Interplasmidic recombination following irradiation of the radioresistant bacterium deinococcus radiodurans [J]. Journal of bacteriology, 1994, 176 (24): 7506-7515.

[21] ZAHRADKA K, SLADE D, BAILONE A, et al. Reassembly of shattered chromosomes in deinococcus radiodurans [J]. Nature, 2006, 443 (7111): 569-573.

[22] MALLIS M M, DEROSHIA C W. Circadian rhythms, sleep, and performance in space [J]. Aviation, space, and environmental medicine, 2005, 76 (6 Suppl): B94-B107.

[23] 郭金虎, 甘锡惠, 马欢. 空间里的时间: 微重力等环境下的生物节律研究 [J]. 空间科学学报, 2021, 41 (1): 145-157.

[24] GUNDEL A, DRESCHER J, POLYAKOV V V, et al. Quantity and quality of sleep during the record manned space flight of 438 days [J]. Human factors and aerospace safety, 2001, 1 (1): 87-98.

[25] 虞子青, 张二荃. 极端环境下的生物节律 [J]. 中国生物化学与分子生物学报, 2023, 39 (1): 1-15.

[26] HAHN P M, HOSHIZAKI T, ADEY W R. Circadian rhythms of the Macaca nemestrina monkey in Biosatellite 3 [J]. Aerospace medicine, 1971, 42 (3): 295-304.

[27] MA L, MA J, XU K. Effect of spaceflight on the circadian rhythm, lifespan and gene expression of Drosophila melanogaster [J]. Plos one, 2015, 10 (3): 0121600.

[28] FULLER C A, MURAKAMI D M, DEMARIA-PESCE V H. Entrainment of circadian rhythms in the rat by daily one hour G pulses [J]. Physiologist, 1992, 35 (1): 63-64.

[29] HIRAYAMA J, HATTORI A, TAKAHASHI A, et al. Physiological consequences of space flight, including abnormal bone metabolism, space radiation injury, and circadian clock dysregulation: implications of melatonin use and regulation as a countermeasure [J]. Journal of pineal research, 2023, 74 (1): e12834.

[30] GUO J H, GAN X H, MA H. Time in space: advances in the study of circadian rhythms under microgravity [J]. Chinese journal of space science, 2021, 41 (1): 145.

[31] PAGEL J I, CHOUKÈR A. Effects of isolation and confinement on humans-implications for manned space explorations [J]. Journal of applied physiology, 2016, 120 (12): 1449-1457.

[32] SUEDFELD P, WEISS K. Antarctica: natural laboratory and space analogue for psychological research [J]. Environment and behavior, 2000, 32 (1): 7-17.

[33] NARDINI J, HERRMANN R, RASMUSSEN J. Navy psychiatric assessment program in the antarctic [J]. American journal of psychiatry, 1962, 119 (2): 97-105.

[34] YI B, RYKOVA M, FEUERECKER M, et al. 520-d isolation and confinement simulating a flight to mars reveals heightened immune responses and alterations of leukocyte phenotype [J]. Brain, behavior, and immunity, 2014, 40: 203-210.

[35] 王跃, 陈善广, 吴斌, 等. 长期空间飞行任务中航天员出现的心理问题 [J]. 心理技术与应用, 2013 (1): 40-45.

[36] STANSFELD S A, MATHESON M P. Noise pollution: non-auditory effects on health [J]. British medical bulletin, 2003, 68: 243-257.

[37] AIZAWA N, EGGERMONT J J. Effects of noise-induced hearing loss at young age on voice onset time and gap-in-noise representations in adult cat primary auditory cortex [J]. Journal of the Association for Research in Otolaryngology,

2006, 7 (1): 71-81.

[38] TURNER J G, PARRISH J L, HUGHES L F, et al. Hearing in laboratory animals: strain differences and nonauditory effects of noise [J]. Comparative medicine, 2005, 55 (1): 12-23.

[39] ACEVEDO M B, PAUTASSI R M, SPEAR N E, et al. Age-dependent effects of stress on ethanol-induced motor activity in rats [J]. Psychopharmacology, 2013, 230 (3): 389-398.

[40] YOON S H, KIM B H, YE S K, et al. Chronic non-social stress affects depressive behaviors but not anxiety in mice [J]. The Korean journal of physiology & pharmacology, 2014, 18 (3): 263-268.

[41] KREBS H, MACHT M, WEYERS P, et al. Effects of stressful noise on eating and non-eating behavior in rats [J]. Appetite, 1996, 26 (2): 193-202.

[42] 吴迎春, 马晴. 超声波清洗空化噪声对小鼠旷场行为的影响 [J]. 咸阳师范学院学报, 2007, 4 (22): 21-23.

[43] DI G Q, ZHOU B, LI Z G, et al. Aircraft noise exposure affects rat behavior, plasma norepinephrine levels, and cell morphology of the temporal lobe [J]. Journal of Zhejiang University: Science B, 2011, 12 (12): 969-975.

[44] NAQVI F, HAIDER S, BATOOL Z, et al. Sub-chronic exposure to noise affects locomotor activity and produces anxiogenic and depressive like behavior in rats [J]. Pharmacological reports, 2012, 64 (1): 64-69.

[45] SUN Y, YU B. Capacitive biopotential measurement for electrophysiological signal acquisition: a review [J]. IEEE sensors journal, 2016, 16 (9): 2832-2853.

[46] PALACIOS S, CAIANI E G, LANDREANI F, et al. Long-term microgravity exposure increases ECG repolarization instability manifested by low-frequency oscillations of T-wave vector [J]. Frontiers in physiology, 2019, 10: 1510.

[47] KAWANO F, NOMURA T, ISHIHARA A, et al. Afferent input-associated reduction of muscle activity in microgravity environment [J]. Neuroscience, 2002, 114 (4): 1133-1138.

[48] GUILLAUD E, LECONTE V, DOAT E, et al. Sensorimotor adaptation of locomotor synergies to gravitational constraint [J]. npj microgravity, 2024, 10 (1): 5.

[49] BRINKMANN B H, BOWER M R, STENGEL K A, et al. Large-scale electrophysiology: acquisition, compression, encryption, and storage of big data [J]. Journal of neuroscience methods, 2009, 180 (1): 185-192.

[50] STEVENSON W G, SOEJIMA K. Recording techniques for clinical electrophysiology [J]. Journal of cardiovascular electrophysiology, 2005, 16 (9): 1017-1022.

[51] POPE G D. Clinical electrophysiology: electrotherapy and electrophysiologic testing [J]. Physiotherapy, 1996, 82 (6): 379.

[52] NEDIOS S, ILIODROMITIS K, KOWALEWSKI C, et al. Big data in electrophysiology [J]. Herzschrittmachertherapie & elektrophysiologie, 2022, 33 (1): 26-33.

[53] HILL J R. Providing real-time ambulatory physiological monitoring during spaceflight exploration analog science tasks [D]. West Lafayette, IN: Purdue University, 2017.

[54] 许志, 韦明, 宋晋忠, 等. 载人航天医监设备技术发展与展望 [J]. 航天医学与医学工程, 2018, 31 (2): 182-188.

[55] TAKÁCS E, BARKASZI I, CZIGLER I, et al. Persistent deterioration of visuospatial performance in spaceflight [J]. Scientific reports, 2021, 11 (1): 9590.

[56] GARRETT-BAKELMAN F E, DARSHI M, GREEN S J, et al. The NASA Twins Study: a multidimensional analysis of a year-long human spaceflight [J]. Science, 2019, 364 (6436): eaau8650.

[57] TAHARA K, SHIMODA Y, SAWAHASHI R, et al. Development of dynamic posture keeping training device for maintenance of antigravity muscles in a microgravity environment-validation of training effects based on a 2DOF kinetic model considering lumbar flexion [C] //2024 IEEE/SICE International

Symposium on System Integration (SII), 2024.

[58] 张雪林. 磁共振成像 MRI 诊断学 [M]. 北京：人民军医出版社, 2001.

[59] SLEIGH A. MRI basic principles and applications. 3rd edn, by Mark A. Brown and Richard C. Semelka. Wiley – Liss, Chichester, £ 32. 50 [J]. NMR in biomedicine, 2004, 17 (4): 209.

[60] THOMAS M A. MRI – the basics, by Ray H. Hashemi, M. D., Ph. D., and William O. Bradley, Jr., M. D., Ph. D [J]. Medical physics, 1997, 24 (11): 1803.

[61] 马利瑞安. CT 成像：基本原理、伪影与误区 [M]. 王骏, 刘小艳, 李秀娟, 译. 周桔, 刘丹木, 主审. 天津：天津科技翻译出版有限公司, 2015.

[62] 姚旭峰, 李占峰. 医用 CT 技术及设备 [M]. 上海：复旦大学出版社, 2018.

[63] SEERAM E. Computed tomography: physical principles and recent technical advances [J]. Journal of medical imaging and radiation sciences, 2010, 41 (2): 87 – 109.

[64] DEL VECCHIO S, ZANNETTI A, FONTI R, et. al. PET/CT in cancer research: from preclinical to clinical applications [J]. Contrast media & molecular imaging, 2010, 5 (4): 190 – 200.

[65] 容丹辉. PET 设备原理、特点及技术进展 [J]. 医疗装备, 2007, 20 (8): 23 – 24.

[66] BOCKISCH A, BEYER T, ANTOCH G, et al. Grundlagen und klinischer Nutzen von PET – CT [Principles of PET/CT and clinical application] [J]. Radiologe, 2004, 44 (11): 1045 – 1054.

[67] ZHANG Y, WANG L, CHEN L, et al. Treatment of municipal solid waste incineration fly ash: state – of – the – art technologies and future perspectives [J]. Journal of hazardous materials, 2021, 411: 125132.

[68] JONKMAN J, BROWN C M, WRIGHT G D, et al. Tutorial: guidance for quantitative confocal microscopy [J]. Nature protocols, 2020, 15 (5): 1585 – 1611.

[69] FENG G, ZHANG G Q, DING D. Design of superior phototheranostic agents guided by Jablonski diagrams [J]. Chemical society reviews, 2020, 49 (22): 8179-8234.

[70] 张若瑶. 原位成像/追踪线粒体以及原位成像质膜超微结构的长烷基链型活细胞荧光探针的研制 [D]. 济南: 山东大学, 2018.

[71] PAWLICKI M, COLLINS H A, DENNING R G, et al. Two-photon absorption and the design of two-photon dyes [J]. Angewandte chemie, 2009, 48 (18): 3244-3266.

[72] SMITH I O, REN F, BAUMANN M J, et al. Confocal laser scanning microscopy as a tool for imaging cancellous bone [J]. Journal of biomedical materials research part B: applied biomaterials, 2006, 79 (1): 185-192.

[73] ALBERT N L, WELLER M, SUCHORSKA B, et al. Response assessment in Neuro-Oncology Working Group and European Association for Neuro-Oncology recommendations for the clinical use of PET imaging in gliomas [J]. Neuro-oncology, 2016, 18 (9): 1199-1208.

[74] LI Y, LIU T, LIU H, et al. Self-assembly of intramolecular charge-transfer compounds into functional molecular systems [J]. Accounts of chemical research, 2014, 47 (4): 1186-1198.

[75] TU T H, CHEN Y T, CHEN Y A, et al. The cyclic hydrogen-bonded 6-Azaindole trimer and its prominent excited-state triple-proton-transfer reaction [J]. Angewandte chemie, 2018, 57 (18): 5020-5024.

[76] CAI X, LIU B. Aggregation-induced emission: recent advances in materials and biomedical applications [J]. Angewandte chemie, 2020, 59 (25): 9868-9886.

[77] XU H, PENG C, CHEN X T, et al. Chemokine receptor CXCR4 activates the RhoA/ROCK2 pathway in spinal neurons that induces bone cancer pain [J]. Molecular pain, 2020, 16: 1-13.

[78] CHAUDHURI O. Viscoelastic hydrogels for 3D cell culture [J]. Biomaterials science, 2017, 5 (8): 1480-1490.

[79] CHAUDHURI O, COOPER-WHITE J, JANMEY P A, et al. Effects of extracellular matrix viscoelasticity on cellular behaviour [J]. Nature, 2020, 584 (7822): 535-546.

[80] DENIS K B, CABE J I, DANIELSSON B E, et al. The LINC complex is required for endothelial cell adhesion and adaptation to shear stress and cyclic stretch [J]. Molecular biology of the cell, 2021, 32 (18): 1654-1663.

[81] GOLDSTEIN R E. Green algae as model organisms for biological fluid dynamics [J]. Annual review of fluid mechanics, 2015, 47: 343-375.

[82] HAN P, FRITH J E, GOMEZ G A, et al. Five Piconewtons: the difference between osteogenic and adipogenic fate choice in human mesenchymal stem cells [J]. ACS nano, 2019, 13 (10): 11129-11143.

[83] HARTMANN B, FLEISCHHAUER L, NICOLAU M, et al. Profiling native pulmonary basement membrane stiffness using atomic force microscopy [J]. Nature protocols, 2024, 19 (5): 1498-1528.

[84] JAIN N, VOGEL V. Spatial confinement downsizes the inflammatory response of macrophages [J]. Nature materials, 2018, 17 (12): 1134-1144.

[85] KIM Y K, CHU S H, HSIEH J Y, et al. Incorporation of a ligand peptide for immune inhibitory receptor LAIR-1 on biomaterial surfaces inhibits macrophage inflammatory responses [J]. Advanced healthcare materials, 2017, 6 (24): 1700707.

[86] MELI V S, ROWLEY A T, VEERASUBRAMANIAN P K, et al. Modulation of stiffness-dependent macrophage inflammatory responses by collagen deposition [J]. ACS biomaterials science & engineering, 2024, 10 (4): 2212-2223.

[87] PANCIERA T, AZZOLIN L, CORDENONSI M, et al. Mechanobiology of YAP and TAZ in physiology and disease [J]. Nature reviews molecular cell biology, 2017, 18 (12): 758-770.

[88] PETERSEN A, PRINC A, KORUS G, et al. A biomaterial with a channel-like pore architecture induces endochondral healing of bone defects [J]. Nature

communications, 2018, 9 (1): 4430.

[89] RIANNA C, RADMACHER M. Influence of microenvironment topography and stiffness on the mechanics and motility of normal and cancer renal cells [J]. Nanoscale, 2017, 9 (31): 11222-11230.

[90] SAKAMOTO N, ITO K, II S, et al. A homeostatic role of nucleus-actin filament coupling in the regulation of cellular traction forces in fibroblasts [J]. Biomechanics and modeling in mechanobiology, 2024, 23 (4): 1289-1298.

[91] TOUROVSKAIA A, FAUVER M, KRAMER G, et al. Tissue-engineered microenvironment systems for modeling human vasculature [J]. Experimental biology and medicine, 2014, 239 (9): 1264-1271.

[92] VIJI BABU P K, RIANNA C, MIRASTSCHIJSKI U, et al. Nano-mechanical mapping of interdependent cell and ECM mechanics by AFM force spectroscopy [J]. Scientific reports, 2019, 9 (1): 12317.

[93] VINING K H, MOONEY D J. Mechanical forces direct stem cell behaviour in development and regeneration [J]. Nature reviews molecular cell biology, 2017, 18 (12): 728-742.

[94] VO Q, CARLSON K A, CHIKNAS P M, et al. On-chip reconstitution of uniformly shear-sensing 3D matrix-embedded multicellular blood microvessel [J]. Advanced functional materials, 2024, 34 (10): 2304630.

[95] WEIß M S, TRAPANI G, LONG H, et al. Matrix resistance toward proteolytic cleavage controls contractility-dependent migration modes during angiogenic sprouting [J]. Advanced Science, 2024, 11 (19): e2305947.

[96] BUXTON B, HAYWARD V, PEARSON I, et al. Big data: the next Google. Interview by Duncan Graham-Rowe [J]. Nature, 2008, 455 (7209): 8-9.

[97] Science Staff. Dealing with data. Challenges and opportunities. Introduction [J]. Science, 2011, 331 (6018): 692-693.

[98] MANYIKA J, CHUI M, BROWN B, et al. Big data: the next frontier for innovation, competition, and productivity [M]. New York: McKinsey Global Institute, 2011.

[99] REA G, CRISTOFARO F, PANI G, et al. Microgravity-driven remodeling of the proteome reveals insights into molecular mechanisms and signal networks involved in response to the space flight environment [J]. Journal of proteomics, 2016, 137: 3-18.

[100] NICHOLS H L, ZHANG N, WEN X. Proteomics and genomics of microgravity [J]. Physiological genomics, 2006, 26 (3): 163-171.

[101] DA SILVEIRA W A, FAZELINIA H, ROSENTHAL S B, et al. Comprehensive multi-omics analysis reveals mitochondrial stress as a central biological hub for spaceflight impact [J]. Cell, 2020, 183 (5): 1185-1201.

[102] FEGER B J, THOMPSON J W, DUBOIS L G, et al. Microgravity induces proteomics changes involved in endoplasmic reticulum stress and mitochondrial protection [J]. Scientific reports, 2016, 6: 34091.

[103] SARKAR P, SARKAR S, RAMESH V, et al. Proteomic analysis of mice hippocampus in simulated microgravity environment [J]. Journal of proteome research, 2006, 5 (3): 548-553.

[104] FENG L, YUE X F, CHEN Y X, et al. LC/MS-based metabolomics strategy to assess the amelioration effects of ginseng total saponins on memory deficiency induced by simulated microgravity [J]. Journal of pharmaceutical and biomedical analysis, 2016, 125: 329-338.

[105] XU T, LU C, FENG L, et al. Liquid chromatography-mass spectrometry-based urinary metabolomics study on a rat model of simulated microgravity-induced depression [J]. Journal of pharmaceutical and biomedical analysis, 2019, 165: 31-40.

[106] DOR Y, CEDAR H. Principles of DNA methylation and their implications for biology and medicine [J]. Lancet, 2018, 392 (10149): 777-786.

[107] OGRYZKO V V. Erwin Schroedinger, Francis Crick and epigenetic stability [J]. Biology direct, 2008, 3: 15.

[108] NOTTKE A, COLAIÁCOVO M P, SHI Y. Developmental roles of the histone lysine demethylases [J]. Development, 2009, 136 (6): 879-889.

[109] LEE B H, RHIE S K. Molecular and computational approaches to map regulatory elements in 3D chromatin structure [J]. Epigenetics & chromatin, 2021, 14 (1): 14.

[110] BUENROSTRO J D, GIRESI P G, ZABA L C, et al. Transposition of native chromatin for fast and sensitive epigenomic profiling of open chromatin, DNA-binding proteins and nucleosome position [J]. Nature methods, 2013, 10 (12): 1213-1218.

[111] 张富涵, 沈宗毅, 喻长远, 等. 三维基因组学研究进展 [J]. 生物工程学报, 2020, 36 (12): 2791-2812.

[112] BICKMORE W A, VAN STEENSEL B. Genome architecture: domain organization of interphase chromosomes [J]. Cell, 2013, 152 (6): 1270-1284.

[113] ASP M, BERGENSTRÅHLE J, LUNDEBERG J. Spatially resolved transcriptomes-next generation tools for tissue exploration [J]. Bioessays, 2020, 42 (10): e1900221.

[114] GEMPERLINE E, RAWSON S, LI L. Optimization and comparison of multiple MALDI matrix application methods for small molecule mass spectrometric imaging [J]. Analytical chemistry, 2014, 86 (20): 10030-10035.

[115] YOON S, LEE T G. Biological tissue sample preparation for time-of-flight secondary ion mass spectrometry (ToF-SIMS) imaging [J]. Nano convergence, 2018, 5 (1): 24.

[116] COLLINS F S, TABAK L A. Policy: NIH plans to enhance reproducibility [J]. Nature, 2014, 505 (7485): 612-613.

[117] SEQC/MAQC-III Consortium. A comprehensive assessment of RNA-seq accuracy, reproducibility and information content by the Sequencing Quality Control Consortium [J]. Nature biotechnology, 2014, 32 (9): 903-914.

[118] DOLIN R H, ALSCHULER L, BEEBE C, et al. The HL7 clinical document architecture [J]. Journal of the American Medical Informatics Association, 2001, 8 (6): 552-569.

[119] GARGIS A S, KALMAN L, BERRY M W, et al. Assuring the quality of next-

generation sequencing in clinical laboratory practice [J]. Nature biotechnology, 2012, 30 (11): 1033-1036.

[120] GUDIVADA V N, BAEZA - YATES R, RAGHAVAN V V. Big data: promises and problems [J]. Computer, 2015, 48 (3): 20-23.

[121] SRIVASTAVA D, DONG X L. Big data integration [C] //Proceedings of the 2013 IEEE International Conference on Data Engineering (ICDE 2013). IEEE Computer Society, 2013: 1245-1248.

[122] 张洁, 庞丽萍, 完颜笑如, 等. 基于脑电功率谱密度的作业人员脑力负荷评估方法 [J]. 航空学报, 2020, 41 (10): 118-125.

[123] BEHJATI S, GUNDEM G, WEDGE D C, et al. Mutational signatures of ionizing radiation in second malignancies [J]. Nature communications, 2016, 7: 12605.

[124] MCKENNA A, HANNA M, BANKS E, et al. The Genome Analysis Toolkit: a MapReduce framework for analyzing next - generation DNA sequencing data [J]. Genome research, 2010, 20 (9): 1297-1303.

[125] CIBULSKIS K, LAWRENCE M S, CARTER S L, et al. Sensitive detection of somatic point mutations in impure and heterogeneous cancer samples [J]. Nature biotechnology, 2013, 31 (3): 213-219.

[126] WANG K, LI M, HAKONARSON H. ANNOVAR: functional annotation of genetic variants from high - throughput sequencing data [J]. Nucleic acids research, 2010, 38 (16): e164.

[127] THORVALDSDÓTTIR H, ROBINSON J T, MESIROV J P. Integrative Genomics Viewer (IGV): high - performance genomics data visualization and exploration [J]. Briefings in bioinformatics, 2013, 14 (2): 178-192.

[128] KIM D, PAGGI J M, PARK C, et al. Graph - based genome alignment and genotyping with HISAT2 and HISAT - genotype [J]. Nature biotechnology, 2019, 37 (8): 907-915.

[129] LOVE M I, HUBER W, ANDERS S. Moderated estimation of fold change and dispersion for RNA - seq data with DESeq2 [J]. Genome biology, 2014, 15

（12）：550.

［130］ WU T, HU E, XU S, et al. clusterProfiler 4.0：a universal enrichment tool for interpreting omics data［J］. The innovation, 2021, 2（3）：100141.

［131］ LANGFELDER P, HORVATH S. WGCNA：an R package for weighted correlation network analysis［J］. BMC bioinformatics, 2008, 9：559.

［132］ PECAUT M J, MAO X W, BELLINGER D L, et al. Is spaceflight-induced immune dysfunction linked to systemic changes in metabolism?［J］. Plos one, 2017, 12（5）：e0174174.

［133］ HAMMOND T G, ALLEN P L, BIRDSALL H H. Effects of space flight on mouse liver versus kidney：gene pathway analyses［J］. International journal of molecular sciences, 2018, 19（12）：E4106.

［134］ BEHESHTI A, CEKANAVICIUTE E, SMITH D J, et al. Global transcriptomic analysis suggests carbon dioxide as an environmental stressor in spaceflight：a systems biology GeneLab case study［J］. Scientific reports, 2018, 8（1）：4191.

［135］ OVERBEY E G, DA SILVEIRA W A, STANBOULY S, et al. Spaceflight influences gene expression, photoreceptor integrity, and oxidative stress-related damage in the murine retina［J］. Scientific reports, 2019, 9（1）：13304.

［136］ PAUL A M, CHENG-CAMPBELL M, BLABER E A, et al. Beyond low-Earth orbit：characterizing immune and microRNA differentials following simulated deep spaceflight conditions in mice［J］. iScience, 2020, 23（12）：101747.

［137］ URBANIAK C, SIELAFF A C, FREY K G, et al. Detection of antimicrobial resistance genes associated with the International Space Station environmental surfaces［J］. Scientific reports, 2018, 8（1）：814.

［138］ SINGH N K, WOOD J M, KAROUIA F, et al. Succession and persistence of microbial communities and antimicrobial resistance genes associated with International Space Station environmental surfaces［J］. Microbiome, 2018, 6

(1): 204.

[139] BARRILA J, SARKER S F, HANSMEIER N, et al. Evaluating the effect of spaceflight on the host-pathogen interaction between human intestinal epithelial cells and Salmonella Typhimurium [J]. npj microgravity, 2021, 7 (1): 9.

[140] MASTROLEO F, VAN HOUDT R, LEROY B, et al. Experimental design and environmental parameters affect Rhodospirillum rubrum S1H response to space flight [J]. The ISME journal, 2009, 3 (12): 1402-1419.

[141] 韩浩伦, 张驰, 吴玮, 等. 模拟长期微重力环境对大鼠听力及内耳淋巴液容积的影响 [J]. 中国眼耳鼻喉科杂志, 2016, 16 (6): 382-384.

[142] 张新昌. CKIP-1敲除对抗微重力环境下小鼠骨质疏松机理研究 [D]. 北京: 中国人民解放军军事医学科学院, 2015.

[143] 孙曦. 阿尔茨海默病多探针PET成像的数据分析方法研究及应用 [D]. 郑州: 郑州大学, 2020.

[144] 刘柯槿, 曹礼, 刘颖, 等. 18F标记肽类用于PET肿瘤成像研究进展 [J]. 中国医学影像技术, 2023, 39 (5): 772-776.

[145] 顾正章. 模拟微重力环境对人脑灰质密度及脑灌注的影响 [D]. 合肥: 安徽医科大学, 2013.

[146] 张帅, 王宽, 姜成华, 等. 穿戴模拟重力服对微重力环境下人腰椎间盘退变影响 [J]. 医用生物力学, 2020, 35 (1): 64-69.

[147] 周瑞. 基于PET分子影像的肠道菌群移植延缓认知老化的实验研究 [D]. 杭州: 浙江大学, 2021.

[148] SU Z, LI Z, ZHANG R, et al. Simulated microgravity-induced endogenous H_2O_2 traced by an AIEgen [J]. Science bulletin, 2022, 67 (24): 2513-2516.

[149] MARTIROSYAN A, FALKE S, MCCOMBS D, et al. Tracing transport of protein aggregates in microgravity versus unit gravity crystallization [J]. npj microgravity, 2022, 8 (1): 4.

[150] GILLETTE-FERGUSON I, FERGUSON D G, POSS K D, et al. Changes in gravitational force induce alterations in gene expression that can be monitored in

the live, developing zebrafish heart [J]. Advances in space research, 2003, 32 (8): 1641 – 1646.

[151] PRASANTH D, SURESH S, PRATHIVADHI – BHAYANKARAM S, et al. Microgravity modulates effects of chemotherapeutic drugs on cancer cell migration [J]. Life, 2020, 10 (9): 162.

[152] ENGLAND L S, GORZELAK M, TREVORS J T. Growth and membrane polarization in Pseudomonas aeruginosa UG2 grown in randomized microgravity in a high aspect ratio vessel [J]. Biochimica et biophysica acta (BBA) – general subjects, 2003, 1624 (1): 76 – 80.

[153] THIEL C S, TAUBER S, LAUBER B, et al. Rapid morphological and cytoskeletal response to microgravity in human primary macrophages [J]. International journal of molecular sciences, 2019, 20 (10): E2402.

[154] SCIOLA L, COGOLI – GREUTER M, COGOLI A, et al. Influence of microgravity on mitogen binding and cytoskeleton in Jurkat cells [J]. Advances in space research, 1999, 24 (6): 801 – 805.

[155] 李琦, 王晓刚, 凌树宽, 等. 模拟失重条件下硫氧还蛋白1对神经母细胞瘤细胞的微丝骨架保护作用研究 [J]. 航天医学与医学工程, 2013 (6): 450 – 454.

[156] DAI Z, WU F, CHEN J, et al. Actin microfilament mediates osteoblast Cbfa1 responsiveness to BMP2 under simulated microgravity [J]. Plos one, 2013, 8 (5): e63661.

[157] DITTRICH A, GRIMM D, SAHANA J, et al. Key proteins involved in spheroid formation and angiogenesis in endothelial cells after long – term exposure to simulated microgravity [J]. Cellular physiology and biochemistry, 2018, 45 (2): 429 – 445.

[158] MONTI N, MASIELLO M G, PROIETTI S, et al. Survival pathways are differently affected by microgravity in normal and cancerous breast cells [J]. International journal of molecular sciences, 2021, 22 (2): E862.

[159] RIWALDT S, CORYDON T J, PANTALONE D, et al. Role of apoptosis in

wound healing and apoptosis alterations in microgravity [J]. Frontiers in bioengineering and biotechnology, 2021, 9: 679650.

[160] SUN W, CHI S, LI Y, et al. The mechanosensitive Piezo1 channel is required for bone formation [J]. Elife, 2019, 8: e47454.

[161] WANG W, DI NISIO E, LICURSI V, et al. Simulated microgravity modulates focal adhesion gene expression in human neural stem progenitor cells [J]. Life, 2022, 12 (11): 1827.

[162] ZHAO Q, ZHOU H, CHI S, et al. Structure and mechanogating mechanism of the Piezo1 channel [J]. Nature, 2018, 554 (7693): 487 - 492.

[163] ALMAND A, KO S Y, ANDERSON A, et al. A qualitative investigation of space exploration medical evacuation risks [J]. Aerospace medicine and human performance, 2023, 94: 875 - 886.

[164] CERMACK M. Monitoring and telemedicine support in remote environments and in human space flight [J]. British journal of anaesthesia, 2006, 97: 107 - 114.

[165] CHEUNG H C, DE LOUCHE C, KOMOROWSKI M. Artificial intelligence applications in space medicine [J]. Aerospace medicine and human performance, 2023, 94: 610 - 622.

[166] GARDNER R M, OSTLER D V, NELSON B D, et al. The role of smart medical systems in the space station [J]. International journal of clinical monitoring and computing, 1989, 6: 91 - 98.

[167] GEE M R, PICKARD J S. Aeromedical decision - making for aviators with malignant melanoma: an update and review [J]. Aviation, space, and environmental medicine, 2000, 71 (3): 245 - 250.

[168] GRAMS R R, JIN Z M. Diagnostic and treatment support for the NASA space program astronauts [J]. Journal of medical systems, 1989, 13: 89 - 93.

[169] HARGENS A R, RICHARDSON S. Cardiovascular adaptations, fluid shifts, and countermeasures related to space flight [J]. Respiratory physiology & neurobiology, 2009, 169: S30 - S33.

[170] HASHIMOTO D A, WITKOWSKI E, GAO L, et al. Artificial intelligence in anesthesiology current techniques, clinical applications, and limitations [J]. Anesthesiology, 2020, 132: 379-394.

[171] HODKINSON P D, ANDERTON R A, POSSELT B N, et al. An overview of space medicine [J]. British journal of anaesthesia, 2017, 119: I143-I153.

[172] JANDIAL R, HOSHIDE R, WATERS J D, et al. Space-brain: the negative effects of space exposure on the central nervous system [J]. Surgical neurology international, 2018, 9: 9.

[173] JANG S, SHIN S G, LEE M J, et al. Feasibility study on automatic interpretation of radiation dose using deep learning technique for dicentric chromosome assay [J]. Radiation research, 2021, 195 (2): 163-172.

[174] JOHN-BAPTISTE A, COOK T, STRAUS S, et al. Decision analysis in aerospace medicine: costs and benefits of a hyperbaric facility in space [J]. Aviation, space, and environmental medicine, 2006, 77 (4): 434-442.

[175] KANAS N, SANDAL G, BOYD J E, et al. Psychology and culture during long-duration space missions [J]. Acta astronautica, 2009, 64: 659-677.

[176] KIM S, HAMILTON R, PINELES S, et al. Noninvasive intracranial hypertension detection utilizing semisupervised learning [J]. IEEE transactions on biomedical engineering, 2013, 60: 1126-1133.

[177] KIRKPATRICK A W, JONES J A, SARGSYAN A, et al. Trauma sonography for use in microgravity [J]. Aviation, space, and environmental medicine, 2007, 78: A38-A42.

[178] KITAGUCHI D, TAKESHITA N, MATSUZAKI H, et al. Computer-assisted real-time automatic prostate segmentation during TaTME: a single-center feasibility study [J]. Surgical endoscopy and other interventional techniques, 2020, 35 (6): 2493-2499.

[179] KOMOROWSKI M, CELI L, BADAWI O, et al. The artificial intelligence clinician learns optimal treatment strategies for sepsis in intensive care [J].

Nature medicine, 2018, 24 (11): 1716-1720.

[180] KOMOROWSKI M, LEMYZE M. Informing future intensive care trials with machine learning [J]. British journal of anaesthesia, 2019, 123: 14-16.

[181] KUNCHEVA L. An aggregation of pro and con evidence for medical decision-support system [J]. Computers in biology and medicine, 1993, 23: 417-424.

[182] MANGUL S. Interpreting and integrating big data in the life sciences [J]. Emerging topics in life sciences, 2019, 3 (4): 335-341.

[183] PRYSYAZHNYUK A, et al. Big data analytics for enhanced clinical decision support systems during spaceflight [C]//2017 IEEE Life Sciences Conference (LSC), Sydney, NSW, Australia, 2017: 296-299.

[184] RUSSELL B K, BURIAN B K, HILMERS D C, et al. The value of a spaceflight clinical decision support system for earth-independent medical operations [J]. npj microgravity, 2023, 9 (1): 46.

[185] SCARPA J, PARAZYNSKI S, STRANGMAN G. Space exploration as a catalyst for medical innovations [J]. Frontiers in medicine, 2023, 10: 1226531.

[186] THOMAS A D, MACLEAN J R. Design of a clinical data-collection form for remote health care [J]. Journal of telemedicine and telecare, 1995, 1: 209-216.

[187] WEBER F. Aeromedical decision-making in psychiatry [J]. Fortschritte der neurologie psychiatrie, 2016, 84: 574-577.

[188] YULE S, ROBERTSON J M, MORMANN B, et al. Research article in revision for human factors special issue: human factors and ergonomics in space exploration crew autonomy during simulated medical event management on long duration space exploration missions [J]. Human factors, 2023, 65: 1221-1234.

[189] KIM J B, KIM H, SUNG J H, et al. Heart-rate-based machine-learning algorithms for screening orthostatic hypotension [J]. Journal of clinical

neurology, 2020, 16: 448 - 454.

[190] 程学旗, 靳小龙, 王元卓, 等. 大数据系统和分析技术综述 [J]. 软件学报, 2014, 25 (9): 1889 - 1908.

[191] 弓孟春, 陆亮. 医学大数据研究进展及应用前景 [J]. 医学信息学杂志, 2016, 37 (2): 9 - 15.

[192] 常耀明, 胡文东, 文治洪. 航空航天医学全书: 航空航天医学工程学 [M]. 西安: 第四军医大学出版社, 2013.

[193] 李莹辉. 航天医学研究现状与趋势 [J]. 航天医学与医学工程, 2013, 26 (6): 421 - 425.

[194] 姚山虎, 罗爱静, 冯麟. 国外医学大数据研究进展及其启示 [J]. 医学信息学杂志, 2016, 37 (2): 16 - 21, 35.

[195] CHENG L. Omics data and artificial intelligence: new challenges for gene therapy [J]. Current gene therapy, 2020, 20 (1): 1.

[196] GOMEZ - CABRERO D, ABUGESSAISA I, MAIER D, et al. Data integration in the era of omics: current and future challenges [J]. BMC systems biology, 2014, 8 (Suppl 2): I1.

[197] HUANG T. Editorial: advanced big - data analysis methods and tools for high - throughput omics technologies [J]. Combinatorial chemistry & high throughput screening, 2017, 20 (2): 94 - 95.

[198] COOKSEY A M, MOMEN N, STOCKER R, et al. Identifying blood biomarkers and physiological processes that distinguish humans with superior performance under psychological stress [J]. Plos one, 2009, 4 (12): e8371.

[199] CHI H, LIU C, YANG H, et al. Comprehensive identification of peptides in tandem mass spectra using an efficient open search engine [J]. Nature biotechnology, 2018, 36: 1059 - 1061.

[200] LIU D D, DING W, CHENG J T, et al. Characterize direct protein interactions with enrichable, cleavable and latent bioreactive unnatural amino acids [J]. Nature communications, 2024, 15: 5221.

[201] KONG S, GONG P, ZENG W F, et al. pGlycoQuant with a deep residual network

for quantitative glycoproteomics at intact glycopeptide level [J]. Nature communications, 2022, 13: 7539.

[202] ZHANG W, GONG P, SHAN Y, et al. SpotLink enables sensitive and precise identification of site nonspecific cross-links at the proteome scale [J]. Briefings in bioinformatics, 2022, 23 (5): bbac316.

[203] TANG M, HUANG P, WU L, et al. Comprehensive evaluation and optimization of the data-dependent LC-MS/MS workflow for deep proteome profiling [J]. Analytical chemistry, 2023, 95 (20): 7897-7905.

[204] WANG Z, LIU C, WANG S, et al. Segmented MS/MS acquisition of a1 ion-based strategy for in-depth proteome quantitation [J]. Analytica chimica acta, 2022, 1232: 340491.

[205] KIM J, TIERNEY B T, OVERBEY E G, et al. Single-cell multi-ome and immune profiles of the Inspiration4 crew reveal conserved, cell-type, and sex-specific responses to spaceflight [J]. Nature communications, 2024, 15 (1): 4954.

[206] PARK J, OVERBEY E G, NARAYANAN S A, et al. Spatial multi-omics of human skin reveals KRAS and inflammatory responses to spaceflight [J]. Nature communications, 2024, 15 (1): 4773.

[207] GRIGOREV K, NELSON T M, OVERBEY E G, et al. Direct RNA sequencing of astronaut blood reveals spaceflight-associated m6A increases and hematopoietic transcriptional responses [J]. Nature communications, 2024, 15 (1): 4950.

[208] LARINA I M, PERCY A J, YANG J, et al. Protein expression changes caused by spaceflight as measured for 18 Russian cosmonauts [J]. Scientific reports, 2017, 7 (1): 8142.

[209] MARTIN D, MAKEDONAS G, CRUCIAN B, et al. The use of the multidimensional protein identification technology (MudPIT) to analyze plasma proteome of astronauts collected before, during, and after spaceflights [J]. Acta astronautica, 2022, 193: 9-19.

索 引

3~5

3D-FISH 82
3R 探针设计策略示意（图） 107
3 层神经网络拓扑结构（图） 158
3 个簇的聚类效果（图） 154
5-甲基胞嘧啶 76

A~Z（英文）

Bagging（图） 147
Bokeh 135、136
　　可视化结果（图） 136
Boosting（图） 146
CDISC 185
ClinicalTrials.gov 172
Cochrane Library 172
CT 95、96
DESI-MSI 技术 89
DICOM 182
DNase-seq 79
DNA、RNA、宏基因组和其他基因组序列的大
　　数据库资源列表（表） 174
DNA 测序数据预处理 203
DNA 甲基化 72、76
　　图谱 76
　　修饰路径（图） 72
DNA 体细胞突变分析 204
Embase 172
FAIRE-seq 80
FHIR 184
FP-tagging 技术 83
FRET 探针设计 111
GenBank 173
GEO 177
Geoplotlib 137、138
　　可视化结果（图） 138
GEO 数据库数据分类 177
GO 180
GRU 161、162
　　改变 162
Hi-C 技术 83
HIPAA 185
HL7 182
hNSPC 在正常条件下或暴露于模拟微重力 6 小

时或 24 小时的相差显微镜图像（图） 226

InterPro 180

 主要特点 180

Jabłoński 能级图 102

K - means 152、153

 流程 153

KEGG 179

 特点 179

Keras 164

lncRNA 75

LOINC 183

LSTM 网络 161

Mapbox 137

Matplotlib 134、135

 可视化结果（图） 135

MaxQuant 检索设置界面（图） 208

MEDLINE 171

miRNA 75

MXNet 164

NCBI 的 Gene Expression Omnibus 177

ncRNA 75

OMIM 173

OMOP 184

P - R 间期 43

PDB 存储格式 178

PET 发生和受阻过程及其前线轨道理论解释（图） 109

PET 技术 99

piRNA 75

Plotly 136、137

 可视化结果（图） 137

Protein Data Bank 177

PubMed 171

pyecharts 136

Pytorch 163

P 波 43

Q - T 间期 43

QRS 波群 43

RCCS 旋转细胞培养系统模拟细胞培养箱内的微重力（图） 223

Reactome 178

 数据库特点 178

read 比对基因组区域结果实例（图） 205

Rfam 181

 主要特点 181

RNA 测序数据 205

 下游分析 205

 质控与预处理 205

S - T 段 43

Sanger 测序法 53

scikit - learn 库 155

scikit - learn 库机器学习算法 155

 分类模型 155

 降维模型 155

 聚类模型 155

seaborn 134、135

 可视化结果（图） 135

 图形可视化库 134

sEMG 信号 50

siRNA 75

SMG 下 ASCPB 对 U87 - MG 细胞内源性 H_2O_2 的长期双色成像（图） 221

SNOMED CT 183

TensorFlow 163

索引

Theano　164

T 波　43

UniProt　178

U 波　43

X 射线　96、98

　　物理特性　96

B

包裹式特征选择　124

保证心理健康的人工智能手段　233

暴露于 RPM 对 EC 细胞外基质影响（图）　228

贝叶斯网络　147、150

　　模型与属性骨折条件概率表（图）　150

标签　142

标准导联连接方式（图）　42

标准十二导联　42

　　心电图（图）　42

标准心电周期内各个波形形成过程（图）　41

表观基因组学图谱技术　76

表观遗传学　71

　　基本概念　71

　　研究　71

表观组学　71、84

　　数据资源　84

表面肌电　49、50

　　获取方法　49

　　信号采集（图）　50

捕获辐射　17

C

参考文献　266

测量过程安全性　250

差异基因表达分析　205

常见医学数据库　171

常见组蛋白修饰（图）　74

常用可视化工具库　134

常用染色质开放性研究方法（图）　80

常用医学数据存储标准　182

常用组学数据库　174

长短时记忆网络　161

　　结构（图）　161

成本敏感学习技术　118

成像原理　94

弛豫过程　104

传感器测量缺陷　249

磁分量 M_{xy} 和 M_z 随时间变化关系（图）　94

D

大脑器官　45

大鼠内耳磁共振成像（图）　218

大数据　33、34、115、167

　　存储与管理技术　167

　　定义　33

　　概念　33

　　关键技术　115

　　特点　34

大数据发展　33、34

　　阶段　34

　　现状　33

大数据分析技术　115、259、260~263

　　解决措施　261

大数据技术在航天医学中的核心应用　239

代谢异质性　70

代谢组学　69、70、210、211

方法 70
　　实例代谢通路富集结果（图）211
　　实例分析流程（图）210
　　数据分析实例 210
　　数据检索 210
单分子测序技术 54
单光子荧光过程 103、103（图）
单细胞组学 90、91
　　技术 91
蛋白质结构分析 63
蛋白质结构分析方法 64
　　X射线晶体学 64
　　电子显微镜 64
　　核磁共振 64
　　计算模拟： 64
蛋白质相互作用分析 62
蛋白质相互作用分析技术 63
　　Pull-down技术 63
　　酵母双杂交技术 63
　　免疫共沉淀 63
　　双分子荧光互补技术 63
蛋白质芯片 61、62
　　应用 62
蛋白质质谱数据解析 60
蛋白质组学 58、65、207、209
　　大数据分析 58
　　实例GO分析结果（图）209
　　数据分析实例 207
　　数据检索 207
岛叶 45
地面和航天辐射研究 20
地面模拟失重效应 12、14

研究 14
第一代测序技术 53
第二代测序技术 54
第三代测序技术 54
电生理参数伪迹 249
电生理检测 38
电生理数据 38、187
　　分析实例 187
顶叶 45
多组学 115、119、264
　　大数据分析解决方案 263
　　联合研究 115
　　数据分析的飞行员选拔 264
　　样本平衡技术 119
多组学联合分析 212
　　实例 212

E~F

额叶 45
恶性肿瘤 114
二维密度图 129、130（图）
二维平面上的线性可分与线性不可分（图）156
方差过滤特点 123
非编码RNA 75
非侵入式脑电信号采集方式 46
飞行前/中和飞行后NASA双胞胎基因表达变化（图）206
飞行前后任务示意（图）195
飞行员选拔 264
分布式存储 169
分类算法 140

分区　169

分析数据　126

分子方面　256

分子内电荷转移　110

辐射　14、15

　　环境　15

　　效应　14

G

干扰信号复杂性　250

感知机算法　155

高通量、多路测序技术　91

功能富集和网络分析　206

共聚焦显微镜　105

骨细胞　114

观测性医疗结果伙伴关系通用数据模型　184

观测指标标识符逻辑命名与编码系统　183

光物理过程的 Jabłoński 能级（图）　102

光诱导电子转移　108

过滤式特征选择　122

H

航天辐射监测　236

航天医学　1、34、230、232、260

　　具体应用　232

　　数据特点　34

　　研究　1

航天医学大数据　33、115、187、250

　　分析技术　115

　　分析实例　187

　　类型与特点　33

　　整合分析　250

航天员蔡旭哲空间站内使用太空自行车功量计

　　进行运动锻炼（图）　6

航天员体能监测和评估　235

航天智能预测疾病实现治疗决策　233

核磁共振　92

核磁共振成像　92、215、217

　　发展　92

　　数据分析实例　215

　　通用应用场景　215

　　原理　92

　　在航天医学领域应用　217

核小体定位　79

回归算法　141

火星-500 人类首次模拟火星载人航天飞行试

　　验（图）　28

J

基本物理原理　92

基尼系数　145

基因组测序　52、53

　　策略　53

基因组数据质控　201

基因组学　52、53、201

　　数据分析实例　201

　　研究方法　53

基于多组学数据分析的飞行员选拔　264

基于微解剖的空间转录组　85

基于原位捕获的空间转录组　87

基于原位测序的空间转录组　87

基于原位杂交的空间转录组　86

机器学习　139～143、165

　　常见算法　143

定义 139
和深度学习区别 165
基本术语 141
任务类型 140
应用场景 140
激发过程 103
激发态分子内质子转移 110
激光扫描共聚焦显微镜光路（图） 106
肌电数据 47、197
分析实例 197
肌电图 48
肌电信号 47~51、197、199
采集 48
常用分析方法 197
传导与波形示意（图） 49
传导与记录（图） 49
类型 48
特点 50
应用 51
在航天医学中应用实例 199
肌内肌电 48、49
信号 48
集成学习技术 119
计算方式 144
计算复杂性 245
计算机断层扫描 95、96、218
发展 95
数据分析实例 218
原理 96
计算机图像重建算法 98
计算资源 245
检验本质 124

碱基比例分布示例（图） 203
碱基位置测序错误率分布示例（图） 202
简历筛选简单决策树（图） 144
健康保险携带和责任法案 185
降维算法 141
交互性 251
近线存储 168
聚集诱导发光 111
聚类 141、153
算法 141
卷积过程 159
卷积神经网络 159
结构（图） 159
决策树 143~145
剪枝策略 145
生成关键 144

K

开发框架 155、162
抗氧化酶类物质 23
可解释性 166
可视化 125、128、134
工具库 134
流程 125
实例 128
空间电离辐射 21
空间多组学 89
空间辐射 17~21
对机体影响 17
对微生物影响 21
与DNA甲基化研究 20
快速医疗健康互操作性资源 184

L

离群点　121

　　处理　121

　　检测方法　121

离群值处理方法　122

临床数据交换标准协会　185

逻辑回归　143

M

门控循环单元结构（图）　162

密闭环境对人体健康影响研究　27

免疫分析　61

　　在蛋白质组学中的应用　61

模拟微重力　12、225

　　对Piezo1$^{fl/fl}$细胞影响（图）　225

模型　125、141

　　搭建　125

　　评估　125

N

耐辐射奇球菌　21、22、24

脑电检测通用场景　189

脑电数据　45、189

　　分析实例　189

脑电信号　46、190、193

　　采集方式　46

　　分析方法　190

　　分析中的机器学习与深度学习分析方法步骤　193

　　检测与分析在航天领域实例　193

脑电信号特点　46、47

　　低信噪比　47

　　非平稳随机性　47

　　非线性　47

　　节律性　46

脑机接口　194

颞叶　45

凝胶电泳　58

扭曲分子内电荷转移　110

P

评判特征与标签之间相关性方法　123、124

　　F检验　123

　　互信息法　124

普适性荧光显微镜　104、105

　　光路（图）　105

Q~R

嵌入式特征选择　124

缺失值处理　121

染色质　73~83

　　重塑　73

　　结构图谱　79

　　开放性研究方法（图）　80

　　可及性　79

　　免疫沉淀后测序　77

　　区域间相互作用　83

　　修饰图谱　77

染色质构象捕捉技术　82、83

　　及其衍生技术　82

热力图　128、128（图）

人工神经网络　155

人工智能　138、256

人类视觉特点　127

人类首次模拟火星载人航天飞行试验（图）
　　28

日冕大喷发　16

S

三维基因组　81、82

　　结构示意（图）　82

　　研究　81

三维基因组学研究技术　82

三维荧光原位杂交技术　82

删除变量　121

深度学习　155、162

　　框架核心组件　162

神经可塑性　8

神经网络　157~162

　　架构（图）　158

　　模型中的神经元（图）　157

神经元传递信号（图）　157

生理生化　257

生理数据　248

　　可测量性　248

　　稳定性　248

生理系统　248、249

　　复杂作用机制　248

　　关联性认识缺乏　249

生命组学数据分析实例　201

生物力学数据　111、225

　　分析实例　225

生物体重力感知　3

生物医学信号　35

失重效应　2~11

　　病原体变化　11

　　对骨骼和肌肉影响　4

　　对免疫系统影响　9

　　对其他系统影响　10

　　对人体各个系统影响（图）　4

　　对人体健康影响　3

　　对神经系统影响　7

　　对心血管系统影响　6

　　重力学变化　2

受体　108

属性　142

数据标准化　126

数据表现形式　128

数据采样　118、126

　　技术　118

数据存储　167、168

　　方式　168

数据发现　242

数据复杂性　240

数据获取　120

数据集　142

数据集成　241

　　技术　241

　　系统基本结构（图）　241

数据降维　116、127

　　方法（图）　116

数据可视化　125~128

　　工具　125

　　设计　127

　　作品基本特征　127

数据库　169、170

　　在数据存储中作用　170

数据库资源　175、176、243

　　列表（表）　175、176

数据拟合/平滑　126

数据统计和功能分析　208、211

数据挖掘　119、242、243

数据依赖性　165

数据预处理　120

数据源发现　242

数据质量　120

数据组织方式　169

树状图　132、133（图）

衰减系数计算方法（图）　97

双胞胎研究项目　91

双光子显微镜光路（图）　107

双光子荧光　104~106

　　过程　104、104（图）

　　显微镜　106

四种节律能量的脑电地形（图）　197

随机森林　146

索引　169

T

太空辐射　14、15

　　环境　15

　　威胁（图）　14

太阳高能粒子事件（图）　17

太阳粒子事件　16

太阳耀斑　16

探测器检测　100

特征　116、142

　　提取技术　116

　　向量　142

特征选择　117、122、165

　　关键步骤　122

　　技术　117

条件概率原理（图）　149

统计值填充　121

图像重建：　100

脱机存储　168

W

微重力环境　2、3

微重力条件对MCF10A细胞分裂情况（图）　226

问题　120、166

　　处理方式　166

　　定义　120

X

系统复杂性　247

细胞骨架　113

细胞力学　114

细胞学和显微镜技术　82

狭小空间生物学效应　26

下一代测序技术　54

小结　165

心电传导体系过程（图）　40

心电数据　39、187

　　分析实例　187

心电图　39、187

　　分析　187

心电信号　39~44、187、188

　　采集　41

　　常用分析方法　187

分析　187

　　　频谱特征（图）　44

　　　特点　42

　　　应用　44

　　　在航天医学中应用实例　188

　　　转换　44

信号　35

信息增益　144、145

　　　增益率　145

绪论　1

学生成绩数据集（表）　142

循环神经网络　160

　　　结构（图）　160

训练　143

Y

哑变量填充　121

样本　118、142

　　　平衡　118

液相色谱　59

一般超平面与最大化间隔的超平面（图）　151

医学大数据　37、167、238

　　　存储与管理　166

　　　难点与挑战　238

　　　应用　37

医学大数据存储　167、168

　　　方式　168

　　　关键点　168

　　　难点　168

医学数据存储标准　181、182

医学数据库　171

医学数字成像和通信标准　182

医学系统命名法—临床术语　183

医学影像技术前景　258、259

　　　多模态影像融合　258

　　　个性化医疗　259

　　　技术创新和进步　258

　　　人工智能和机器学习　259

　　　与航天医学结合　259

　　　远程医疗服务　259

易操作性　254

银河宇宙射线　15

荧光成像　100～102、220

　　　发展　100

　　　航天医学领域应用　220

　　　数据分析实例　220

　　　通用应用场景　220

　　　原理　102

荧光共振能量转移　111

荧光探针　107、108

　　　识别机理　108

荧光团　108

荧光显微镜原理　104

荧光原理　103

影响航天员健康环境和心理因素　29

影像学数据　92

硬件依赖性　165

与代谢物、脂质、碳水化合物和表观 S 相关的

　　数据库资源列表（表）　176

与蛋白质序列和结构相关的数据库资源列表

　　（表）　175

语法交互　251

原位捕获技术　87

原位组学　85～88

空间代谢组 88

空间蛋白组 88

空间转录组 85

云存储 169

运算时长 166

Z

再现性 246

在线存储 168

噪声 31

噪声和振动生物学效应 29

增强子 RNA 76

展望 256

真实和模拟微重力条件下进行实验的平台图像（图） 13

枕叶 45

正常人真皮成纤维细胞（图） 227

正电子 100

释放 100

湮灭 100

正电子发射断层扫描 98、99、219、220

发展 99

航天医学领域应用 220

数据分析实例 219

通用应用场景 219

原理 99

支持向量机 150、153

分类效果（图） 153

支持向量与最大间隔（图） 151

蜘蛛网图 131、131（图）

智能医学 215、228

决策 228

影像分析 215

质谱技术 59、60、89

成像技术 89

在蛋白质组学中的应用 60

中国天问一号任务观测到的太阳高能粒子事件（图） 17

中枢神经系统 19

肿瘤中缺失/代替比例（图） 204

重力 2

重力学变化 2

昼夜节律生物学效应 24

主成分分析 154

转化医学 36

转录组学 56、204

数据分析实例 204

转录组学研究方法 57

ChIP – Seq 技术 57

DNA 甲基化组学 57

miRNA 测序技术 57

RNA 测序技术 57

差异表达分析 57

定量比对组学 57

基因芯片技术 57

序列比对法 57

组蛋白修饰 73、74（图）

组学数据 52

组学数据库 174

组织交互 252

（王彦祥、张若舒 编制）

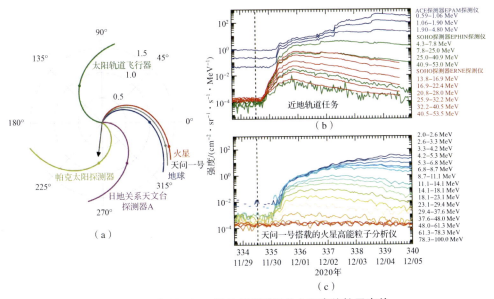

图 1.5 中国天问一号任务观测到的太阳高能粒子事件

（a）2020 年 11 月 29 日 12 时，天问一号、火星、地球、日地关系天文台探测器 A、帕克太阳探测器、太阳轨道飞行器的位置，黑色箭头指示与该事件相关的活动区域；（b）近地轨道任务测得的每小时平均质子强度曲线；（c）天问一号搭载的火星高能粒子分析仪测得的每小时平均质子强度曲线

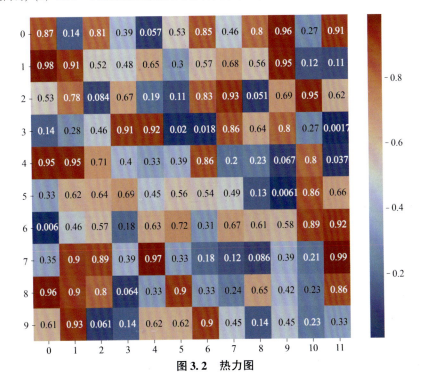

图 3.2 热力图

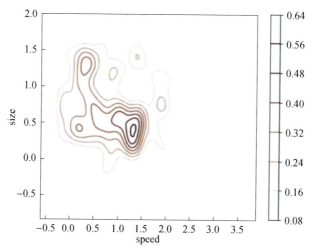

图 3.3 二维密度图

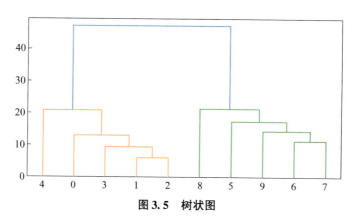

图 3.5 树状图

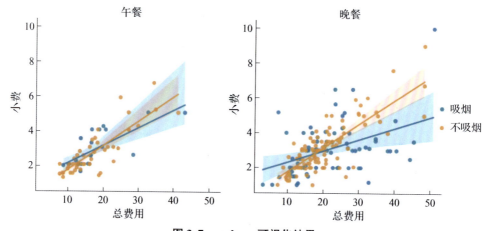

图 3.7 seaborn 可视化结果

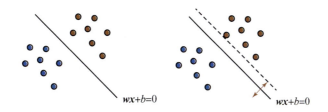

图 3.16　一般的超平面与最大化间隔的超平面

注：红色点为正类，蓝色点为负类。

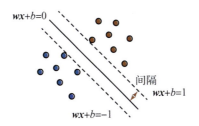

图 3.17　支持向量与最大间隔

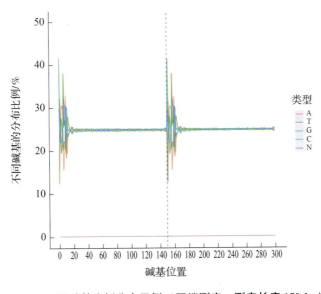

图 4.4　不同碱基比例分布示例（双端测序，测序长度 150 bp）

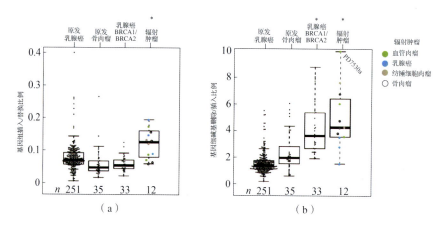

图 4.5 肿瘤中的缺失/代替比例

(a) 不同肿瘤组织 DNA 插入/替代突变情况；(b) 不同肿瘤组织 DNA 碱基缺失/插入突变情况

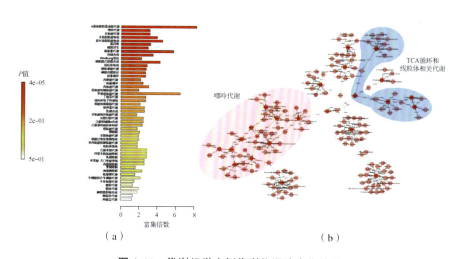

图 4.11 代谢组学实例代谢物通路富集结果

(a) 代谢物富集分析图；(b) 嘌呤代谢与 TCA 循环/线粒体代谢物之间的联系（深红色的六边形表示本实例鉴定到的代谢物）

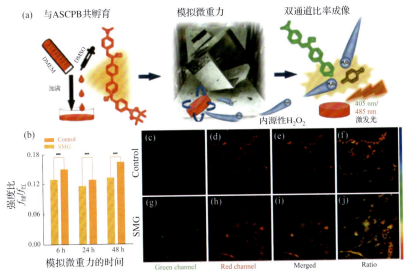

图 4.13　SMG 下 ASCPB 对 U87-MG 细胞内源性 H_2O_2 的长期双色成像

(a) ASCPB 成像 U87-MG 细胞内源性 H_2O_2 的过程示意图和双轴随机旋转器的照片。(b) 模拟微重力刺激 (SMG) 和不刺激 (Control) 6、24、48 小时的 ASCPB 染 U87-MG 细胞的绿色/红色。模拟微重力刺激 (g-j) 和不刺激 (c-f) 48 小时的 ASCPB 染 U87-MG 细胞的共聚焦激光荧光图像来自绿色 (c) 和 (g) 以及红色 (d) 和 (h) 通道。(e) (c) 和 (d) 的合并图；(i) (g) 和 (h) 的合并图。(f) (c) 和 (d) 的比值图；(j) (g) 和 (h) 的比值图。条件：[ASCPB] = 1 μmol/L；绿色通道：λ_{ex} = 405 nm, λ_{em} = 500~550 nm；红色通道：λ_{ex} = 485.7 nm, λ_{em} = 620~720 nm；标尺 = 50 μm。

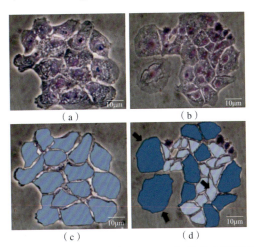

图 4.16　微重力条件对 MCF10A 细胞的分裂情况

光学显微镜下的 MCF-10A 显微照片。MCF-10A 细胞系在地面对照条件下 (a, c) 和暴露于微重力条件下 (b, d) 24 小时。放大倍率×320。图像已被剪切 (c, d)，以突出面积和细胞轮廓的差异。裁剪后的图像显示，在微重力条件下，出现了两个不同的群体（蓝色和浅蓝色），显示出不同的分形维度和圆度值示。比例尺为 10 μm。